ABHANDLUNGEN
DER AKADEMIE DER WISSENSCHAFTEN DER DDR
Abteilung Mathematik — Naturwissenschaften — Technik

Jahrgang 1989 · Nr. 2 N

Digitale und interventionelle Radiologie bei Herz- und Gefäßkrankheiten

Radiologie Symposium 88
mit internationaler Beteiligung

veranstaltet von der Akademie der Wissenschaften der DDR,
Zentralinstitut für Herz-Kreislauf-Forschung, Berlin
am 5. und 6. Dezember 1988 in Berlin

herausgegeben von
Karlheinz Richter

AKADEMIE-VERLAG BERLIN 1990

Herausgegeben im Auftrage des Präsidenten
der Akademie der Wissenschaften der DDR
von Vizepräsident Prof. Dr. Hans-Heinz Emons

Die Beiträge dieser Abhandlung wurden nach den Originalmanuskripten der Autoren reproduziert.

ISBN 3-05-500751-4
ISSN 0138-1059

Erschienen im Akademie-Verlag Berlin, Leipziger Straße 3—4, Berlin, DDR-1086

Lizenznummer: 202 · 100/390/89
Printed in the German Democratic Republic
Gesamtherstellung: VEB Druckerei „Thomas Müntzer", Bad Langensalza, 5820
LSV 2115
Bestellnummer: 764 066 2 (2001/89/2N)
04400

VORWORT

Der Gedanke, das Radiologie Symposium 1988 des Zentralinstitutes für Herz-Kreislauf-Forschung der Akademie der Wissenschaften der DDR gleichermaßen dem modernen Stand digitaler Bildgebung wie auch dem Stand und den Trends der Interventionsradiologie zu widmen, entstand im Ergebnis unserer ständigen Zusammenarbeit mit vielen Kollegen, die in Klinik, ambulanter Tätigkeit oder auf dem Gebiet der Medizintechnik mit diesen Fragen konfrontiert werden. Auf der einen Seite gibt es ein starkes Bedürfnis nach zuverlässiger und schlüssiger Information über Wert oder Unwert der sich rasant entwickelnden digitalen Bildtechniken, insbesondere auch von seiten der Kardiologie und Angiologie. Auf der anderen Seite sind die unter dem Begriff Interventionsradiologie zusammengefaßten Techniken aus der kurativen Medizin der Herz- und Gefäßkrankheiten heute nicht mehr wegzudenken. Ihr Einsatz hat im internationalen Maßstab bereits quantitativ große Bedeutung erlangt. Hinzu kommt, daß beide Entwicklungen, die digitale Radiologie und die interventionelle Radiologie wechselseitige Beziehungen aufweisen.

Die Vielfalt und Kompliziertheit der Verfahren und die Schnelligkeit ihrer ständigen Weiterentwicklung erschweren zweifellos die Information in der Breite. Auch haben die zur Beherrschung der Methoden notwendige hohe Spezialisierung und ebenso die Arbeitsteilung der medizinischen Fachrichtungen die Verständigung und Vorausschau keineswegs erleichtert. Gerade unter diesem Aspekt kann nicht darauf verzichtet werden, den "State of the Art" gemeinsam zu prüfen, besonders dann, wenn es um das Vorbereiten und Einführen methodischer Neuheiten in die Praxis des Gesundheitswesens geht. So fühlten wir uns angesprochen und aufgefordert, eine aktuelle, genaue und übersichtliche Information zu geben. Die Schwerpunkte liegen erstens in der Aufbereitung und Zusammenfassung des gegenwärtigen Erkenntnisstandes und zweitens in der Aufbereitung vieler noch im Fluß befindlicher Fragen. Ein solcher Versuch konnte nur dann Erfolg haben, wenn ausgewiesene Sachkenner mit Kompetenz ihre Einschätzungen und Erfahrungen darlegen. Bei der Kompliziertheit der Thematik, sowohl medizinisch als auch technisch gesehen, ließ sich das nur mit der Gewinnung internationaler Experten verwirklichen. Die Teilnahme vieler profilierter Wissenschaftler als Referenten des Symposiums, hervorragender Experten des europäischen Raumes, erwies sich als eine entscheidende Voraussetzung, das Vorhaben mit hoher Qualität zu realisieren Mein herzlicher Dank gilt allen Referenten, die Ihre Manuskripte auch für diesen Kongreßband zur Verfügung gestellt haben, so daß die vielfältigen wertvollen Inhalte der Vorträge und Diskussionen einen größeren Leserkreis erreichen können.

Berlin im Dezember 1988 Karlheinz Richter

Inhaltsverzeichnis

DIGITALE RADIOGRAPHIE

FORTSCHRITTE UND NEUE WEGE FÜR DIE BILDGEBUNG

KARDIOVASKULÄRE INTERVENTIONSRADIOLOGIE - TEIL 1

KARDIOVASKULÄRE INTERVENTIONSRADIOLOGIE - TEIL 2 UND 3

DIE ROLLE MODERNER BILDGEBENDER VERFAHREN BEI DER BEKÄMPFUNG VON HERZ- UND KREISLAUFKRANKHEITEN

K. Richter*

Einleitung

Bildgebende Untersuchungsverfahren bilden seit langem einen integrierenden Bestandteil der klinischen Medizin. Im Rahmen der systematischen Bekämpfung der Herz- und Gefäßkrankheiten ist ihr umfassender Einsatz unentbehrlich. Im Netzwerk der Bekämpfungsstrategie kardiovaskulärer Krankheiten repräsentieren die bildgebende Methoden heute Knotenpunkte der kurativen Kardiologie und Angiologie. Darüber hinaus sind sie für eine wirksame (sogenannte) sekundäre Prävention unverzichtbar, d. h. für alle jene Maßnahmen, die den chronisch ablaufenden Prozessen am Herz-Kreislaufsystem Einhalt gebieten sollen und die auf die Verhütung lebensbedrohlicher Komplikationen gerichtet sind.

Grenzen, Vorteile, Indikationen bildgebender Verfahren

Die bildgebende Diagnostik ermöglicht dem Kliniker genaue Einblicke in die morphologische Situation, und zwar auf der makroskopischen Ebene. Ein Sprung in die mikroskopische Dimension, d. h. in die zelluläre und subzelluläre Struktur, bleibt indessen den bildgebenden Verfahren versagt, gleichgültig, welche Energieform wir zur Bilderzeugung verwenden, Ultraschall, Röntgenstrahlung, Radioisotope oder Magnetkernresonanz. Diese Barriere vermögen auch die digital unterstützten Gewebecharakterisierungen nicht gründsätzlich zu überwinden. Deshalb bleibt die Klärung der an die zelluläre Ebene gebundenen Fragen stets der Kombination mit feingeweblichen Verfahren vorbehalten, wie es z. B. bei der Aufklärung der Kardiomyopathien durch die angiokardiographisch gesteuerte transvasale Endomyokardbiopsie geschieht. Demgegenüber erwiesen sich die bildgebenden Methoden bezüglich der Aussagen zur Funktion durch die im Bild selbst enthaltenen Informationen als außerordentlich wertvoll. Der besondere Vorteil liegt in der direkten Verknüpfung der morphologischen und funktionellen Aussagen.

* Akademie der Wissenschaften der DDR, Zentralinstitut für Herz-Kreislauf-Forschung, Wissenschaftsbereich Radiologie, Wiltbergstraße 50, 1115 Berlin, DDR

In der Herzdiagnostik ist der Einsatz bildgebender Verfahren heute als obligat einzustufen bei den Krankheitsbildern der koronaren Herzkrankheit, bei Herzklappenfehlern, angeborenen Vitien, Herzmuskelerkrankungen und Perikardprozessen. Als sehr zweckmäßig und vorteilhaft sind die bilderzeugenden Verfahren bei hypertoner und pulmonaler Herzkrankheit und in allen Situationen komplizierter Differentialdiagnostik einzuschätzen. In der Gefäßdiagnostik erwächst die obligate Anwendung bildgebender Methoden in erster Linie aus Strombahnverschlüssen aller Art. Sie ist weiterhin gegeben bei inneren Blutungen, pathologisch veränderten Strombahnwegen, in zahlreichen Notfallsituationen und als entscheidende Informationsquelle vor und nach chirurgischen Korrekturen. Conditio sine qua non ist die Gefäßdarstellung schließlich bei allen interventionellen Prozeduren, bei denen endovasal vorgegangen wird. Dieses Feld hat inzwischen als Interventionsradiologie große Bedeutung erlangt und ist im internationalen Maßstab an die Seite der Herz- und Gefäßchirurgie getreten, teils alternativ, teils ergänzend.

Prognostische und historische Aspekte

Unser Symposium ist zwei Kernfragen der modernen bildgebenden Methoden gewidmet, einerseits der digitalen Radiologie, andererseits der interventionellen Radiologie. Beide Gebiete sind sowohl in der wissenschaftlichen Bearbeitung als auch in der praktischen Umsetzung international so aktuell, daß es für die Wahl dieser Thematik keiner besonderen Begründung bedarf. Gestatten Sie mir dennoch, auf zwei Besonderheiten hinzuweisen:

1. Prognostisch ist die Digitalisierung jeglicher medizinischer Bildgebung vorgezeichnet. Die Entwicklung vollzieht sich technisch zwangsläufig, und zwar auch ohne unser Zutun. Doch kommt es darauf an, daß in der rechtzeitigen Kooperation zwischen medizinischen und technischen Disziplinen die jeweils zweckmäßigen Wege beschritten werden. Der Verbund digitaler bildgebender Systeme, wie er unter dem Schlagwort PACS (Picture Archiving and Communiation System) gegenwärtig weltweit diskutiert wird, soll letzten Endes dem mühelosen Zusammenführen der mit verschiedenen Methoden erlangten Untersuchungsergebnisse dienen, und zwar jeweils bezogen auf den betroffenen Patienten. Das gilt für die nichtinvasiven Verfahren ebenso wie für die invasiven (Abb. 1).

Die auf ungezählten Veranstaltungen behandelten Ultraschallverfahren und nuklearmedizinischen Methoden, wie auch die Transmissionscomputertomographie wollen wir hier einmal außer Acht lassen. Wir wenden uns vielmehr den digitalen Verfahren der Projektionsradiographie zu, nämlich der digitalen Angiographie, welche sich international allgemein durchgesetzt hat, sowie der digitalen Radiographie der Thoraxorgane, die sich in einem fortgeschrittenen Entwicklungsstadium befindet. Gleichzeitig soll auch ein Blick darauf gerichtet werden, welchen angiographischen Beitrag wir von der Magnetresonanzbildgebung zu erwarten haben und welche Rolle die künstliche Kontrasterhöhung bei den mit Ultraschall, Röntgenstrahlung oder Kernmagnetresonanz arbeitenden Verfahren heute und künftig spielt.

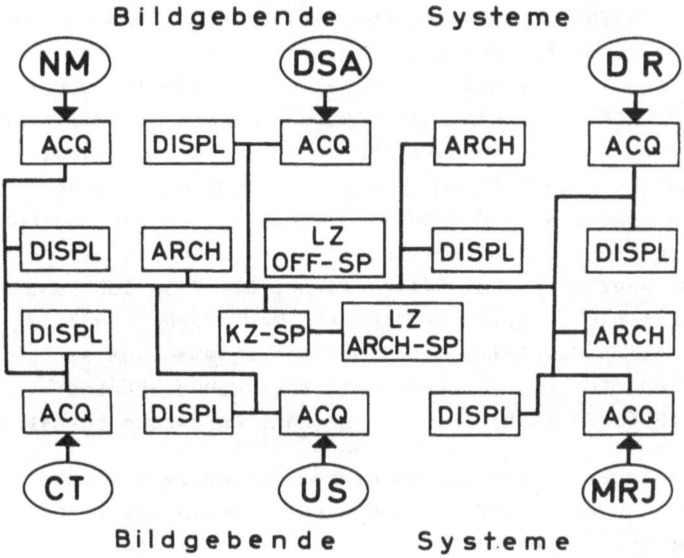

Abb. 1: Datenkommunikationsnetz eines digitalen PACS

NM = Nuklearmedizin CT = Computertomographie
DSA= Digitale Angiographie US = Ultraschalldiagnostik
DR = Digitale Radiographie MRJ= Magnetresonanzbildgebung
ACQ = Acquisition
DISPL = Bilddarbietung, -aufbereitung, -aufzeichnung -auswertung, -befundung
KZ-SP = Kurzzeitspeicher
LZ ARCH-SP = Langzeit-Archivspeicher
LZ OFF-SP = Langzeit-OFF-LINE Speicher

2. Der zweite spezielle Bezug unseres Symposiums ist historisch gegeben. Invasives Vorgehen mit Herz- und Gefäßkathetern zur Diagnostik und zur Intervention bildet eine Grundlage dessen, worüber wir hier beraten. Wie Sie alle wissen, hat sich diese Situation jedoch erst in der zweiten Hälfte unseres Jahrhunderts herausgebildet. In diesem Haus, der jetzigen Akademie der Künste der DDR, ehemals als LANGENBECK-VIRCHOW-Haus Treffpunkt der Deutschen Chirurgischen Gesellschaft und der Berliner Medizinischen Gesellschaft und von diesen Gesellschaften auch errichtet (1913) sowie in diesem Saal wurden vor nunmehr 58 Jahren, am 11. April 1931, zwei für uns heute denkwürdige, seinerzeit ganz unauffällige Vorträge während der 55. Tagung der Deutschen Gesellschaft für Chirurgie gehalten: Der Vortrag Nr. 64 von NAEGELI und JANKER, Bonn, über Experimente, aus denen später die Röntgenkinematographie hervorgegangen ist und der Vortrag Nr. 65 von WERNER FORSSMANN, Eberswalde, über Form und Darstellung der Hohlräume des rechten Herzens. Das weitere Schicksal von FORSSMANN ist bekannt. Erst relativ spät, 1956, erfuhr er gemeinsam mit ANDRE COURNAND und DICKINSON WILLIAM RICHARDS die Ehrung mit dem Nobelpreis "für die Entdeckungen bei krankhaften Veränderungen des Kreislaufapparates mittels Herzkatheterisierung", wie es in der Begründung heißt. Seinerzeit jedoch wandte sich FORSSMANN enttäuscht von der obstruktiven Haltung der Berliner Ordinarien von weiteren Versuchen der Herzkatheterung ab. Nur wenige Artikel (Klin. Wschr. 8(1929), 2085 und 2287; Arch. Klin. Chir. 167 (1931), 787; Münch. Med. Wschr. 1931, 489) zur Sondierung und Kontrastdarstellung des Herzens stammen aus seiner Feder. Einmal mehr fand sich hier - zumindest lange Jahre während - die von Sir JAMES MACKENZIE (1883-1925) in Worte gefaßte Erfahrung bestätigt:

> There are three stages in the history of every medical discovery. When it is first announced, people say that it is not true. Then, a little later, when its truth has been borne in on them, so that it can no longer be denied, they say it is not important. After that, if its importance becomes sufficiently obvious, they say that anyhow it is not new.

Ich bin überzeugt, daß wir uns bei den Beratungen die Resignation dieser Gedanken nicht zu eigen machen werden und schlage stattdessen vor, alle Innovationen kritisch auf ihre Akzeptanz zu prüfen. Zu Beginn des Symposiums war mir indessen daran gelegen, auch auf den besonderen historischen Akzent unseres Tagungsortes aufmerksam zu machen.

DIGITALE SUBTRAKTIONSANGIOGRAPHIE

D S A

T e i l 1

Vorsitzende:	K. Richter	Berlin
	M. Nadjmi	Würzburg
	A.N. Samko	Moskau
	E. Gmelin	Lübeck

Die Indikationen zur intravenösen und intraarteriellen digitalen Subtraktionsangiographie

E. Gmelin*

Nach einer Sammelstastistik von Hessel und Mitarb. aus dem Jahre 1981 haben die arteriellen Angiographietechniken - transfemoral, translumbal und transaxillär - eine Komplikationsrate von 1,7 bis 3,3 % mit einer Rate letaler Komplikationen von 0,03 bis 0,09 %. Zwar konnte die Kathetertechnik vor allem mit der Einführung von 4-F und 5-F-Kathetern seither verbessert werden und sicherer gemacht, das höhere Risiko einer arteriellen Punktion und Katheterisierung gegenüber einer venösen Punktion und Katheterisierung bleibt dennoch bestehen. Bei intravenösen Angiographietechniken, sei es peripher über eine Cubitalvene, sei es zentral mittels Venenkatheter, wird die Komplikationsrate zwar auf bis zu 5% angegeben, die häufigste Komplikation dabei ist jedoch die Venenperforation bzw. das Extravasat, Komplikationen, die in der Regel keiner weiteren eingreifenden Therapie bedürfen. Die mit einer intravenösen KM-Injektion einhergehenden Unverträglichkeitsrisiken werden hinsichtlich letaler Folgen auf 0,003% eingeschätzt.
Bereits vor Einführung der digitalen Subtraktionsangiogrpahie (DSA) wurden daher Versuche unternommen, das Risiko einer arteriellen Punktion und Katheterisierung mittels einer Angiographietechnik zu umgehen, bei welcher das Kontrastmittel i.v. injiziert werden konnte. Zu nennen ist hier vor allem die Xero-Angiographie wie sie von Kramann angegeben wurde, die Filmsubtraktionsangiographie von Friedrich und die Angiotomographie der Nierenarterien von Ingrisch. Trotz ausgezeichneter Ergebnisse konnten sich diese Verfahren gegenüber der digitalen Subtraktionsangiographie jedoch nicht durchsetzen.
Die Technik der Subtraktion zur besseren Gefäßdarstellung geht auf Ziedes des Plantes zurück, Besonderheiten der digitalen Subtraktion sind die Logarithmierung der Bildsignale und vor allem die extrem schnelle Verfügbarkeit der Subtraktionsergebnisse faktisch in Echt-Zeit.

---

* Institut für Radiologie der Medizinischen Universität zu Lübeck
Ratzburger Allee 160, D 2400 Lübeck 1

Intravenöse DSA:

Die Bildqualität bei der intravenösen DSA wird durch das Signal-Rausch-Verhältnis bestimmt, welches aussagt, um wievieles größer das Signal, welches den diagnostischen Bildbeitrag liefert gegenüber dem grundsätzlich vorhandenen Bildrauschen ist.
Das Signal-Rausch-Verhältnis wird durch mehrere Parameter beeinflußt: Die Modulations-Übertragungs-Funktion des eingesetzten Röntgen-Bildverstärkersystems, durch die Röhrenspannung, durch das Kaliber des dargestellten Gefäßes, durch die intravasale Kontrastmittelkonzentration und durch die Einzelbilddosis.
Modulations-Übertragungs-Funktion, Gefäßdurchmesser und Röhrenspannung sind Parameter, die entweder als gegeben hingenommen werden müssen oder durch den Patientenumfang bestimmt werden. Dagegen sind intravasale Kontrastmittelkonzentration und Einzelbilddosis innerhalb einer gewissen Bandbreite variierbar.

Die beiden wesentlichen Parameter der intraarteriellen Kontrastmittelkonzentration im zeitlichen Verlauf, der Boluskurve, sind das Bolusmaximum und die Kurvenbreite bei halbem Maximum (Abb.1). Nach den von Stewart und Hamilton entwickelten Formeln ist das Bolusmaximum der injizierten Jodmenge direkt proportional, dem sogenannten zentralen Blutvolumen, - Volumen zwischen Injektionsort und Bolusmeßort -, umgekehrt proportional. Die Bolushalbwertbreite (MHZ) ist dem zentralen Blutvolumen direkt proportional, dem Herzzeitvolumen umgekehrt proportional. Daraus geht hervor, daß durch eine Verkleinerung des zentralen Blutvolumens bei gleicher Menge injizierten Kontrastmittels eine Anhebung des Bolusmaximums möglich ist. Diese Verkleinerung des zentralen Blutvolumens wird dadurch erreicht, daß das Kontrastmittel nicht über eine Cubitalvene von peripher injiziert wird, sondern mittels eines 5-F Pigtail Katheters unmittelbar vor oder in den

re. Vorhof. Eigene Untersuchungen haben ergeben, daß mit dieser Injektionstechnik eine Verbesserung des Bolusmaximums um ca. 1/3 im Vergleich zur peripheren Injektion möglich ist. Gleichzeitig wird durch die zentrale Injektion die mittlere Bolushalbwertzeit verkleinert, die Boluskurve also schmaler, und der Zeitabstand zwischen Injektion und Bolusmaximum kleiner. Die Wahrscheinlichkeit von Bewegungsartefakten kann hierdurch reduziert werden. Die Ermittlung der Darstellbarkeitsgrenzen von Gefäßen unterschiedlichen Kalibers kann mittels eines Phantoms erfolgen (siehe Abb.2!). Dabei zeigt sich, daß eine 50%ige Stenose (Einengung auf den halben Durchmesser) bei einem Gefäß von 5 mm Dicke bei einer intravasalen Konzentration von 5 mg Jod/ml gerade eben noch erkennbar ist, wenn die Stenose im Profil dargestellt wird. Bei einer Darstellung dieser Stenose en face ist bereits ein mehrfaches dieser intravasalen Konzentration erforderlich (vergl. Abb.2).
Messungen der intravasalen arteriellen KM-Konzentration nach intravenöser Injektion mittels dynamischem CT haben ergeben, daß bei der intravenösen DSA je nach darzustellender Gefäßregion eine intraarterielle Konzentration von etwa 10 bis 20 mg Jod/ml realisierbar ist. Die intraarterielle Konzentration ist herznah am höchsten und fällt zur Gefäßperipherie (distale Extremitäten) aufgrund des vergrößerten zentralen Blutvolumens stark ab. Als Näherungswert ergibt sich aus Abb.2, daß mit der intravenösen DAS 50%tige Stenosen an Gefäßen mit einem Durchmesser von mindestens 3 mm eben noch darstellbar sind.
Wie ebenfalls mittels dynamischer CT ermittelt, ergibt sich zumindest bei einer Einzelinjektion bezgl. des Bolusmaximums kein signifikanter Unterschied bei der Verwendung nichtionischer, niederosmolarer und ionischer hochosmolarer Kontrastmittel. Sind jedoch mehrere Injektionen erforderlich, um z.B. einen stenosierten Gefäßbezirk in mehreren Ebenen darzustellen, muß bei der Verwendung ionischer Kontrastmittel aufrund der stärkeren Osmolalität mit einem stärkeren Wassereinstrom und zudem mit einer

verstärkten Vasodilatation gerechnet werden, beides Faktoren, welche zu einer Vergrößerung des zentralen Blutvolumens und damit Abnahme des Bolusmaximums führen.

Das Signal-Rausch-Verhältnis ist der Quadratwurzel aus der Dosis direkt proportional. Optimale Werte für die Röhrenspannung bei der intravenösen DSA sind ca. 60 bis 70 KV, bei höheren Spannungswerten kommt es zu einem deutlichen Abfall der jodbezogenen Strahlenabsorption. Die Dosiserhöhung muß daher über den Röhrenstrom reguliert werden. Da ein zu hoher Röhrenstrom aus röhrenthermischen Gründen nicht erwünscht ist, erfolgt die Dosiserhöhung vorzugsweise über eine Verlängerung der Belichtungsdauer von bis zu 300 msec/Einzelbild und mehr.
Bei pulsierenden Gefäßen führen solche langen Belichtungszeiten zu einem "Verwackeln" der dargestellten Gefäßstruktur. Die daraus resultierenden Bildfehler können zu einer falschen Diagnose Anlaß geben. Abb. 3,4 und 5 sollen dies verdeutlichen. Zur Vermeidung solcher Bildfehler, im englischen time smear effect genannt, muß die Bildexposition EKG-getriggert erfolgen. Als Triggersignal dient die R-Zacke. Da die Exposition in der Phase der geringsten Bewegung, also der Diastole erfolgen muß, ist ein Trigger-Delay zu programmieren, welcher etwa 70-80% des R-Zackenintervals betragen sollte. Zu berücksichtigen ist dabei zusätzlich noch, daß bei hohen Herzfrequenzen auch die Expositionsdauer verkürzt werden sollte, da andernfalls eine Überschneidung mit der nächsten R-Zacke bzw. Systole eintritt.

Daß bei jeder DSA-Serie eine Bildnachverarbeitung, das sogenannte Remasking erfolgt, ist selbstverständlich. Besonders jedoch bei der intravenösen DSA erweist sich die Möglichkeit der elektronischen Bildverschiebung, das Pixel-Shifting, als außerordentlich hilfreich zur Qualitätsverbesserung. Nach unserer Erfahrung kann bei der intravenösen DSA der Halsarterien mittels Pixel-

Shifting in mehr als der Hälfte der Fälle eine Verbesserung erreicht werden, bei der Darstellung des Aortenbogens und der großen supraaortalen Arterien in immerhin noch 1/3 der Fälle.

Die intravenöse DSA stellt erheblich höhere Anforderungen an die Sorgfalt des angiographisch tätigen Radiologen, der bei grundsätzlich ungünstigeren Voraussetzungen mit einem niedrigen Signal-Rausch-Verhältnis dennoch zu einer diagnostisch relevanten Gefäßdarstellung gelangen muß. Zusätzliche Anforderungen sind aber auch an den Patienten zu richten: Patienten mit fehlender Kooperationsfähigkeit, die also z.B. ein Atemkommando nicht befolgen können, sollten nicht mittels intravenöser DSA untersucht werden, ebenso alle Patienten mit einer bekannten oder gar klinisch manifesten Herzerkrankung oder fortgeschrittenen Nierenfunktionsstörungen.
Eine Indikation zur intravenösen DSA besteht bei der Darstellung der Lungengefäße, der gesamten Aorta, der Hals- und Oberarmarterien, der Nierenarterien, der großen Eingeweidearterien und der Arterien der unteren Extremität etwa bis zur Trifurkation (vergl. Abb.6!).
Indikationen im Bereich dieser Gefäßprovinzen sind vor allem die Makroembolie der Pulmonalarterien, Stenosen im Bereich der supraaortalen Arterien, vor allem im Bereich der Carotisgabel, der Nachweis von Aortenaneurysmen, der Nachweis oder Ausschluß von Nierenarterienstenosen als Ursache eines sekundären Hochdruckes.
Im Rahmen der interventionellen Radiologie kann die intravenöse DSA neben der Dopplersonographie eingesetzt werden als Kontrolltechnik nach Ballondilatationen vor allem im Bereich der Becken-, Oberschenkel- und Nierenarterien (vergl. Abb.7!).

Intraarterielle DSA:

Aufgrund der besseren Kontrastauflösung sowohl durch die Subtraktion als auch durch die zusätzliche elektro-

nische Signalverstärkung ist bei der intraarteriellen DSA im Vergleich mit der Blattfilmangiographie zum einen eine Reduzierung der Konzentration des angewandten Kontrastmittels durch Verdünnung möglich, andererseits können vor allem in der Gefäßperipherie unter Anwendung der herkömmlichen Kontrastmittelkonzentrationen noch Gefäße sichtbar gemacht werden, welche mittels Blattfilm nur schwach oder möglicherweise gar nicht erkennbar sind. Diesem Vorteil steht als Nachteil gegenüber das wesentlich geringere räumliche Auflösungsvermögen von ca. 2 Linienpaaren/mm bei der DSA (ca. 5 Linienpaaren/mm beim Blattfilm). So führen wir cerebrale Angiographien zum Nachweis von Aneurysmen zumindest teilweise noch mit der Blattfilmtechnik durch, da die Erfahrung uns gezeigt hat, daß kleine Aneurysmen dem Nachweis auch mit der arteriellen DSA unter Umständen entgehen können. Dagegen ist die Herstellung der erforderlichen Schrägprojektionen bei Aneurysmasuche zur Darstellung eines möglicherweise vorhandenen Aneurysmahalses eine Indikation für die intraarterielle DSA. Die Zeitdauer der gesamten Untersuchung und somit die Katheterverweildauer kann so erheblich abgekürzt werden, Komplikationen reduziert.
Sofern kein großformatiger Bildverstärker von 45 cm Durchmessern zur Verfügung steht, ist die konventionelle Blattfilmangiographie mit Verschiebetisch-Technik auch bei der Darstellung der Becken-Beinarterien nicht durch die DSA zu ersetzen. Das Problem einer Deckungsungleichheit von Maske und Füllungsbild bei der Verschiebetisch-Technik konnte noch nicht gelöst werden. Indikationen zur arteriellen DSA ergeben sich wiederum für die Herstellung erforderlicher Schrägprojektionen im Bereich der Beckenarterien oder der Femoralisgabel. Sowohl im cerebralen Bereich als auch im Bereich der Extremitätenarterien erlaubt die arterielle DAS eine Reduzierung der mittels Katheter injizierten Kontrastmittelmenge auf die Hälfte bis 1/3 (vergl. Abb.8!).
Indikationen für den primären Einsatz der arteriellen

DSA sind angiographische Organuntersuchungen, Untersuchungen der distalen Extremitäten und vor allem die Steuerung radiologischer Interventionen am Gefäßsystem.

Bei tumorösen Raumforderungen der Nieren, nach wie vor eine häufige Indikation zur Arteriogaphie, ist der Tumor in der Regel bereits durch Sonographie oder Computertomographie nachgewiesen. Die Renovasographie in digitaler Subtraktionstechnik dient dem Nachweis von Polarterien und zur Beurteilung des Vascularisationsgrades eines Nierentumors, vor allem auch zum Nachweis bzw. Ausschluß einer intravenösen - cavalen Tumorausdehnung. Aufgrund der verbesserten Wiedergabe des Kontrastmittelabstroms in der Nierevene ist die arterielle DSA hierzu besser geeignet als die Blattfilmangiographie.

Bei sämtlichen Indikationen zur Arteriographie der Leber kann die arterielle DSA eingesetzt werden. Sie hat sich darüberhinaus als überlegene Methode erwiesen bei der Funktionsüberprüfung von Port-Systemen zur chemotherapeutischen Leberperfusion. Weitere Indikationen für die arterielle DSA sind die indirekte Splenoportographie vor geplanten gefäßchirurgischen Ableitungsmaßnahmen bei portaler Hypertension, jedoch auch bei Pankreastumoren im Rahmen des präoperativen vascular mapping. Dies gilt in gleicher Weise für die Coeliacographie und Mesentericographie bei avasculären und hypervascularisierten Pankreastumoren (Abb.9), sei es zum Nachweis der Gefäßinfiltration durch den Tumor oder des Tumors selbst.

Beim transplantierten Pankreas erweist sich die arterielle DSA ebenso wie bei der transplantierten Niere der herkömmlichen Blattfilmangiographie dadurch überlegen, daß sie eine zuverlässigere Beurteilung der Transplantatvene erlaubt (Abb.10).

Bei der Darstellung der Handarterien, vor allem bei vaskolitischen Veränderungen, hat die arterielle DSA die Blattfilmangiographie vollständig verdrängt (Abb.11). Allerdings muß auch bei der DSA wie bei der herkömmlichen Arteriographie zur Vermeidung von Gefäßspasmen intra-

arteriell ein Vasodilatator appliziert werden. Das Kontrastmittel kann über eine Feinnadel in die Arteria brachialis nach Direktpunktion appliziert werden.
Ebenso stellt die arterielle DSA eine ideale Technik für die Darstellung der Fußarterien dar (Abb.12), die Indikationen hierfür sind jedoch eher Veränderungen auf dem Boden der Arteriosklerose.
Die arterielle DSA ist für interventionelle radiologische Maßnahmen am Gefäßsystem als Steuerungs- und Kontrollmethode aufgrund der damit realisierbaren Einsparungen an Kontrastmittelmenge und Untersuchungszeit fast unverzichtbar. Dies gilt sowohl für rekanalisierende Verfahren, sei es mit der lokalen Fibrinolyse und Ballondilatation (Abb.13), sei es für Embolisationsverfahren von Gefäßmißbildungen oder lebensbedrohlichen Blutungen der unterschiedlichen Art (Abb.14).

Die Digitalisierung und Computerisierung der Bildsignale bei der DSA erlaubt nicht nur eine Subtraktion einzelner Bilder sondern auch die Anwendung anderer Bildverarbeitungstechniken. Aufgrund des besseren Signal-Rausch-Verhältnisses bzw. höheren intravasalen Kontrastes kommen die Vorzüge dieser Bildverarbeitungstechniken vor allem bei der arteriellen DSA voll zur Geltung.
Die sogenannte Pfadfindertechnik - Road Mapping - stellt eine subtrahierte Durchleuchtung dar, bei welcher dem aktuellen Durchleuchtungsbild ein gespeichertes Bild der subtrahierten Gefäße unterlegt wird. Diese Technik erlaubt eine sehr präzise Kathetersteuerung, sei es für diagnostische, sei es für interventionelle Anwendungen.
Das "vascular tracing" erlaubt eine Summation von Einzelbildern mit unterschiedlicher Gefäßkontrastierung zu einem Gesamtbild, welches alle Gefäßabschnitte wiedergibt. Die Technik des "vascular tracing" erlaubt daher die Applikation von sehr kleinen Kontrastmittelmengen bei kompletter Darstellung auch langsam durchströmter Gefäße, z.B. der Spinalarterie.

Von der Industrie angeboten werden auch Programme zur Quantifizierung von Gefäßstenosen. Es erfolgt hierbei ein densitometrischer Vergleich des Gefäßprofils aus der Stenose mit einem benachbarten normalen Bezirk. Voraussetzung für präzise Analysen ist eine lineare Abhängigkeit von Bildhelligkeit und Kontrastmittelkonzentration die in einem Bereich von ca. 10 bis 100 mg Jod/ml gegeben ist. Der applizierte KM-Bolus muß groß genug sein, um eine gleichmäßige Kontrastierung des untersuchten Gefäßabschnittes zu gewährleisten. Meßfehler können bei unterschiedlichen Projektionen eines stenosierten Bezirkes auftreten durch abweichende intravasale Kontrastmittelkonzentration, jedoch auch durch einen unterschiedlichen Gefäßhintergrund z.B. Knochen oder Weichteile. Die Form der quantifizierten Stenose, konzentrisch oder exzentrisch, soll auf das densitometrische Ergebnis keinen wesentlichen Einfluß haben.
Die Technik des sogenannten "landmarking" erlaubt die Superposition eines kontrastreichen Subtraktionsbildes und des Maskenbildes, was eine präzise topographische Zuordnung krankhafter Gefäßbefunde erlaubt (Abb.15). Die Kantenanhebung von Bildsignalen mittels der sogenannten Hochpassfilterung dient bei der arteriellen DSA mehr ästhetischen als diagnostischen Bedürfnissen. Sie ist jedoch Voraussetzung für eine diagnostisch relevante Bildqualität bei der digitalen Radiographie (Abb.16) mittels Bildverstärker, welche sich mit einer DSA-Anlage bereits bei einigen Indikationen realisieren läßt und welche für die Zukunft einen breiten Anwendungsbereich erwarten läßt.

(Literatur beim Verfasser !)

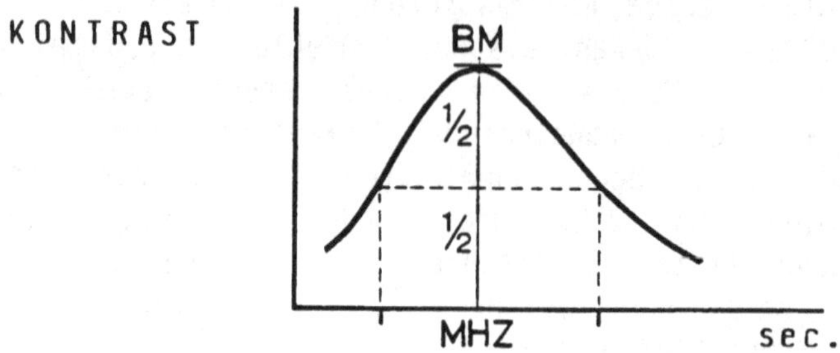

Abb. 1
Intraarterielle Kontrastmittelboluskurve nach intravenöser Kontrastmittelapplikation. BM: Bolusmaximum, MHZ: mittlere Halbwertzeit, mittlere Kurvenbreite beim halben Bolusmaximum.

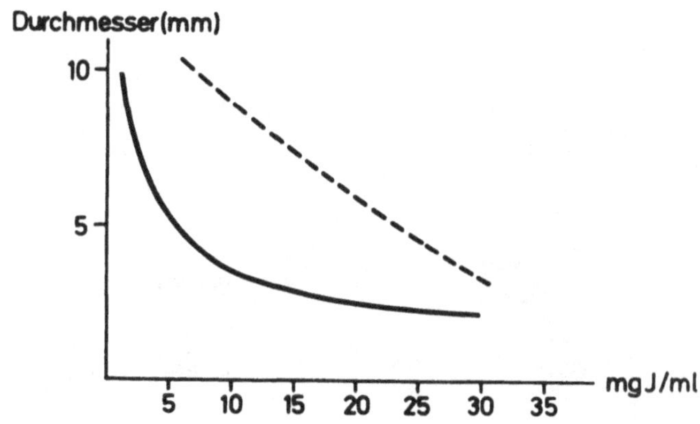

Abb. 2

Wahrnehmungsgrenzen einer 50%igen Stenose bei der Darstellung im Profil (durchgezogene Linie) und en face (gestrichelte Linie) bei unterschiedlichen Gefäßdurchmessern unter unterschiedlichen Kontrastmittelkonzentrationen. Phantomdurchmesser 15 cm.

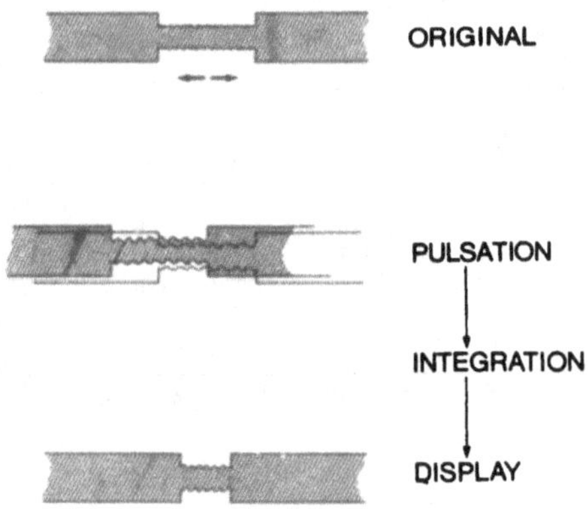

Abb. 3

Fehlerhafte Wiedergabe einer Stenose bei Gefäßpulsation in Längsachse durch lange Belichtungszeit (Integration).

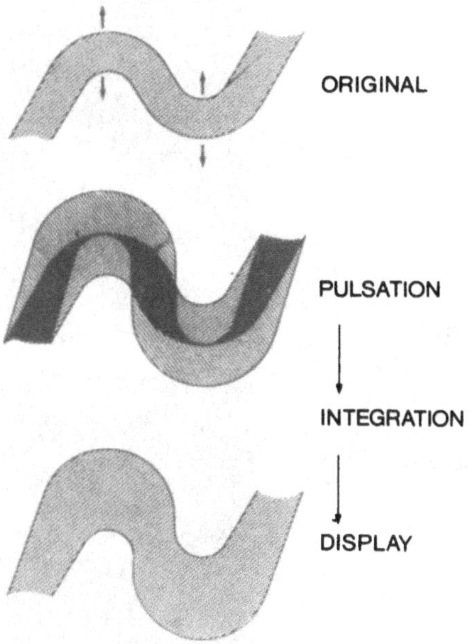

Abb. 4
Fehlerhafte Wiedergabe des Gefäßkalibers bei unterschiedlicher Pulsation senkrecht zur Gefäßachse durch lange Belichtungszeit (Integration).
Beispiel: Nierenarterien

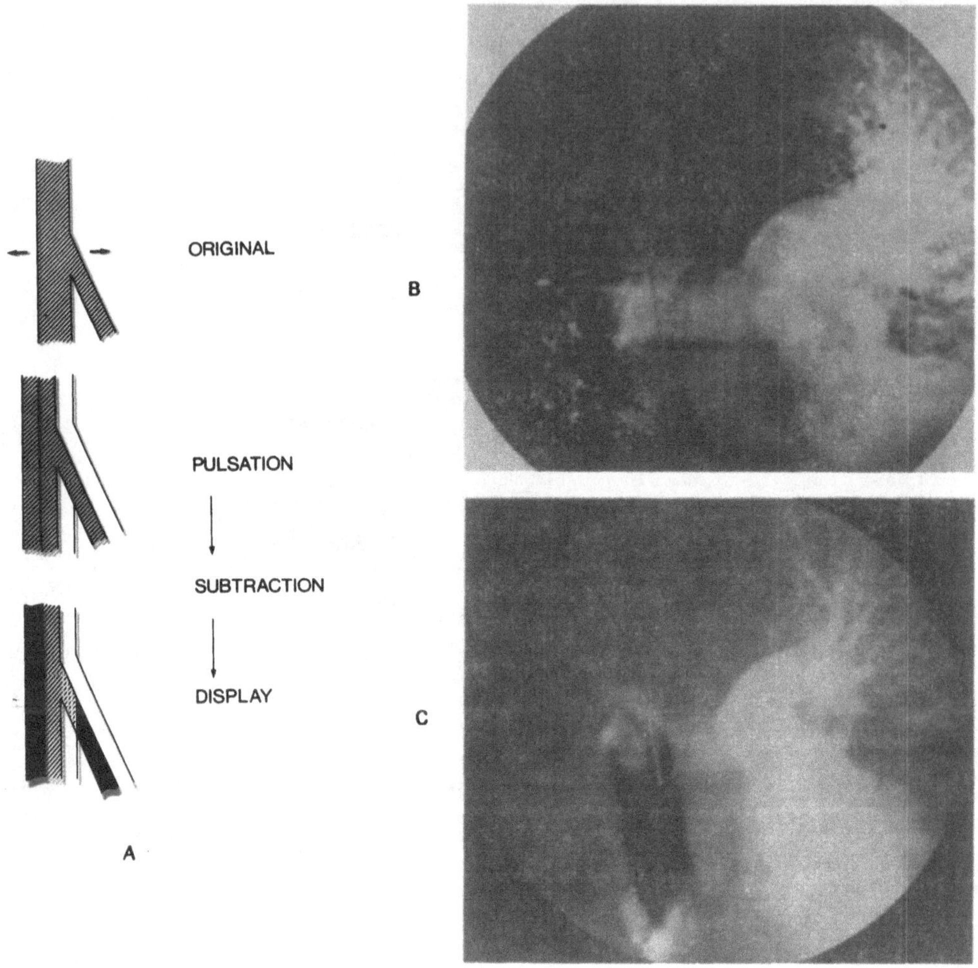

Abb. 5

A: Fehlerhafte Wiedergabe durch Subtraktion bei Pulsation einer Struktur bzw. eines Gefäßes mit hoher Signalamplitude des Maskenbildes.

B u. C: Beispiel: Pulmonalarterien

B: Ohne EKG-Triggerung

C: Mit EKG-Triggerung

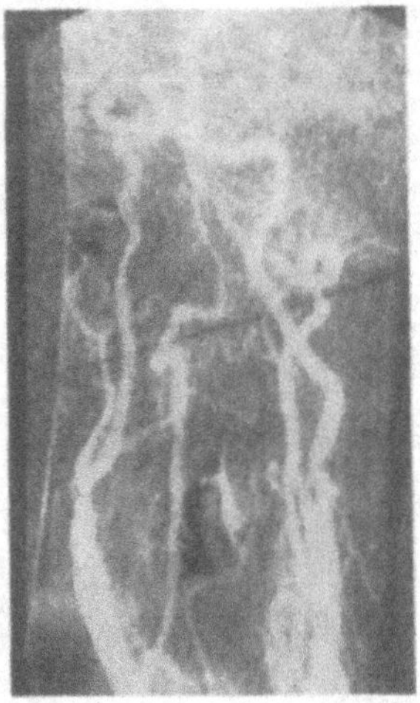

Abb. 6

Intravenöse DSA der Halsarterien bei bds. Carotisstenosen.

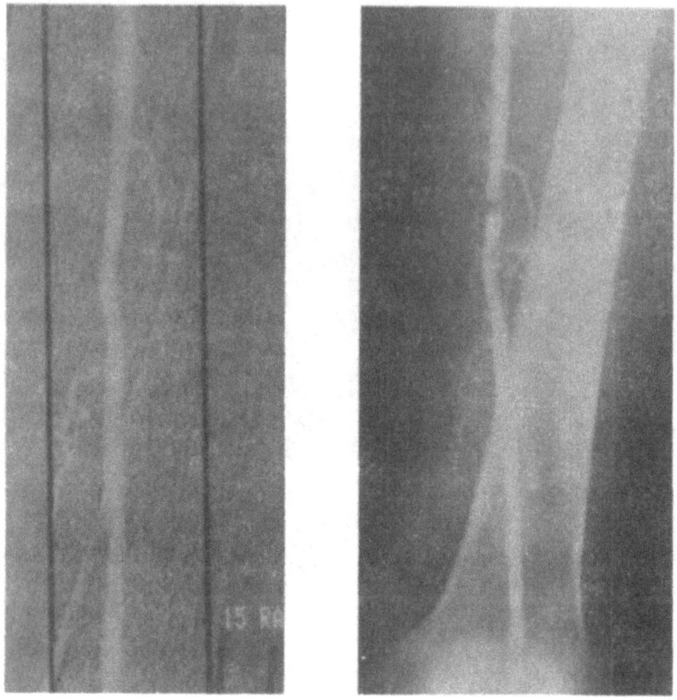

A B

Abb. 7

Inravenöse DSA der Femoralarterie (A) drei Jahre nach Ballondilatation eines kurzen Verschlusses (B).

A

B

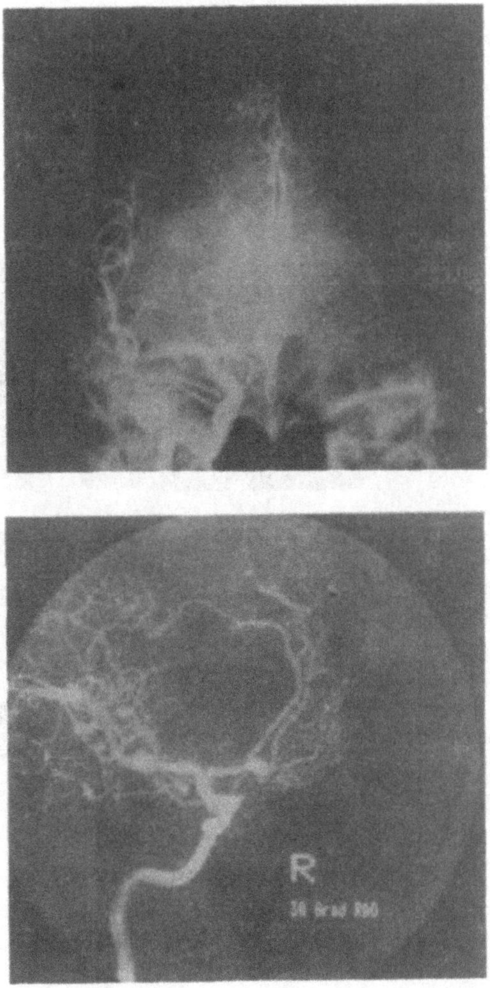

Abb. 8

Cerebrale Aneurysmen (communicans anterior, re. media) mittels Blattfilm (A) und arterielle DSA in Schrägprojektion (B).

Abb. 9

Hypervascularisierter Tumor - Insulinom - des Pankreaskopfes. Bildserie einer arteriellen DSA.

Abb. 10
Transplantiertes Pankreas im Bereich des Beckens. Subtraktion von arterieller und venöser Phase.

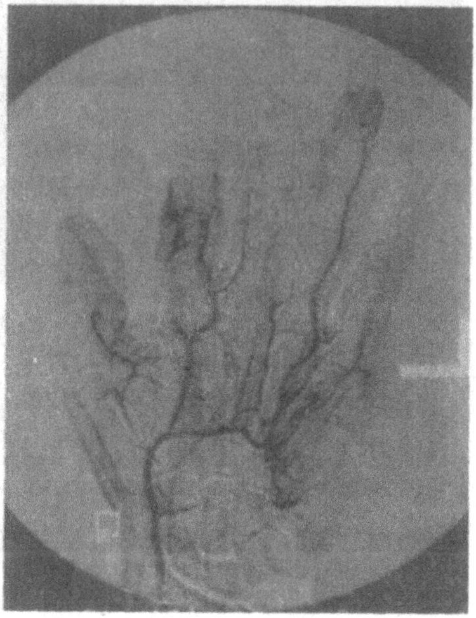

Abb. 11

Akute Vaskulitis der li. Hand mit zahlreichen Gef 'ßverschlüssen.

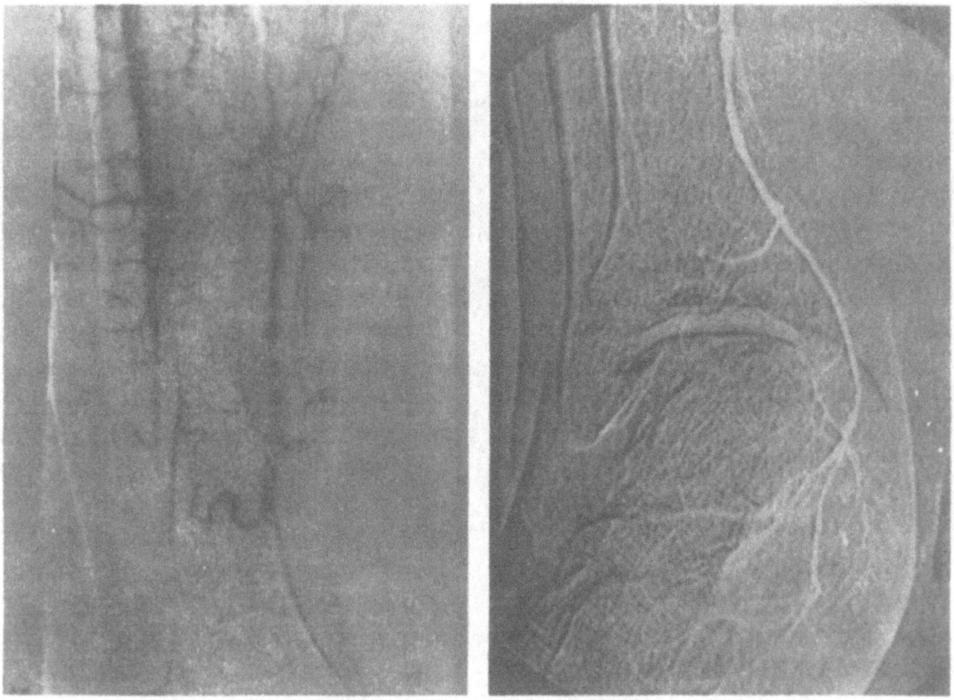

A B

Abb. 12
Arterien des distalen Unterschenkels bzw. der Fußwurzelregion vor und nach erfolgreicher lokaler Lysetherapie eines akuten Verschlusses der Arteria tibialis posterior.

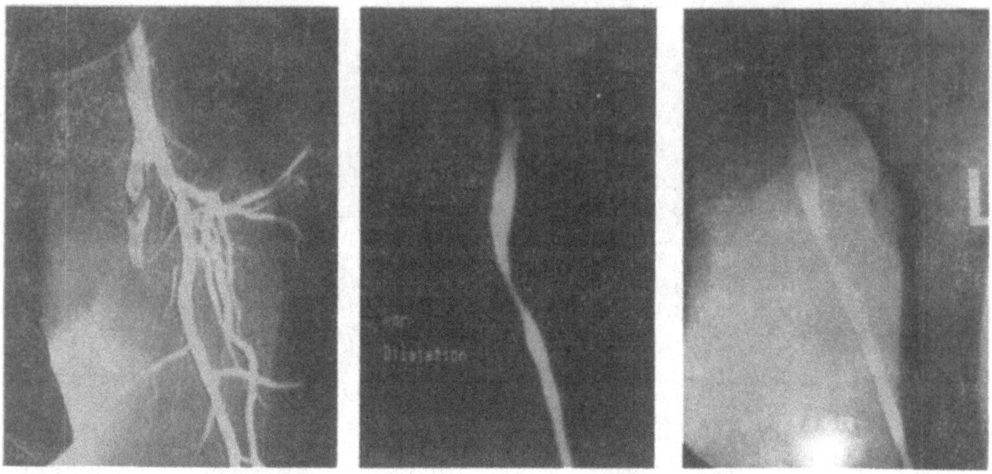

Abb. 13

Arterielle DSA bei frischem thrombotischen Verschluß eines femoro-cruralen Bypasses, Therapie mit lokaler Lyse (RT-PA) und lokaler Dilatation im Anastomosenbereich.

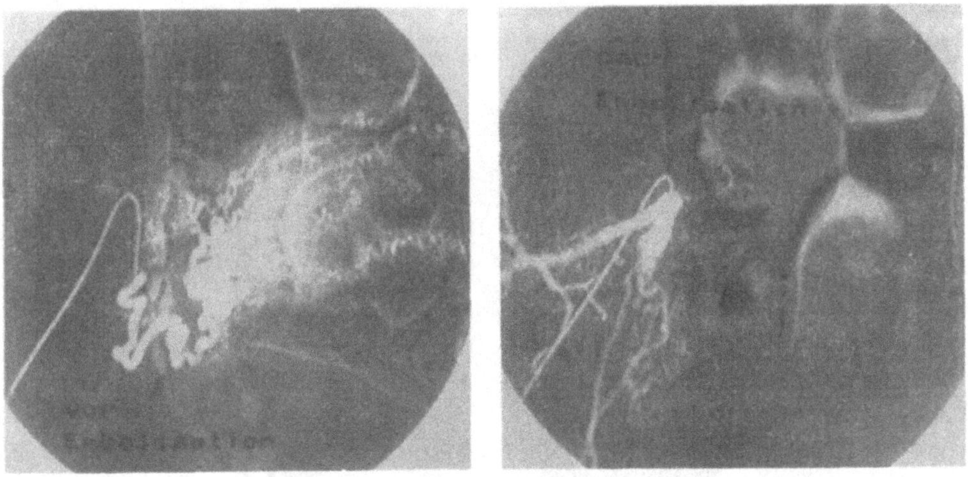

Abb. 14
Lebensbedrohlich blutender, stark vaskularisierter Uterustumor vor und nach Embolisation des Tumorgefäßes (die Arteria glutea wurde von der Embolisation ausgespart).

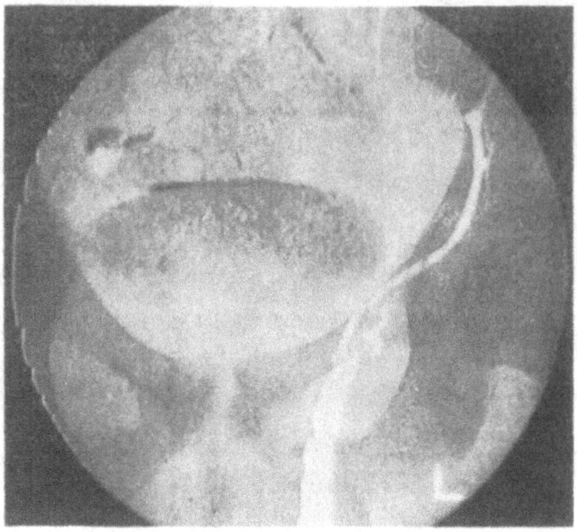

Abb. 15
Varicocele, Darstellung mittels DSA während Verödung. Maskenbild mittels landmarking zur besseren topographischen Zuordnung unterlegt.

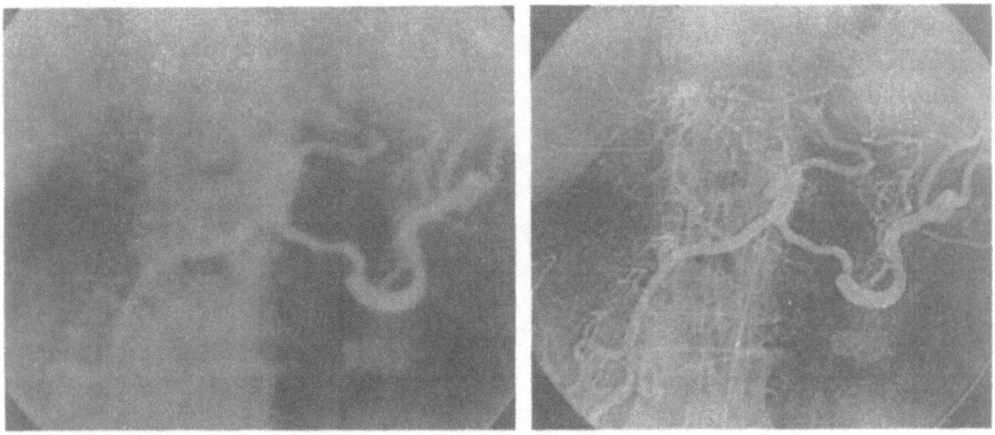

Abb. 16

Digitale Radiographie vor und nach Kantenanhebung. Infiltration der Arteria lienalis im Coeliacogramm bei Pankreas-Ca..

DSA IN DER NEURORADIOLOGIE

M. Nadjmi *

Die digitale Subtraktionsangiographie wird heute in der Neuroradiologie überwiegend intraarteriell angewendet, nachdem die intravenöse DSA nicht die Erwartungen erfüllte, die man anfänglich in sie gesetzt hatte. Sie bleibt daher bei neuroradiologischen Fragestellungen im Rahmen der täglichen Praxis eine Ausnahmeuntersuchung, dort wo die Punktion und Katheterisierung der Arterien nicht möglich oder mit größeren Risiken verbunden sind. Auch die konventionelle Angiographie hat durch die intraarterielle DSA sehr viel an ihrer Daseinsberechtigung eingebüßt - das gilt vor allen Dingen für die interventionelle Neuroradiologie.
Im diagnostischen Bereich stehen die zerebrovaskulären Erkrankungen an erster Stelle. Was die extrakraniellen Gefäße anbetrifft, lassen sich heute viele Fragen wenn auch grob, durch Ultraschall beantworten. Die Angiographie wird daher nur dann vorgenommen, wenn der Kliniker oder der Gefäßchirurg zusätzliche Informationen über Abgänge der supraaortalen Gefäße und die intrakraniellen Arterien benötigen. (Abb. 1)
Eine Viergefäß-Angiographie bei den Patienten mit dem klinischen Bild eines Schlaganfalles gehört heute zu den Routineuntersuchungen, die auch bei älteren Patienten mit Hilfe der intraarteriellen DSA unter Anwendung von dünnen Kathetern relativ rasch und schonend durchgeführt werden können.
Die Hauptindikation der diagnostischen Angiographie liegt m Bereiche der arteriellen Aneurysmen und arteriovenösen Angiomen. Bei der Suche nach Ursachen der Subarachnoidalblutung wird in der Regel eine Viergefäß-

* Abteilung für Neuroradiologie in der Kopfklinik der Universität Würzburg, Josef-Schneider-Str. 11, D 8700 Würzburg

Angiographie vorgenommen, um multiple Aneurysmen auszuschließen, die bei bis zu 20 % der Aneurysmaträger vorkommen können - in unserem Material bis zu 6 Aneurysmen. In solchen Fällen ist es nicht immer möglich, die Gefäßmißbildung anzugeben, aus der die akute Subarachnoidalblutung entstanden ist. Die Computertomographie und Kernspintomographie leisten bei solchen Situationen oft wertvolle Hilfe. (Abb. 2)
Bei den arteriovenösen Angiomen ist die Mehrgefäß-Angiographie erforderlich, um alle in Frage kommenden zuführenden Arterien und abführenden Venen zu sichern. In beiden Fällen, sowohl bei den Aneurysmen als auch arteriovenösen Angiomen werden heute zunehmend Mikrokatheter angewendet, um eine superselektive Angiographie durch Plazierung der Katheterspitze am Geschehensort vorzunehmen. Dieses Vorgehen ermöglicht eine bessere antomische Analyse der Gefäßverhältnisse und der hämodynamischen Situation. Es wird im Rahmen der intervetionellen Neuroradiologie erneut auf diesen Punkt hingewiesen.
Eine weitere Anwendung der intraarteriellen DSA liegt im Bereiche der Diagnose und Differentialdiagnose der Hirntumoren. Sie kommt am häufigsten bei den Meningeomen und Glioblastomen vor. Es sind weiterhin gefäßreiche Geschwülste, wie Hämangioblastome der hinteren Schädelgrube und des Spinalkanals (Lindau-Tumoren), die kavernösen Hämangiome, Glomustumore usw. Im Hals- und Gesichtsbereich sind es die juvenilen Nasen-Rachen-Fibrome und Tumore des Glomus caroticum und jugulare. Bei allen diesen Tumoren wird in der Regel der angiographischen Diagnostik die interventionelle Neuroradiologie angeschlossen. Sie hat während der vergangenen

Jahre durch 2 technische Entwicklungen einen beachtlichen Auftrieb erhalten.

Es sind die intraarterielle DSA und die Einführung von manuell steuerbaren Mikrokathetern. Die digitale Subtraktionsangiographie gehört heute zu den wichtigsten apparativen Voraussetzungen der modernen interventionellen Neuroradiologie. Sie ermöglicht eine beachtliche Verkürzung der Untersuchungszeit bis auf ein Drittel der konventionellen Angiographie, vor allem durch die sofortige Verfügbarkeit der überlagerungsfreien, subtrahierten Angiogramme. Dadurch können die kritischen Situationen besser erkannt und in den Griff genommen werden. Unter dem Instrumentarium, das in den lezten Jahren eingeführt wurde, spielen Mikrokatheter mit steuerbaren Führungsdrähten eine wesentliche Rolle. Es handelt sich dabei um unterschiedlich flexible 2,7 F Katheter mit steuerbaren Mikroguides von 0,016 - 0,013 inch. Mit Hilfe dieser Katheter lassen sich die intrazerebralen Arterien ihrem Durchmesser entsprechend bis zu ihren distalsten Abschnitten erreichen. Diese Eigenschaften bringen vor allen Dingen bei der Embolisation der intrazerebralen arteriovenösen Angiome wesentliche Vorteile gegenüber den früheren Verfahren. Die therapeutische Embolisaton gehört zu dem Hauptgebiet der interventionellen Neuroradiologie, die sich heute mit den Behandlungsmöglichkeiten einer breiten Palette von erkrankungen des Zentralnervensystems befaßt. Sie lassen sich in 2 Hauptgruppen einteilen:

1) Tumoren

2) Arteriovenöse Angiome und Fisteln sowie arterielle Aneurysmen.

Bei den Tumoren richtet sich das therapeutische Ziel nach der Art der Erkrankung und stellt in vielen Fällen eine präoperative Maßnahme dar. Im intrakraniellen Raum wird die präoperative Embolisierung am häufigsten bei den Meningiomen durchgeführt.

Es handelt sich dabei um langsam wachsende, gutartige, extrazerebral lokalisierte Tumoren, die von der Hirnhaut ausgehen. Sie können je nach der Lokalisation Jahre bis Jahrzehnte symptomlos verlaufen und bevorzugen die paramedianen Regionen der Hirnkonvexität, sind aber auch häufig basal zu lokalisieren. Meningeome kommen auch intraventrikulär und hin und wieder auch extrakraniell vor. Da diese Tumoren überwiegend von den Ästen der A. carotis externa versorgt werden, die in der Regel keine zerebrale Kreislauffunktion besitzen, ist ihre Embolisation relativ einfach und gefahrlos, vorausgesetzt, daß die unterschiedlichen vaskulären und kreislaufdynamischen Situationen berücksichtigt werden. Dazu gehört, daß sich nicht selten auch die pialen Gefäße der A. carotis interna oder des vertebrobasilären Systems an der Gefäßversorgung der Meningeome beteiligen, deren Embolisierung naturgemäß nicht erfolgen darf.(Abb. 3) Ein Teil der duralen Gefäßversorgung der Meningeome kann von der A. carotis interna entspringen. Es sind vor allem Tentoriumsäste "Bernasconi", die extradural im Bereiche des Sinus cavernosus entspringen. Ihre Embolisation bedarf größerer Sorgfalt. Sie kann einerseits dadurch erfolgen, daß diese Äste superselektiv mit Mikrokathetern erreicht werden; eine weitere Möglichkeit ist die vorübergehende Ballonokklusion distal der Abgangsstelle dieser Äste für die kurze Zeit des Embolisierungsvorganges, bis das

Embolisierungsmaterial sein Ziel erreicht hat. Danach kann der normale Kreislauf wieder hergestellt werden.

Als ideales Embolisationsmaterial werden heute bei den Meningeomen Polyvinylalkoholschaumpartikel (Ivalon) angewandt. Man geht in der Praxis so vor, daß zuerst die tumorversorgende Hauptarterie, die A. maxillaris bzw. meningea media transfemoral mit Hilfe der Seldinger Technik erreicht wird. Danach wird versucht, mit Hilfe eines weiteren dünnen Mikrokatheters von 2 - 3 F über die A. meningea media so nah wie möglich distal an den Tumor zu gelangen, dessen Kreislauf dann durch die Injektion von relativ geringen Ivalon-partikelchen von unter 250 µ ausgeschaltet wird. Auf diese Art und Weise bleiben die übrigen Äste der A. carotis externa, wie die A. temporalis superficialis, occipitalis usw., verschont und können bei der in der Regel darauf folgenden Operation die physiologische Wundversorgung der äußeren Haut- und Knochenregionen garantieren.
Ein weiterer Vorteil der Mikrokatheter liegt darin, daß die präoperativen Embolisationen der Meningeome heute ohne zusätzliche Risiken für die Patienten durchgeführt werden können. Sie erleichtern den operativen Ablauf dadurch, daß Blutverluste auf ein Minimum reduziert werden. Etwa 24 bis 48 Stunden nach der Embolisation entsteht im Tumor eine ausgedehnte Nekrose (Abb. 4), die zu lokaler Konsistenz- und Druckabnahme führt und von den Operateuren als besonders angenehm empfunden wird. Dieser Vorgang kann, wie inzwischen einigen Mitteilungen, vor allem der französischen Schule zu entnehmen ist, zu einer vollständigen zystischen Umwandlung und Verkleinerung der Meningeome führen, eine

Entwicklung, die bei der Therapie der nicht operablen Meningeome in Erwägung gezogen werden kann.
Innerhalb des Schädels, aber auch extrakraniell, können präoperative Embolisationen auch bei den anderen Tumoren durchgeführt werden, in erster Linie bei den Metastasen. Auch hier ist das Hauptziel die möglichst vollständige Ausschaltung des Tumorkreislaufes und damit die Reduzierung der Operationsrisiken.
Unter den gefäßreichen Tumoren der Schädelbasis stehen nach den Meningeomen an zweiter Stelle die Paragangliome (Glomustumoren) (Abb. 5). Im Bereich der Felsenbeinpyramide und des Mittelohres kommen sie nach den Neurinomen am häufigsten vor. Die chirurgische Behandlung dieser Tumoren erfolgt in vielen Fällen durch eine multidisziplinäre Zusammenarbeit, vor allem zwischen den Otologen und Neurochirurgen, die das Ziel hat, den Tumor so radikal wie möglich zu operieren. Die präoperative Embolisation dieser Geschwulste hat daher in den letzten Jahren enorme Fortschritte gemacht, Hand in Hand mit den operativen Techniken. Außer Paragangliomen der tympanischen und Jugularis-Region kommen diese Tumoren auch in anderen Abschnitten der Schädelbasis und des Halses vor, wie im Carotisbereich, nasopharyngeal, Orbita, Larynx usw.
Unter den gefäßreichen nasopharyngealen Tumoren steht das juvenile Nasen-Rachen-Fibrom an erster Stelle. Der Tumor ist gutartig und kommt nahezu ausschließlich beim männlichen Geschlecht vor, vorwiegend im Pubertätsalter. Es sind aber auch Tumoren im Kindesalter und nach einigen Literaturangaben bis zu 20 % nach dem 20. Lebensjahr beschrieben worden. Auch ihre Ausdehnung ist unterschiedlich. Neben dem Naseninnenraum werden sehr

häufig die Keilbeinhöhle und Pterygopalatinregion, an zweiter Stelle die Siebbein- und Kieferhöhlen betroffen. Eine intrakranielle Ausdehnung ist selten, häufig handelt es sich um durale Mitverlagerung des extradural ausgedehnten Tumors im Bereiche der Keilbeinhöhlen. Die juvenilen Nasen-Rachen-Fibrome zeigen angiographisch ein typisch pathognomonisches Bild. Die Hauptversorgungsarterie dieser Tumoren ist die A. maxillaris interna, es kommen aber auch die A. pharyngea ascendens und die duralen Äste der A. carotis interna vor. Die Patienten mit juvenilen Nasen-Rachen-Fibromen neigen häufig zu starken Nasenblutungen, die ein erhebliches, lebensgefährliches Ausmaß annehmen können. Die präoperative Embolisation dieser Tumoren gehört heute zu den wichtigsten Voraussetzungen ihrer erfolgreichen Radikaloperation. Sie ist gleichzeitig eine wirksame Methode gegen Epistaxis. Auch hier kann, wie die Beispiele zeigen, die Embolisation so erfolgen, daß ausschließlich die tumorversorgenden distalen Äste ausgeschaltet werden.

Im spinalen Bereich erfolgt die präoperative Embolisation der gefäßreichen Tumoren in erster Linie bei den Hämangioblastomen. Diese Tumoren treten nicht selten multipel in den verschiedenen Rückenmarkssegmenten auf und erfordern daher eine genaue angiographische Diagnose, die in der letzten Zeit durch die Anwendung der Kernspintomographie insofern erleichtert wird, als diese nicht invasive Methode relativ einfach die charakteristischen Tumoreigenschaften im gesamten Spinalkanal darstellt.

Zusammenfassend kann man anhand dieser Beispiele sagen, daß die präoperative Embolisation der gefäßreichen Tu-

moren heute in geübter Hand relativ gefahrlos durchgeführt werden kann, und daß sie ihrerseits die Risiken und Gefahren der oft schwierigen operativen Vorgehen an der Schädelbasis reduzieren.
Als definitive Therapie ohne anschließende Operation wird die endovaskuläre Therapie hauptsächlich bei den duralen arteriovenösen Fisteln, Angiomen und Aneurysmen durchgeführt. Die hierzu angewandten Embolisationsmittel sind unterschiedlich. Neben den bereits erwähnten Partikelchen Ivalon werden Ethiblock-Okklusionsgel, Silicon und Isobutyl-2-Cyanoacrylat als Embolisationsmaterial verwendet. Wesentliche Fortschritte sind auf diesem Gebiet vor allem durch die Einführung der Microkatheter erzielt worden, mit deren Hilfe heute eine superselektive Angiographie aller Abzweigungen einer arteriovenösen Mißbildung innerhalb des Gehirnes und des Rückenmarkes möglich ist.
Die duralen Angiome werden bevorzugt von den Ästen der A. carotis externa versorgt (Abb.6), hauptsächlich der A. occipitalis und meningea media. Unter den Leitsymptomen der duralen Angiome und Fisteln steht das pulssynchrone Ohrgeräusch an erster Stelle. Der Tinnitus kann spontan oder auch nach einem Bagatelltrauma entstehen; andere Ursachen und Zusammenhänge wie etwa nach einer vorangegangenen Operation oder Narkose, nach Heben eines schweren Gegenstandes oder nach einer komplikationslos verlaufenden Geburt sind ebenfalls diskutiert worden. Eine der wahrscheinlichsten Ursachen dürfte aber die Thrombose der basalen Venen und Sinus darstellen. Angiographisch liegt bei den meisten dieser Fällen eine Anastomose zwischen den Ästen der A. occipitalis oder der A. meningea media mit dem Sinus trans-

versus oder Bulbus venae jugularis vor. Die Embolisation dieser Äste kann bei den sehr hartnäckigen und langdauernden Krankheitsbildern mit pulssynchronem Geräusch erfolgreich sein, während die bisherigen Ergebnisse der operativen Vorgehen unbefriedigend sind (Abb. 7).

Ein weiteres Anwendungsgebiet ist die therapeutische Embolisation der arteriovenösen Fisteln im Bereich des Sinus cavernosus, die hauptsächlich posttraumatisch entstehen. Es handelt sich dabei um eine Verbindung des infraklinoidalen Carotis-interna-Abschnittes mit dem Sinus cavernosus. Es kommt dabei zu einer venösen Drainage des arteriellen Blutes hauptsächlich über die V. ophthalmica superior. Die Carotis interna steht oft innerhalb des Sinus cavernosus unter starkem Kompressionsdruck mit Verzögerung bis zur totalen Unterbrechung des Kreislaufes im Versorgungsbereich der A. carotis interna, die allerdings nicht selten durch den Kollateralkreislauf über den vorderen Abschnitt des basalen Gefäßkranzes von der gegenseitigen A. carotis interna kompensiert wird. Neben Embolisation der Fistel wird hier nicht selten auch eine therapeutische Ballonokklusion der A. carotis interna durchgeführt.

Ähnliche Verfahren können aber auch bei den in der Regel nicht operablen infraklinoidalen Aneurysmen der A. carotis interna und Riesenaneurysmen im subarachnoidalen Carotisabschnitt Anwendung finden.

Die arteriovenösen Angiome, welche hauptsächlich von den pialen Gefäßen des Gehirnes versorgt werden, sind häufig Gegenstand der interventionellen Neuroradiologie (Abb. 8). Die Zahl solcher Eingriffe nimmt ständig zu, während offene Operationen bei den arteriovenösen Angiomen seltener durchgeführt werden, vor allem bei der

zentralen Lokalisation und denjenigen Gefäßmißbildungen, an deren Versorgung mehrere Hauptarterien sich beteiligen.
Hier ist die Entwicklung noch nicht abgeschlossen, es wird weiterhin nach besseren, flüssigen Embolisationsmaterialien gesucht, deren genaue Plazierung in jedes beliebige Gefäß zerebral oder spinal heute keine Probleme mehr darstellt.

Die interventionelle Neuroradiologie ist wie jeder invasive Eingriff mit gewissen Gefahren und Risiken verbunden, die in den letzten Jahren jedoch deutlich reduziert werden konnten. In der Anfangsphase der therapeutischen Angiographie lagen die Probleme darin, daß man über das Ausmaß und die Häufigkeit der Anastomosen zwischen den Ästen der A. carotis externa und dem eigentlichen Gehirnkreislauf nicht ausreichend Bescheid wußte. Anatomisch waren diese Anastomosen bekannt, sie wurden aber als seltene Normvarianten angesehen. Die selektive und superselektive Angiographie zeigt aber heute, daß diese Verbindungen wesentlich häufiger sind und ihre Darstellung in der Regel von der Katheterlage und den hämodynamischen Verhältnissen während der Angiographie abhängig ist. Eine Beispiel ist die Anastomose zwischen der A. occipitalis und der A. vertebralis in Höhe der oberen Halswirbelsäule. Diese läßt sich bei distaler Katheterplazierung in der A. occipitalis und bei hohem Injektionsdruck nahezu immer darstellen. Da ein großer Teil der duralen Fisteln von der A. occipitalis gespeist werden, besteht die Gefahr, daß das Embolisationsmaterial über diese Anastomosen in den vertebrobasilären Kreislauf gerät. Es ist daher

erforderlich, daß vor jeder Embolisation eine genaue angiographische Analyse der Nachbargefäße vorgenommen wird. Bei der präoperativen Embolisation der Hirntumoren, in erster Linie den Meningeomen, könnte eine unbeabsichtigte und ausgiebige Embolisation der A. temporalis superficialis zu Wundheilungsstörungen und Nekrosen der Haut postoperativ führen. Dieser Gefahr ist heute dadurch vorzubeugen, daß die Embolisation dieser Tumoren bei superselektiver Plazierung der Mikrokatheter in der A. meningea media oder einer der Hauptabzweigungen dieser Arterie erfolgen kann.
Als häufigste Begleiterscheinung nach der präoperativen Embolisation der Tumoren im Kopf- und Gesichtsbereich werden von den Patienten während der ersten Stunden diffuse Schmerzen im embolisierten Bereich angegeben. Sie treten in der Regel nicht auf, wenn unmittelbar nach dem Eingriff 25 mg Soludecortin verabreicht wird. Bei den arteriovenösen Mißbildungen gehören die Refluxgefahr und das Einschwemmen von Embolisationsmaterial in die venöse Zirkulation zu den möglichen Risikofaktoren, die dank der Vorteile der intraarteriellen digitalen Subtraktionsangiographie heute wesentlich seltener auftreten.

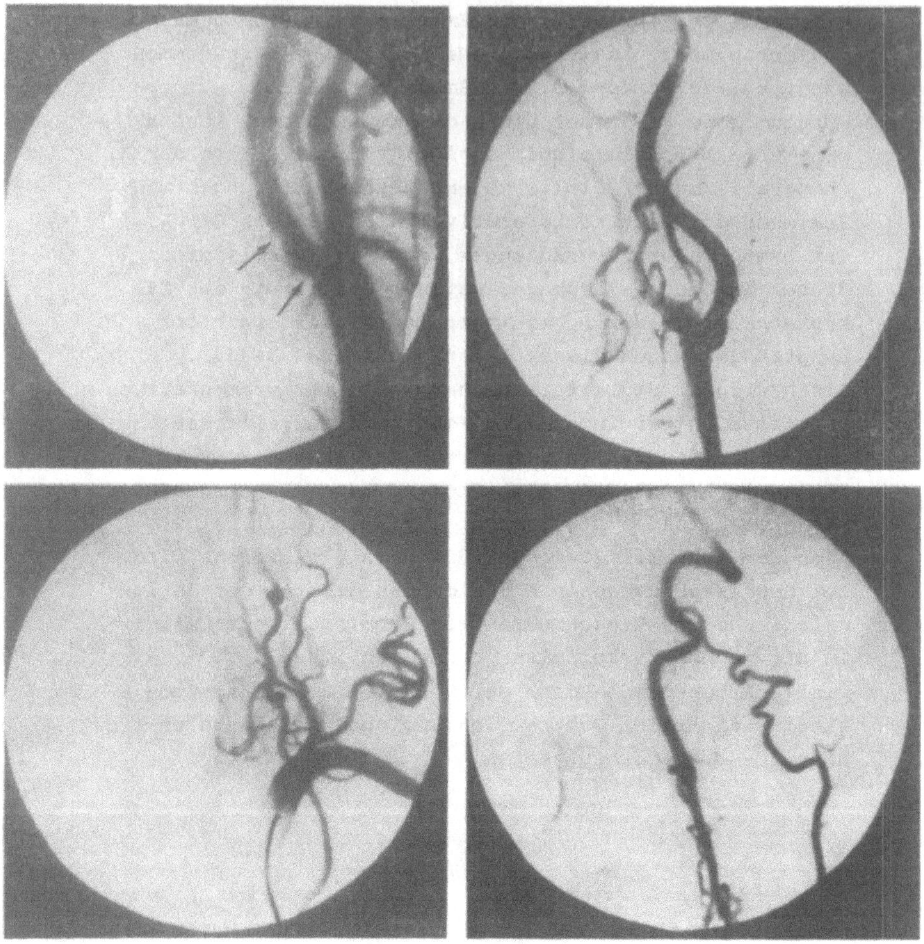

Abb. 1 Oben links. Multiple Wandunregelmäßigkeiten an der Abgangsstelle der rechten A. carotis interna als Ursachen des zerebrovaskulären Insultes bei normalem Ultraschallbefund.
Rechts oben: Mittelgradige Stenose der A. carotis interna an der Abgangsstelle.
Untere Reihe: Proximaler Verschluß der linken A. vertebralis. Starke Entwicklung der A. cervicalis ascendens und der A. cervicalis profunda, die mit dem distalen Abschnitt der A. vertebralis anastomosieren (unten rechts). Diese stellt sich dann im oberen Halsbereich vollständig dar. Bei dem 56 jährigen Patienten war es im Rahmen eines Insultgeschehens zu einem Kleinhirninfarkt gekommen.

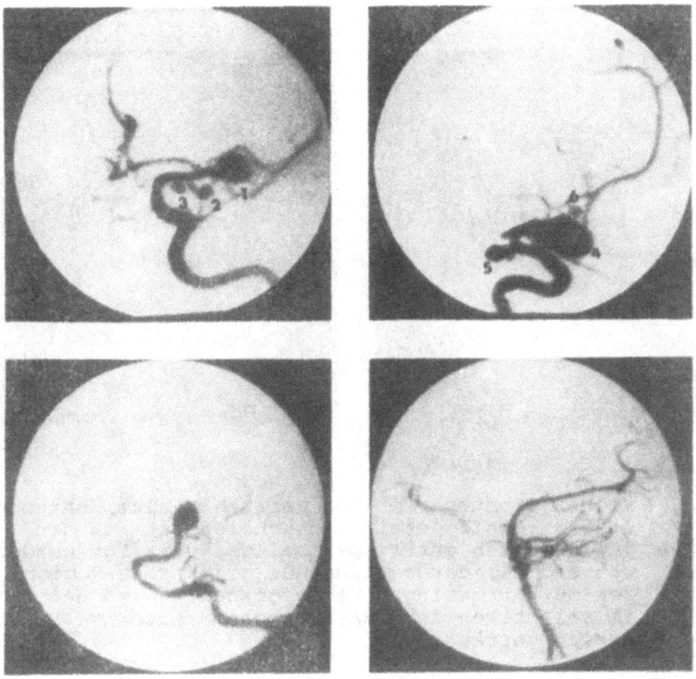

Abb. 2 Oben: 6 Aneurysmen der A. carotis interna und der A. cerebri media bei ein und derselben Patientin
Unten links: Großes Aneurysma des Basilariskopfes
rechts: Aneurysma der linken A. cerebelli superior

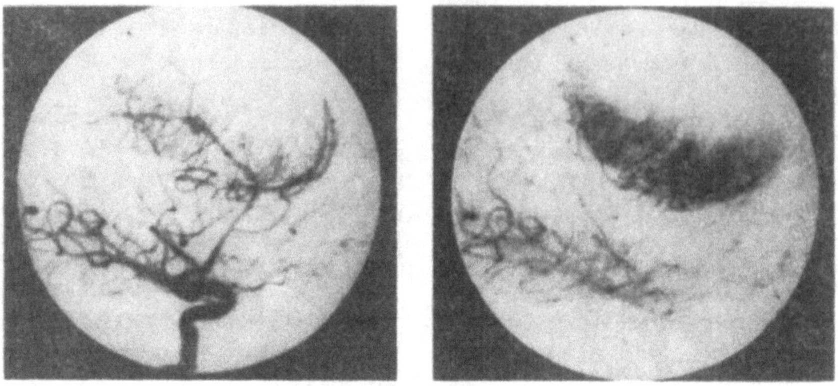

Abb. 3 Rechts frontoparietales parasagittales Meningeom, dessen basale Anteile ausschließlich von den pialen Ästen der A. pericallosa versorgt werden, während die darüberliegende gefäßfreie Region von der A. meningea media gespeist wird und daher im selektiven Interna-Angiogramm eine avaskuläre Region vortäuscht.

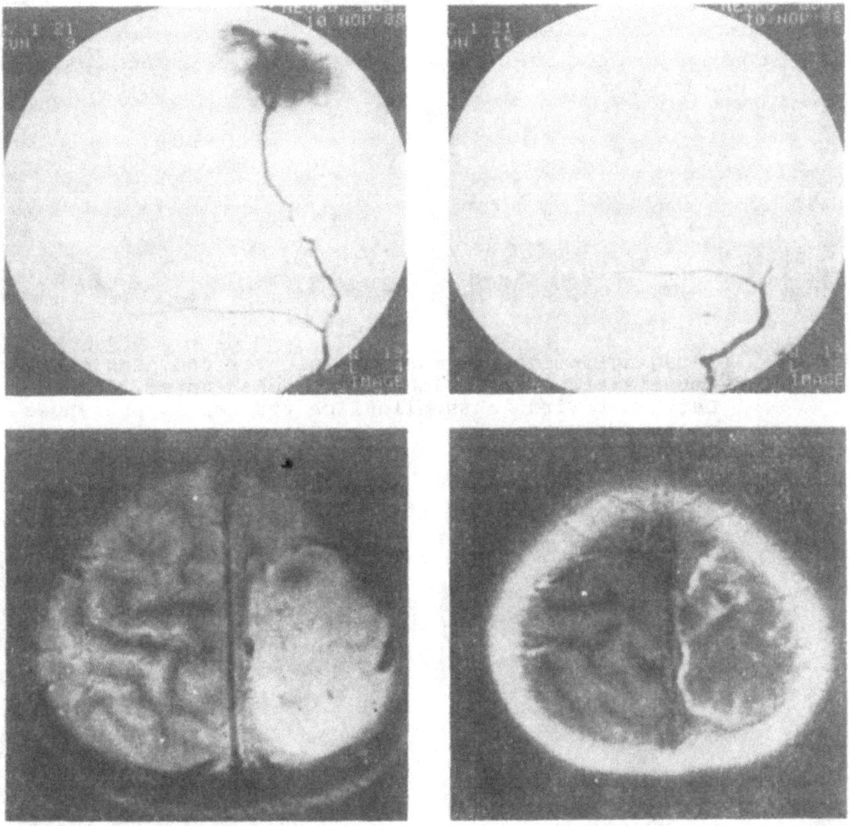

Abb. 4 Embolisation eines links parasagittalen Meningeomes. Die Spitze einer Mikrotrackerkatheters befindet sich im frontalen Ast der A. meningea media, der das Meningeom versorgt (links oben). Die Abbildung rechts oben zeigt den Zustand nach der Embolisation des Tumors, während der hintere Ast und die A. meningea media noch durchgängig sind.
Die Abbildungen unten zeigen MR-Befunde vor und etwa 48 Stunden nach der Embolisation mit ausgedehnter Nekrose des Tumors.

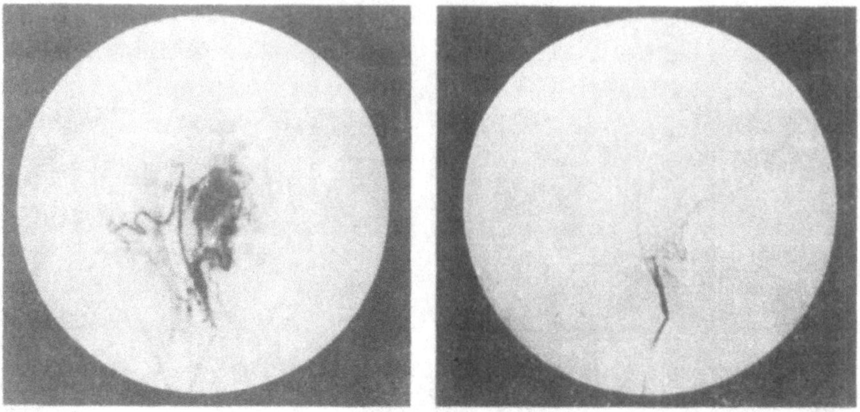

Abb. 5 Paragangliom des Glomus jugulare vor und nach der Embolisation mit Ivalon-Partikelchen unter 250 µ. Der Tumor wird ausschließlich von der A. pharyngea ascendens versorgt.

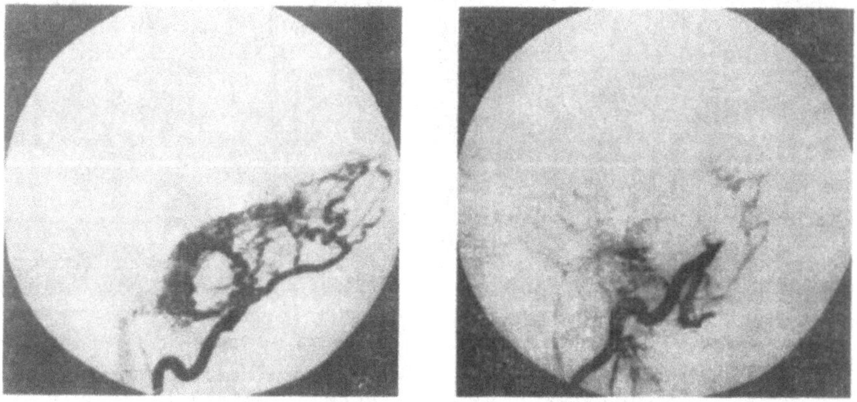

Abb. 7 Durale Fistel zwischen der A. occipitalis und dem Sinus transversus bei einer 23 Jahre alten Patientin mit Tinnitus. Zustand vor (links) und nach der Embolisation.

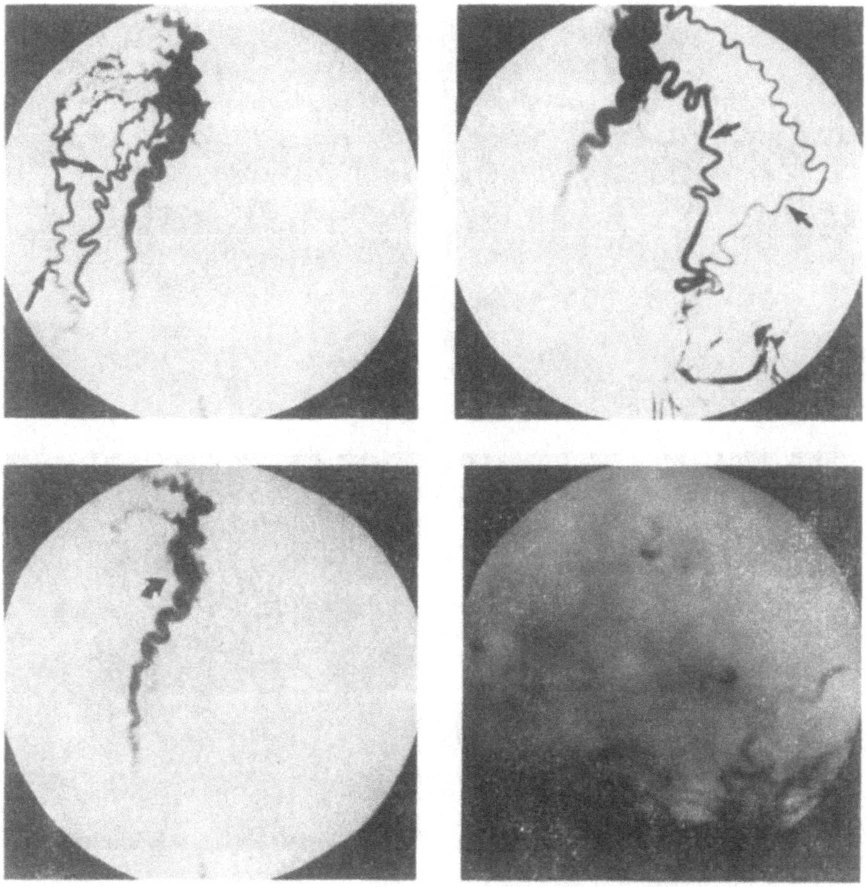

Abb. 6 Durale Fistel mit großem Shuntvolumen. Die zuführenden Arterien sind Äste der A. occipitalis (oben links) und der A. temporalis superficialis (oben rechts). Die Drainage erfolgt über eine kräftige korkenzieherartige Vene (unten links). Die Abbildung unten rechts zeigt den Zustand nach der Embolisation mit flüssigem Material, gemischt mit Duroliopaque.

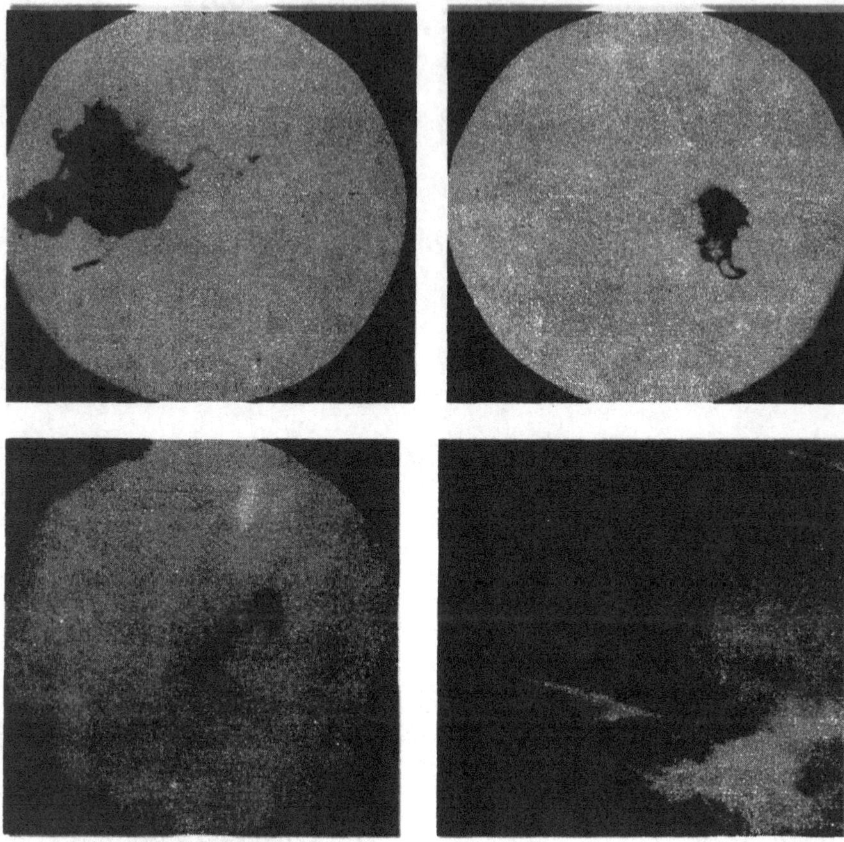

Abb. 8 Embolisation eines arteriovenösen Angiomes. Links oben:Die Spitze eines Trackerkatheters befindet sich in einem der Hauptäste der linken A. cerebri media, von der das Angiom arteriell gespeist wird. Die Abbildungen rechts oben und links unten zeigen eine weitere superselektive Darstellung der verschiedenen Nidusteile des Angiomes, die mit flüssigem Material gemischt mit Duroliopaque embolisiert wurden.

DSA DER PULMONALGEFÄßE

G. Schröder, Christine Richter, K. Richter*

Die Darstellung der pulmonalen Strombahn mit DSA-Technik sehen wir als angiographische Methode der Wahl, und wir teilen nicht die Ansicht anderer Autoren (1, 2), die Blattfilmangiographie bleibe - auch im Zeitalter digitaler Verfahren weiterhin der goldene Standard.

Methodik

Wir führen die DSA mit dem DIGITRON 3 (Siemens) durch, pulse mode, ungetriggerte Aufnahmetechnik, Frequenz 8 Bilder/s, Szenendauer 10 bis 15 Sekunden.
Grundsätzlich wird die DSA-Serie so programmiert, daß die arterielle, kapillär-venöse und Linksherzphase erfaßt und beurteilt werden können. Auf diese Weise wird eine detaillierte Darstellung der pulmonalen Arterien und Venen sowie der peripheren Gefäßprovinzen erreicht.

Im Playback wird entschieden, welche informativen Phasen der Kontrastmittelpassage und der Darstellung der Gefäße auf Hardcopy dokumentiert werden. Manchmal erweist sich der Einsatz digitaler Filter bei der Bildnachverarbeitung als vorteilhaft, besonders wenn es auf die Wiedergabe von Konturen ankommt.

Die Darstellung von Feindetails der Lungengefäße erreicht nach unseren Erfahrungen mit der Bildmatrix 512 x 512 die Aussagequalität der konventionellen Angiographie, vorausgesetzt, daß die Kontrastmittelapplikation nicht periphervenös, sondern zentral oder selektiv vorgenommen wird. Der physikalisch bedingte Nachteil geringerer Ortsauflösung gegenüber der konventionellen Film-Folien-Aufzeichnung wird durch die hohe Dichteauflösung der DSA ausgeglichen.

Auch bei Verzicht auf die periphere Injektionstechnik wird die Invasivität graduell vermindert durch Reduzierung der Kontrastmittelmenge und Verwendung kleinkalibriger Katheter.

---

* Akademie der Wissenschaften der DDR, Zentralinstitut für Herz-Kreislauf-Forschung, Wissenschaftsbereich Radiologie, Wiltbergstraße 50, 1115 Berlin, DDR

Pulmonale av-Fisteln

Die Indikation zur Angiographie der großen pulmonalen arterio-venösen Fisteln wird im Schrifttum und in der Praxis nicht bezweifelt. Die Vorteile der DSA, wie schnelle Verfügbarkeit des Bildes, Zoom oder Road mapping, sind insbesondere für nachfolgende Intervention hervorragend nutzbar (Abb. 1 und 2). Die Abbildungen 3 und 4 zeigen am Beispiel kleiner peripherer pulmonaler av-Fisteln die diagnostische Leistungsfähigkeit der DSA.

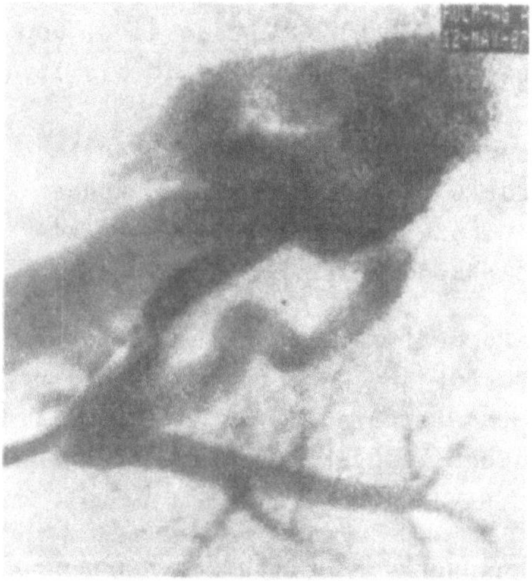

1 a

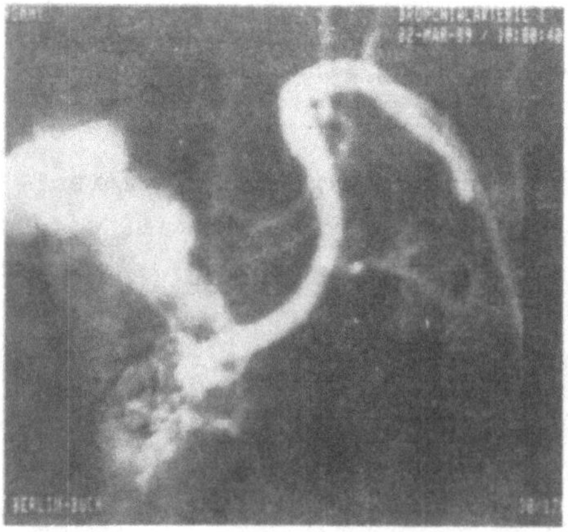

1 b

Abb. 1: DSA einer großen arterio-venösen pulmonalen Fistel mit Zuflüssen aus der A. pulm. (Abb. 1 a, Äste von A_6, selektiv sondiert) sowie aus Bronchialarterien (Abb. 1 b, Bronchialarterie selektiv sondiert). Fistelabfluß über V. pulm. (Abb. 1 a). Beide Zuflüsse der Fistel wurden in 2 Sitzungen mit Gianturco-Spiralen verschlossen.

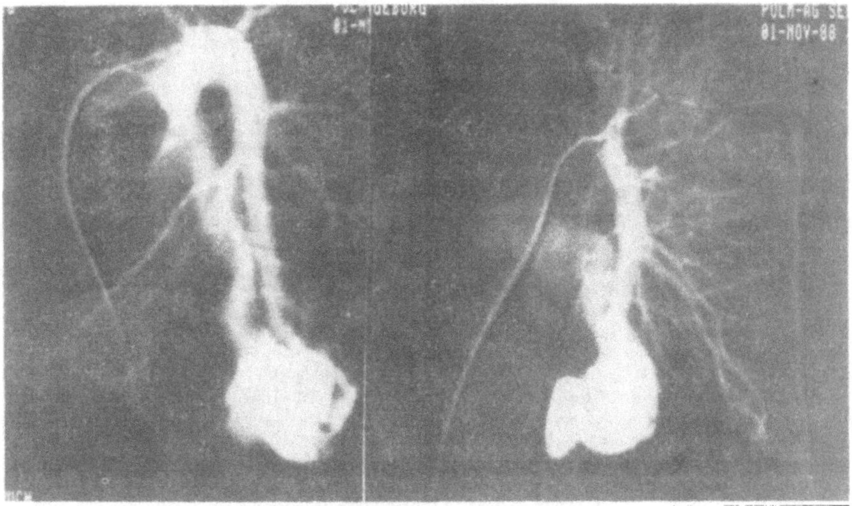

Abb. 2: DSA einer großen arterio-venösen pulmonalen Fistel in der Basis des linken Unterlappens. Eine weitere kleine Fistel besteht basal-lateral.

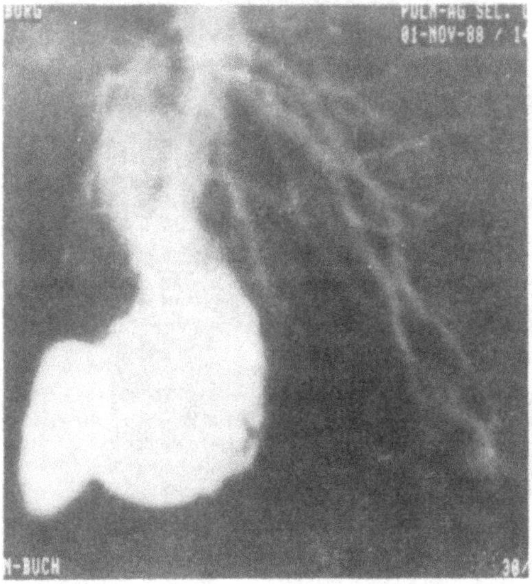

Abb. 3: Darstellung der lateralen basalen kleinen av-Fistel der gleichen Patientin wie in Abb. 2. Digitale Zoom-Technik.

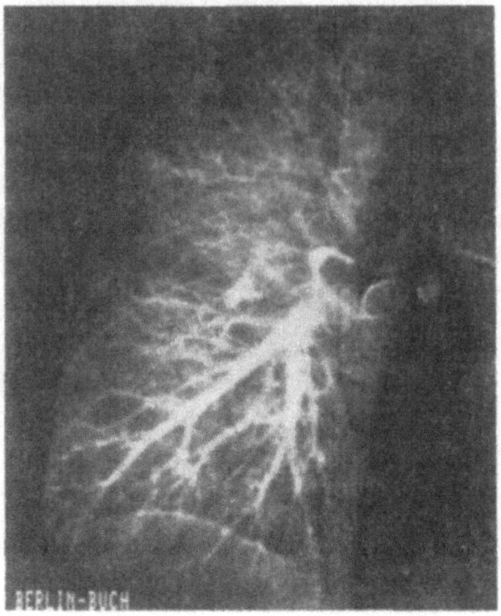

Abb. 4: Multiple kleine periphere av-Fisteln der rechten Lunge. Partieller venöser Abfluß ( ) in die V. azygos (gleiche Patientin wie Abb. 2 und 3).

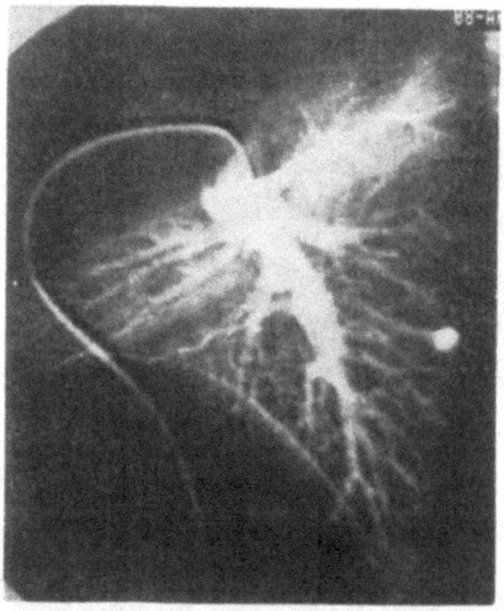

Abb. 5: DSA einer kleinen av-Fistel rechtsposterobasal. Indikation zur Untersuchung war ein kleiner Rundherd ohne Geräuschbefund.

Mißbildungen am venösen und arteriellen Herzende

Die überlagerungsfreie Darstellung der Pulmonalvenen, des Lävokardio- und Aortogramms gewährleistet das mühelose Erkennen von Veränderungen in diesen Strombahnabschnitten. Die Abbildungen 6 und 7 verdeutlichen das an den Beispielen einer Lungenvenenfehlmündung (ohne ASD) sowie der Kombination eines VSD mit Aortenisthmusstenose.

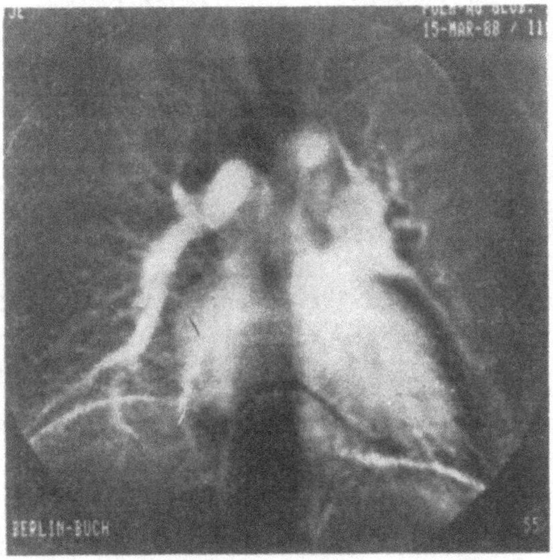

Abb. 6: Globale pulmonale DSA vom rechten Ventrikel. Vorhofferne partielle rechtsseitige Lungenvenenfehlmündung in die V. cava superior.

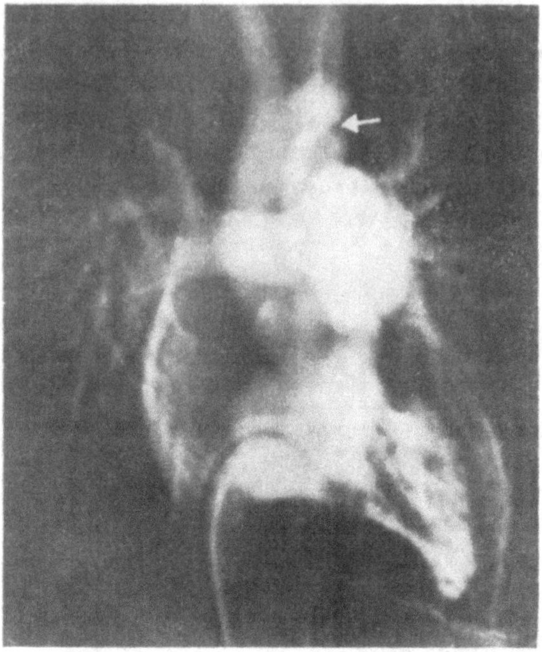

Abb. 7: Globale pulmonale DSA aus dem rechten Ventrikel. Durch Rezirkulation stark erweiterter Tr. pulmonalis, im Aortogramm membranartige Stenosierung des Isthmusbereiches (←).

DSA bei ateminsuffizienten Patienten

Unsere Erfahrungen haben gezeigt, daß die pulmonale DSA selbst bei ateminsuffizienten Patienten (Abb. 8) zu verläßlichen diagnostischen Resultaten führen kann, sofern ein Mindestmaß von Kooperationsfähigkeit gegeben ist. Wir erreichten auch mit Szenenzeiten herab bis zu 4 Sekunden aussagefähige Resultate, zumindest für die pulmonalarterielle Phase.

Im Falle vitaler Indikationen zur Angiographie bei völlig fehlender Kooperationsfähigkeit des Patienten führen wir die Untersuchung in Narkose durch; eine solche Indikation kann insbesondere bei schweren Thoraxtraumen und manchen Fällen von Lungenembolien gegeben sein (Abb. 9).

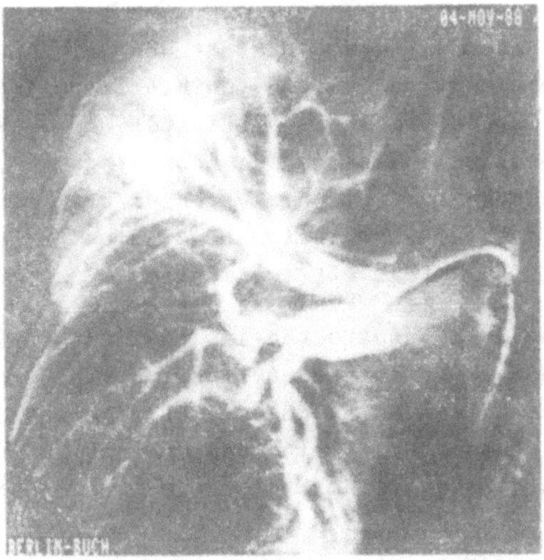

a

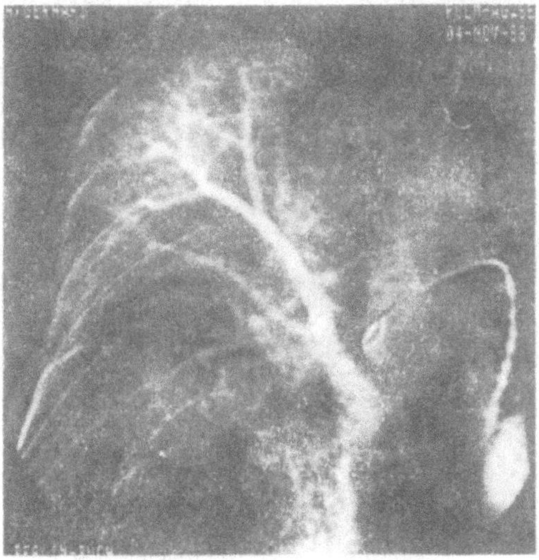

b

Abb. 8: Selektive pulmonale DSA bei einem hochgradig ateminsuffizienten Patienten mit Silikose. Indikation zur DSA: Verdacht auf Lungenembolie. Kontrast- und detailreiche Abbildung der Gefäße sowohl in der arteriellen Phase (Abb. 8 a), als auch zur Zeit des venösen Abstromes (Abb. 8 b).

Lungenembolie

Über Indikation und diagnostische Aussagen der DSA bei Lungenembolie besteht weitgehende Übereinstimmung. Werden von einzelnen Autoren Differenzen hinsichtlich der Effektivität (Sensitivität und Spezifität) im Vergleich zur konventionellen Angiographie beschrieben (3), so sind diese nach unserer Einschätzung in erster Linie dadurch zu erklären, daß die DSA peripher-venös vorgenommen wird. Bei zentraler und selektiver pulmonaler DSA hingegen entfallen diese Differenzen.

Die Emboliekriterien von Füllungsdefekten im Gefäßlumen, Füllungsabbrüchen sowie flächenhafte Perfusionsausfälle sind zweifelsfrei zu erkennen (Abb. 11). Diesbezüglich unterscheiden sich unsere Ergebnisse und Erfahrungen von (4), die wegen der geringeren Ortsauflösung und Bewegungsartefakten bei digitaler Technik eine akkurate Emboliediagnose mit DSA für oft unmöglich halten:

Durch die hohe Dichteauflösung der DSA eignet sich das Verfahren auch zur Erfassung von Embolien in kleineren peripheren Gefäßen. In diesen Fällen wird die kapilläre Phase nicht homogen wiedergegeben (Abb. 12), sondern zeigt unregelmäßige kleinere periphere Füllungsdefekte. Derartige Befunde werden bei konventioneller Angiographie nicht sichtbar und entgehen der Erfassung.

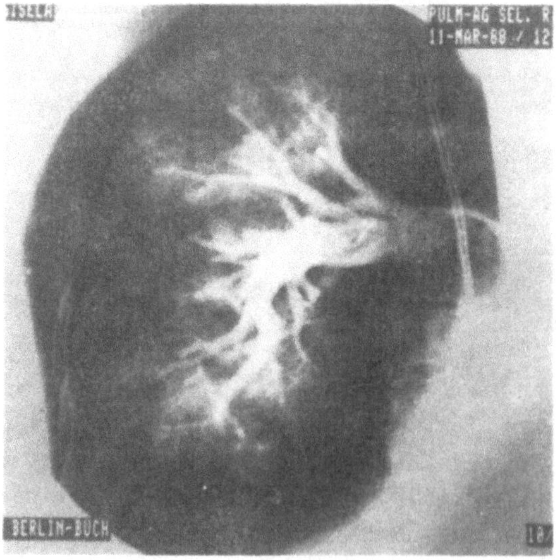

9 a

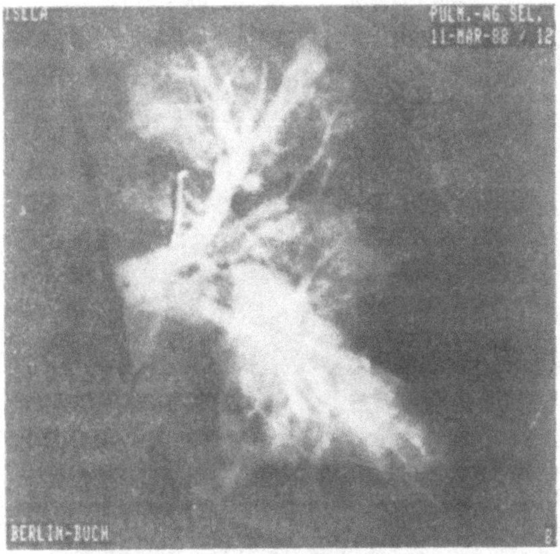

Abb. 9: Selektive DSA bei akuter Lungenembolie post partum, bewußtlose Patientin nach Herzstillstand und Reanimation. Verschluß der überwiegenden Zahl kleiner Arterien am Übergang von Lungenkern zum Lungenmantel (Abb. 9 a und b).

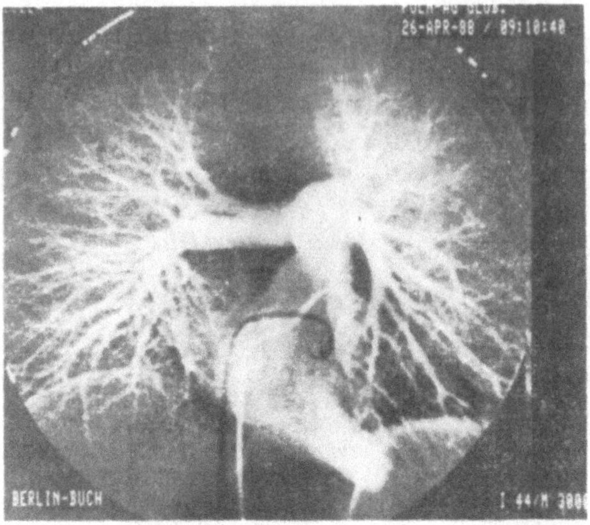

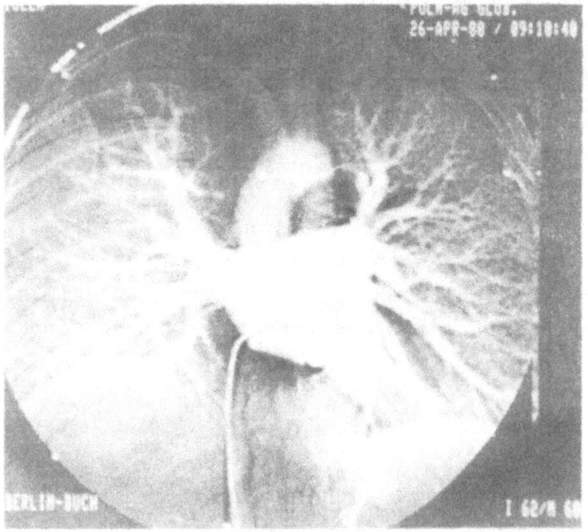

Abb. 10: Globale pulmonale DSA der gleichen Patientin wie in Abb. 9 nach erfolgreicher 2-tägiger thrombolytischer Therapie. In der arteriellen (Abb. 10 a) und venösen (Abb. 10 b) Phase ist der Gefäßbaum mit allen feinen Verzweigungen sichtbar.

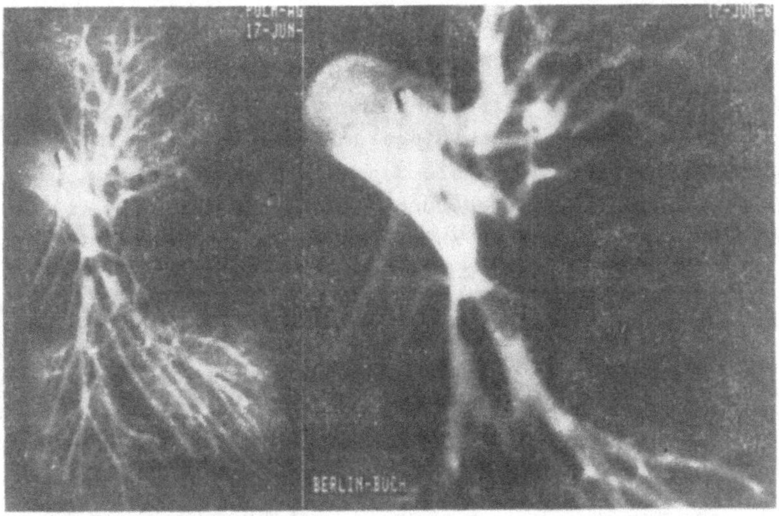

Abb. 11: Selektive pulmonale DSA (Abb. 11 b - Zoom-Technik): Füllungsdefekte, Gefäßverschlüsse und Perfusionsausfälle durch Thromben

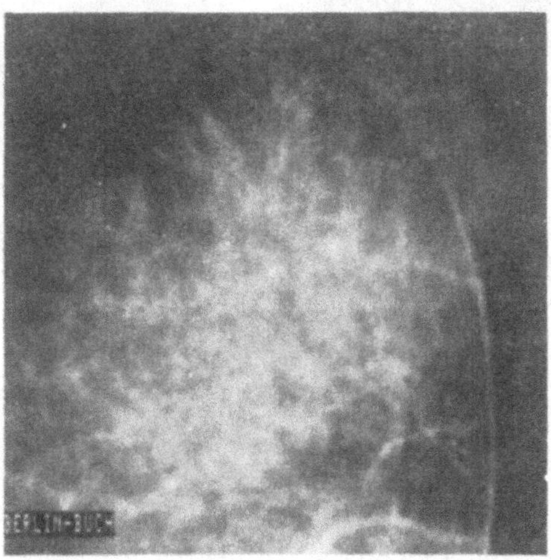

Abb. 12: Ausschnitt und Zoom in der kapillären Phase der DSA bei einem Patienten mit rezidivierenden Lungenembolien. Die vorgeschaltete arterielle und die sich anschließende venöse Phase ergaben unauffällige Gefäße.

Pulmonale Hypertonie ungeklärter Ätiologie

Ähnliche DSA-Befunde wie bei (akuter) Lungenembolie finden sich auch bei manchen Patienten mit chronischer pulmonaler Hypertonie unklarer Ätiologie (Abb. 13). Diese Beobachtung bestärkt den Verdacht, daß die sogenannte primäre, essentielle pulmonale Hypertonie zumindest zum Teil im Gefolge klinisch unerkannt gebliebener Lungenembolien entsteht. Das steht im Einklang mit der Auffassung auch anderer Autoren (5, 6).

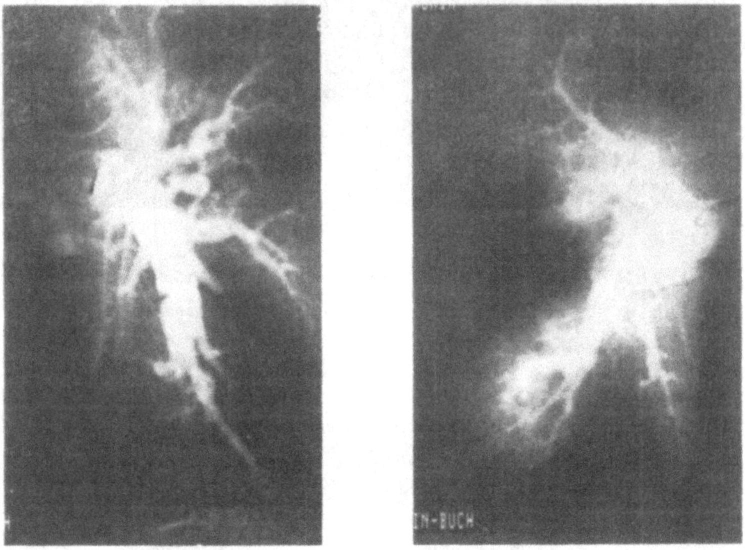

Abb. 13: Selektive pulmonale DSA beiderseits bei einem Patienten mit exzessiver pulmonaler Hypertonie (PA-Druck 103/30 MD 58 Torr) ungeklärter Ätiologie.

Lungentumoren

Zur Einschätzung der Operabilität von Lungentumoren wird die DSA von manchen Autoren empfohlen (7, 8). Wir selbst begrenzen den Einsatz dieser Methodik auf die Klärung spezieller Fragen. In erster Linie geht es dabei um die praeoperative Beurteilung der zentralen linken Pulmonalarterie und des Truncus pulmonalis bei Geschwülsten, die in die Lungenwurzel eingewachsen sind und bei denen die Tumorentfernung unter teilweiser Organerhaltung in Betracht gezogen wird. Die Abbildung 14 zeigt eine solche

Situation mit Einwachsen des Tumors in die Wand der linken Pulmonalarterie unmittelbar nach der Pulmonalisbifurkation sowie das Ergebnis nach Tumorresektion mit Erhaltung des Unterlappens.

a

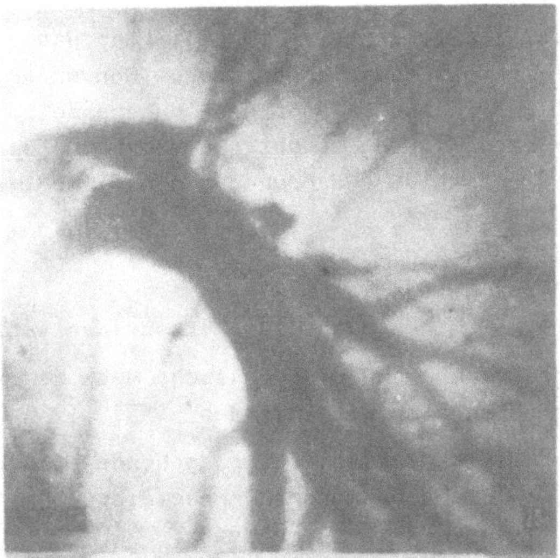

b

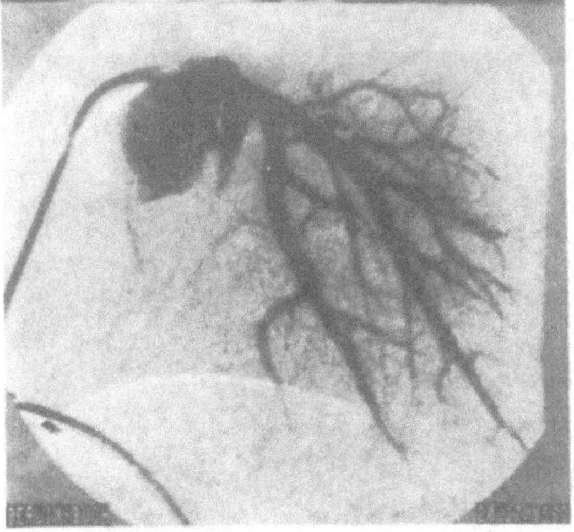

Abb. 14: Selektive pulmonale DSA links, tumoröse Infiltration der Arterienwand (Abb. 14 a), Zustand nach Tumorresektion und End-zu End-Anastomose der Unterlappenarterie mit dem Truncus pulmonalis (Operateur MR Dr. sc. med. Engelmann, Forschungsinstitut für Lungenkrankheiten und Tuberkulose Berlin-Buch).

Bronchialarterien

Die nicht tumorös verursachte und oft ätiologisch nicht zu klärende Hämoptoe ist eine eindeutige Indikation zur Bronchialarteriographie. Die DSA ergibt Abbildungen mit kontrastreicher Darstellung von Feingefäßstrukturen (Abb. 15).
Die präzise Darstellung gelingt mit DSA leichter und einfacher als im konventionellen Bild, auf dem sich die hohen Schwärzungsdifferenzen zwischen Mediastinum einerseits und Lunge andererseits nachteilig auswirken. Im Zusammenwirken mit der sofortigen Verfügbarkeit des Bildes bei DSA werden dadurch Entschluß und Prozedur einer Embolisationstherapie erleichtert.

Als Resümee ist festzuhalten:

- Die DSA der pulmonalen Strombahn ist Methode der Wahl,
- dies insbesondere dann, wenn diagnostische Methoden mit invasiv-interventionalen Verfahren kombiniert werden,
- die über morphologische Aussagen hinausgehenden funktionellen Untersuchungen, denen wir uns dank verfügbarer digitaler Technik widmen, werden im nachfolgenden Beitrag erläutert.

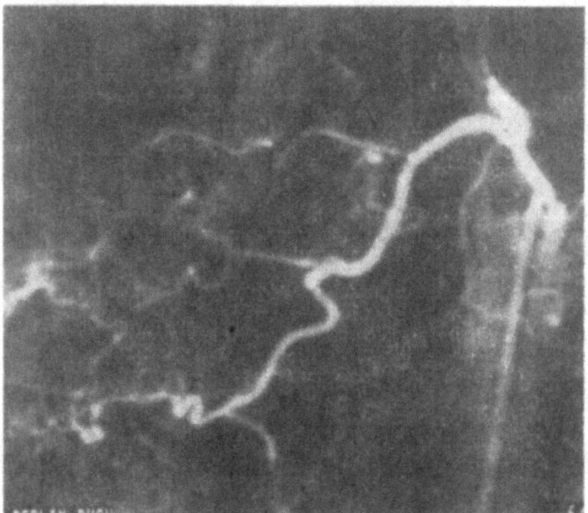

Abb. 15: DSA einer rechtsseitigen Bronchialarterie bei einem 20jährigen Patienten mit rezidivierender Hämoptoe. Erweitertes, geschlängelt verlaufendes Gefäß, vermehrte Vaskularisation im Bereich der Lungenwurzel.

Literatur

1. Neufang, K. F. R. und D. Beyer: Digitale Subtraktionsangiographie in Klinik und Praxis. Springer-Verlag, Berlin Heidelberg New York London Tokyo, (1988).

2. Mehta, A. C., M. Ahmad, M. Geisinger und P. B. O'Donovan: Digital Subtraktion Angiography of the Pulmonary Vascular Bed in: Digital Subtraktion Angiography of the Heart and Lungs; Edited by D. S. Moodie, I. Yiannikas Grune & Stratton, Inc. Harcourt Brace Jovanovich, Publishers, Orlando, Florida 32887, 1986.

3. Mussel, D., J. Rosso, P. Petitpretz, Ph. Girara, M. P. Hanny, G. Simonneau, M. Labrune und P. Duroux: Radiology 166(1988), 455-459.

4. A. van Breda und B. T. Katzen: Digital Subtraction Angiography: Practical Aspets. Copyright 1986 by SLACK Incorporated 6900 Grove Road, Thorofare, Nr. 08086.

5. Widimsky, J.: Pulmonale Hypertonie. Georg Thieme Verlag, Suttgart - New York, 1981.

6. Fuster, V., P. M. Steele, W. D. Edwards, B. J. Gersh, M. D. McGoon und R. L. Frye: Primary Pulmonary Hypertension: Natural History and the importance of thrombosis. Circulation 70(1984), 580-587.

7. Engelmann, C., D. Liedtke, G. Schröder und H. Cobet: Rekonstruktive Maßnahmen an der Pulmonalarterie bei parenchymerhaltenden Lungenresektionen wegen Bronchialkarzinoms. Zbl. Chirurgie 110(1985), 1333-1341.

8. Arlart, I. P., L. Lampe und G. Bargon: Bedeutung der pulmonalen DSA für die Beurteilung der Operabilität von Lungentumoren. Fortschr. Röntgenstr. 143,3(1985), 261-268.

NEUE MÖGLICHKEITEN FÜR DIE FUNKTIONSDIAGNOSTIK DER LUNGENSTROMBAHN MIT DIGITALER SUBTRAKTIONSANGIOGRAPHIE

Christine Richter[1], G. Schröder[1], H. Gerst[1], H. Deckert[2]
Annegret Tambor[2]

Zusammenfassung

Es wird eine Methode vorgestellt, welche die diagnostischen Möglichkeiten der Pulmonalisangiographie mit der Bestimmung der globalen und regionalen Lungenperfusion durch Zeitdichtekurven verbindet. Die Passage des Kontrastmittelbolus im Lungenkreislauf wird in der Nachverarbeitung der DSA-Bildserien systematisch über multiplen ROI (regions of interest) bestimmt, welche die Pulmonalarterien, deren superiore und inferiore Äste, die periphere Strombahn im Lungenmantel, die Pulmonalvenen, den linken Vorhof und die Aorta ascendens gezielt erfassen. Aus den Zeitdichtekurven werden für jeden Gefäßbezirk die Bolusgipfelzeit sowie die mittlere Transitzeit des Kontrastmittels bestimmt. Auf diese Weise wird die Perfusion mit genauem topographischen Bezug auf die lobären, segmentären und subsegmentären Strombahnen regional bestimmt. Sie kann zu morphologischen angiographischen Befunden der gleichen Untersuchung, wie auch zu Veränderungen des Röntgen-Nativbildes in Beziehung gesetzt werden. Die ermittelten Perfusionsgrößen sind relativer Natur, ihre Vergleichbarkeit wird durch standardisierte Methodik der pulmonalen DSA gewährleistet. Die Untersuchung ist mit dem Digitron (Siemens) entwickelt worden und läßt sich sowohl bei globaler pulmonaler DSA als auch bei selektiver Technik anwenden.

Anhand der Ergebnisse bei mehr als 100 Patienten konnten verschiedene charakteristische Muster aufgedeckt werden, die sich aus angiographischen und Perfusionsbefunden ein und derselben DSA-Untersuchung zusammensetzen. Diese Befundmuster betreffen die Lungenembolie einschließlich leichter Formen und Rückbildungsstadien während bzw. nach thrombolytischer Therapie, verschiedene Typen der pulmonalen Hypertonie, venöse pulmonale Hypertonie bei Linksherzinsuffizienz, Fibrosen und

[1] Akademie der Wissenschaften der DDR, Zentralinstitut für Herz-Kreislauf-Forschung, Wissenschaftsbereich Radiologie, Wiltbergstraße 50, 1115 Berlin, DDR

[2] Klinikum Berlin Buch, Nuklearmedizinische Klinik, Berlin-Buch, DDR

andere Lungenkrankheiten. Die Befunde wurden anhand von Beispielen nuklearmedizinischen Verfahren (99 mTc-Szintigrammen, Radioxenon-Exalationskurven) gegenübergestellt.

Für Vitien mit Links-Rechts-Shunt wird eine Bildnachverarbeitung der DSA-Serien ebenfalls mit Zeit-Dichte-Kurven-Analyse beschrieben, die eine Bestimmung des relativen Shuntvolumens aus der Rezirkulationswelle ermöglicht.

Einleitung

Über die morphologische Beurteilung der Pulmonalgefäße hinaus bietet die DSA Möglichkeiten für quantitative Aussagen zur Lungenperfusion. Die Kontrastmittelpassage durch arteriellen und venösen Kreislaufschenkel kann durch ihre Intensität, Dauer und die Geschwindigkeit des Ein- und Ausströmens charakterisiert werden. Bei der DSA lassen sich darüber Informationen gewinnen, indem über wählbaren Meßregionen, Regions of Interest (ROI), die vom Kontrastmittelbolus hervorgerufenen Dichteänderungen im zeitlichen Ablauf als Zeit-Dichte-Kurven (TDC = Time Density Curves) ermittelt werden. Das geschieht unter Verwendung des digital gespeicherten Datenpools der DSA-Bildszene mit Hilfe geeigneter Algorithmen. Die hohe Dichteauflösung der DSA bietet die Voraussetzung für informative Zeit-Dichte-Kurven. Deren Parameter sind mit der Verweildauer des Kontrastmittels im Gewebevolumen korreliert (6).

Die TDC-Methodik wurde im Rahmen der DSA bisher überwiegend an anderen Organen eingesetzt, so bei Carotisstenosen (5, 11), zur Kennzeichnung von tumorösen und zystischen Leberprozessen (14), sowie zur Quantifizierung von Coronarstenosen. Im Pulmonalkreislauf gibt es lediglich Versuche zur TDC-Anwendung für die Bestimmung des Rezirkulationsvolumens bei angeborenen Herzfehlern mit Septumdefekten. In dieser Mitteilung berichten wir über Methodik und Resultate eines von uns entwickelten Vorgehens, mit dem Zeit-Dichte-Kurven systematisch über multiplen ROI gewonnen werden, welche die verschiedenen pulmonalen Strombahnen und Gefäßregionen gezielt und differenziert erfassen. Das Verfahren dient dem Ziel, die regionalen Perfusionsverhältnisse mit genauem Bezug zu den (morphologischen)Befunden der Pulmonalisangiographie zu analysieren und auf diese Weise die angiographische Aussage durch funktionelle Parameter diagnostisch zu präzisieren.

Methodik

Gerätesystem

Röntgengenerator Pandoros Optimatik, Untersuchungsgeräte Siregraph 2 und Angioskop, Bildverstärker-Fernsehketten Videomed H und N (BV-Eingangsformate 30/ 23/ 17 an).
DSA-Anlage Digitron 3 (SIEMENS).

Technische Parameter

Betrieb mit konstanten kV Werten, Frequenz 8 Bilder/sec.
Bildserien mit einer Szenendauer von 10 bis 20 sec.,
Matrixgröße 512 x 512 Pixel.

Untersuchung

Globale DSA
Transfemorale Rechtsherzkatheterisierung mit Druckmessung, 7 F Pigtail Katheter, Injektion von 40 ml Visotrast 290 in die rechte Herzkammer mit einem Flow von 23 ml/sec.

Selektive DSA
Katheterisierung des Stammes der rechten bzw. linken Pulmonalarterie, Injektion von 25 bis 30 ml Visotrast 290 mit einem Flow von 17 ml/sec. Aufnahmen in p.a. Position oder in 15° bis 20° RAO für die rechte.

Auswertung

In der Nachverarbeitung wird aus der DSA-Bildserie ein geeignetes (arterielles) Füllungsbild ausgewählt, auf dem multiple ROI festgelegt werden (Abb. 1 und 2). Diese erfassen hilusnahe Lappen- und Segmentarterien, periphere Provinzen im Lungenmantel, den linken Vorhof (gegebenenfalls Pulmonalvenen im Mündungsgebiet), sowie die Aorta (Arcus aortae). Die ROI für die letzteren Zielgebiete werden unter Beobachtung des Szenenablaufs der Bildserie positioniert. Aus jeder ROI wird dann über den gesamten Bildserienablauf eine Zeit-Dichte-Kurve (TDC) mittels geeignetem Algorithmus errechnet und aufgezeichnet (Abb. 3). Das Maximum der Dichteänderung ist ein Maß für die Menge des durch die Region hindurchfließenden Kontrastmittels. Wir bestimmen zwei Größen, die Bolusgipfelzeit, sowie die mittlere Transitzeit nach der Formel

$$t_m = \frac{\int_0^\infty D(t)\,dt}{D_{max}}$$

t_m=mittlere Transitzeit, D=Density, t=Zeit

Die Fläche der TDC ist korreliert mit der Verweildauer des Kontrastmittels im Gewebevolumen (6).

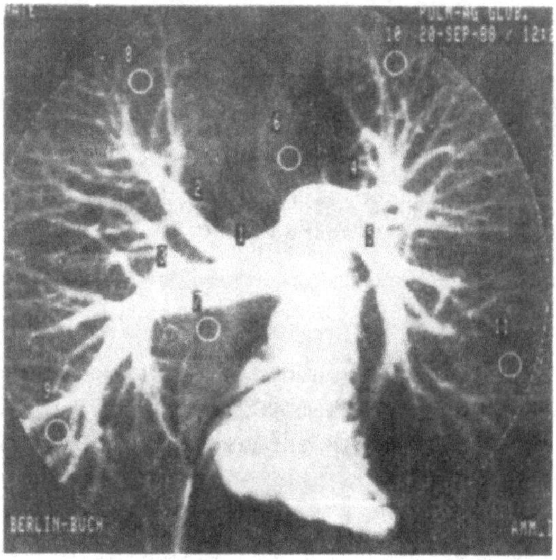

Abb. 1: REGIONS OF INTEREST
Globale DSA
1 A. pulm. dextra 2 ... 5 Arterien der Ober- und Unterlappen
6 Aorta 7 linker Vorhof 8 ... 11 Lungenmantel
cranial und caudal

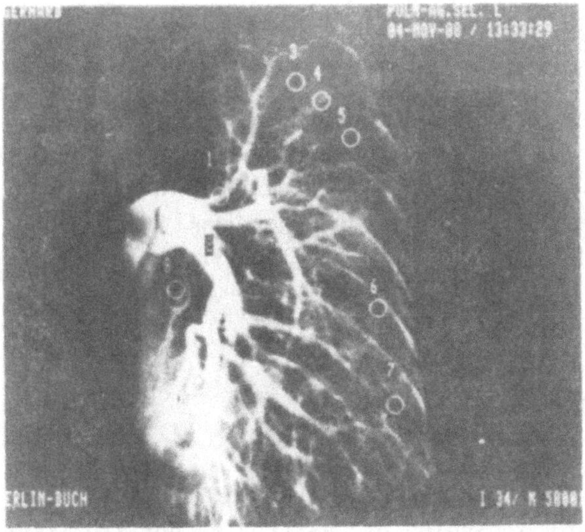

Abb. 2: REGIONS OF INTEREST
Selektive DSA
1 und 2 Zentrale Arterienäste 3 ... 7 Lungenmantel
8 linker Vorhof
Befund bei praekapillärer pulmonaler Hypertonie ungeklärter Ätiologie

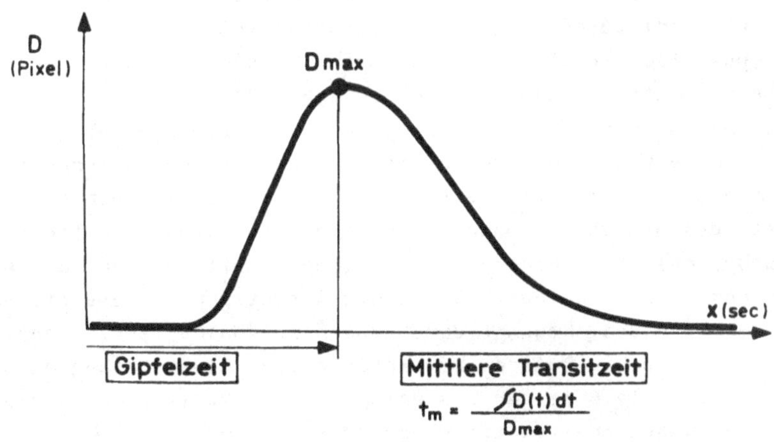

Abb. 3: Zeit-Dichte-Kurve der Kontrastmittelboluspassage schematisch
TDC = Time Density Curve

Bei globaler DSA sind die Kurven im Seitenvergleich beurteilbar, sofern ROI identischer Größe und Form gewählt werden. Bei globaler sowie selektiver DSA können unter derselben Voraussetzung die Zeit-Dichte-Kurven der superioren und inferioren Strombahnen verglichen werden. Besonders die selektive DSA ermöglicht darüber hinaus eine regional weiter untergliederte Gewinnung von TDC, z. B. innerhalb eines Segmentes (Kern und Mantel) oder zwischen verschiedenen Segmenten. Durch entsprechende Positionierung der ROI gelingt auch der TDC-Vergleich zwischen Regionen mit visuell unterschiedlich dichter Parenchymphase.

Patienten

Bisher untersuchten wir auf diese Weise 103 Patienten mit folgenden Krankheitsbildern:
Lungenembolie vor, während und nach lokaler Thrombolyse, praekapilläre pulmonale Hypertonie verschiedener Ätiologie, postkapilläre pulmonale Hypertonie bei Linksherzinsuffizienz unterschiedlicher Genese, interstitielle und andere Lungenerkrankungen, kongenitale Vitien mit Links-Rechts-Shunt.

Lungenembolie

Die klinische Diagnosestellung der Lungenembolie bereitet häufig Schwierigkeiten und ist mit Unsicherheiten behaftet. Wie Statistiken zeigen (2, 7, 10), wird noch immer ein großer Teil intra vitam nicht erkannt. Sowohl die Zahl falsch negativer Diagnosen (66,6 %) als auch die der falsch positiven (61,9 %) (8) ist hoch. Bisher gilt die Lungenszintigraphie als Untersuchungsmethode der Wahl (3). Doch zeigt die Erfahrung, daß Perfusionsausfall und pathologische Perfusionsverteilung oft von anderen Erkrankungen hervorgerufen werden, wodurch differentialdiagnostische Schwierigkeiten auftreten. Es erwies sich daher als Fortschritt, daß mit der pulmonalen DSA ein Untersuchungsverfahren verfügbar wurde, das die Vorzüge der Angiographie mit genauen Aussagen über die Durchblutung verbindet. Durch die wesentlich verbesserte Darstellung der Parenchymphase, bedingt durch das hohe Kontrastauflösungsvermögen, erwies sich uns die DSA der konventionellen Pulmonalisangiographie überlegen. Abb. 4 bis 6 zeigen als Beispiel eine Verlaufsbeobachtung bei multiplen Lungenembolien mit Wiedergabe von TDC.

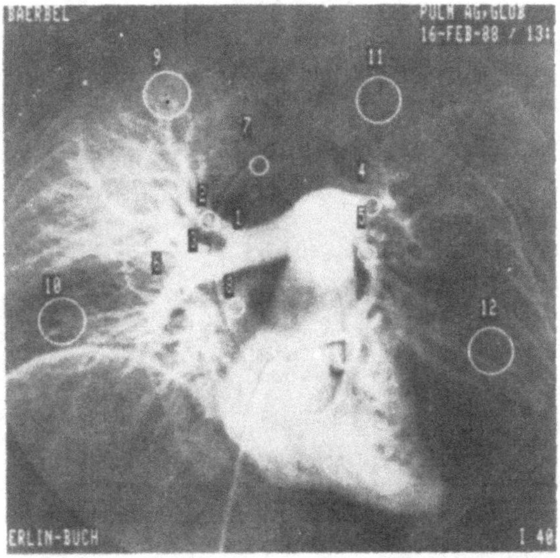

Abb. 4: Thromboembolische Teilverschlüsse im linken Ober- und Unterlappen, im rechten Mittel- und Unterlappen, Pulmonalarteriendruck 42/16/27 Torr, 35jährige Patientin

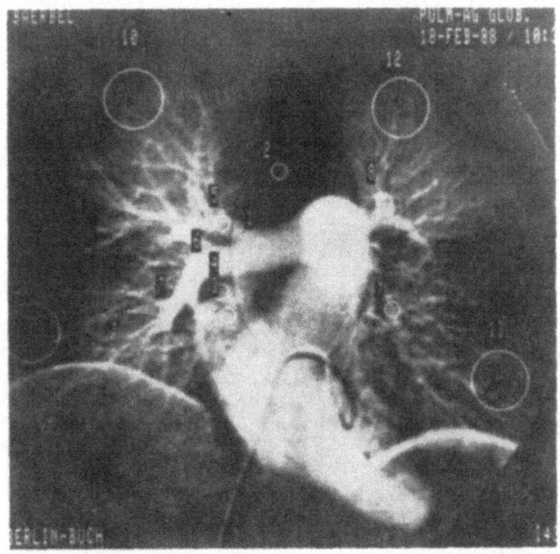

Abb. 5: Rückbildung des in Abb. 4 wiedergegebenen Befundes nach Thrombolyse mit Streptokinase, DSA-Befund 2 Tage später

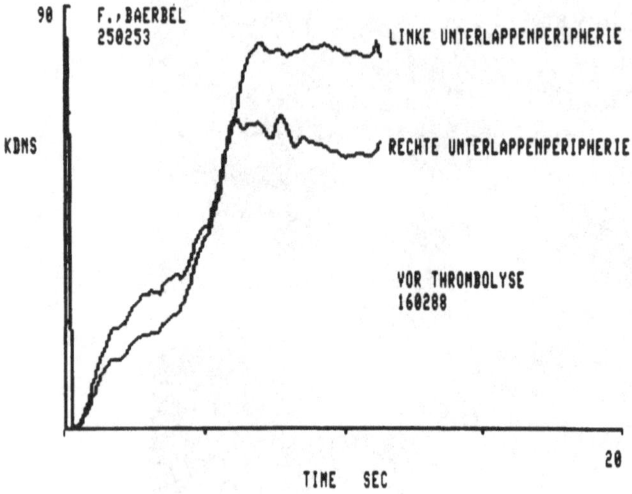

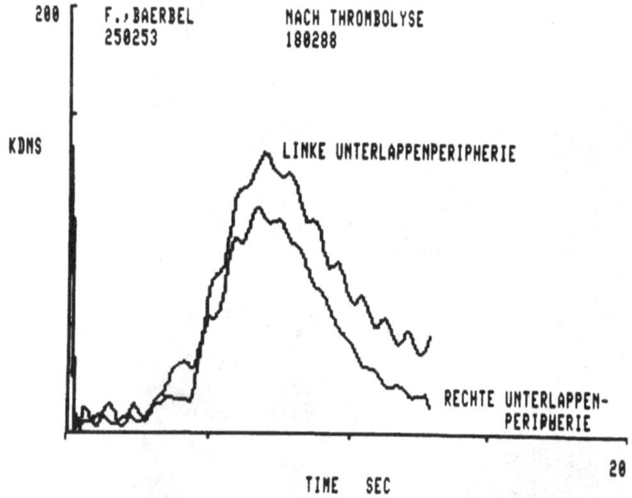

Abb. 6: Zwei der Zeit-Dichte-Kurven über den Unterlappen (Visueller Befund siehe Abb. 4 und 5). Der Kontrastmittelbolus wird extrem verlangsamt ausgewaschen. Es resultieren mittlere Transitzeiten t_m von 61 sec. für die linke und 16 sec. für die rechte basale Lungenperipherie. Nach Lysetherapie, 2 Tage später, weitgehend normale Perfusionsverhältnisse, t_m links basal 6 sec. rechts basal 7 sec.

Bei Anwendung der TDC-Methodik verliert die bisherige Einschränkung, daß die Pulmonalisangiographie bei Lungenembolie lediglich Befunde in Arterien mit einem Durchmesser von mehr als 2 mm aufdeckt (13) ihre Gültigkeit. Die peripher von Arterien dieser Größe gelegenen Bezirke werden mit Zeit-Dichte-Kurven genau beurteilbar (Abb. 7 und 8).

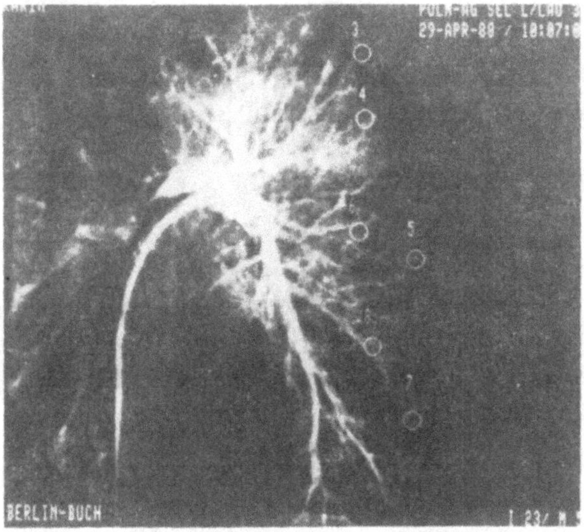

Abb. 7: Periphere Embolien in der Mantelzone des linken Unterlappens, selektive pulmonale DSA

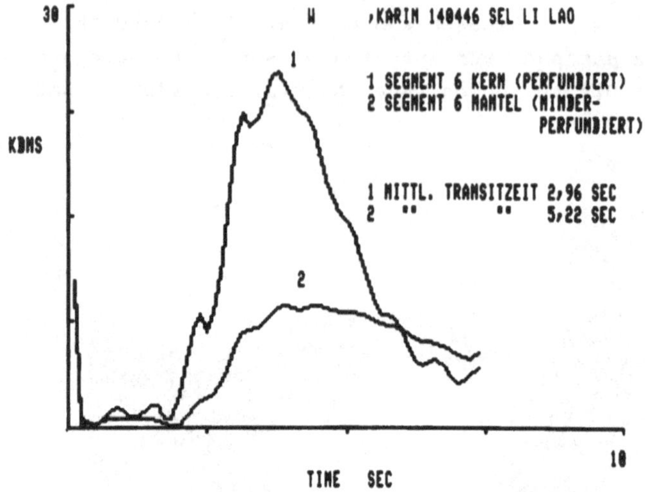

Abb. 8: Zeitdichtekurven der gleichen DSA Untersuchungen (wie Abb. 7). Kurve 1 stammt von ROI Nr. 6, Kurve 2 von ROI 5. Das normal durchblutete Kerngebiet weist auch eine normale mittlere Transitzeit auf. Im embolisierten Mantelgebiet hingegen ist t_m deutlich verlängert.

Präkapilläre pulmonale Hypertonie

Bei präkapillärer pulmonaler Hypertonie lassen sich als Ergebnis der DSA verschiedene Befundmuster beobachten. Sie hängen offenbar weitgehend davon ab, welche Faktoren das Gefäßbett einschränken bzw. daran maßgeblich beteiligt sind:

- Langdauernde Vasokonstriktion und Muskularisation der Arteriolen und präkapillären Gefäße bei obstruktiven Atemwegserkrankungen

- Großräumige Einschränkung der Kapillarfläche bei emphysematösem Umbau der Lunge

- Mediahypertrophie und das Gefäßlumen einschränkende Intimaveränderungen, regional oder diffus

- Insgesamt ausgedehnte, jedoch lokal unterschiedliche pulmonale Läsionen mit Verlust von Alveolen und Kapillaren

- Thromben in kleinen pulmarteriellen Gefäßen

Dementsprechend führt die präkapillare pulmonale Hypertonie bei obstruktiven Atemwegserkrankungen mit Emphysem relativ häufig, jedoch nicht obligat, zu großräumigen Umverteilungen der Lungenperfusion. Sie manifestiert sich vor allem in einer verminderten Perfusion der Unterlappensegmente mit Umlenkung der Durchblutung in die oberen Segmente, gleichermaßen sichtbar in der DSA-Bildsequenz wie im Perfusionsszintigramm. Die Zeitdichtekurven decken in diesen Fällen verlängerte mittlere Transitzeiten und ein verspätetes Erreichen des Kurvengipfels im Unterlappen auf (Abb. 9 bis 11).

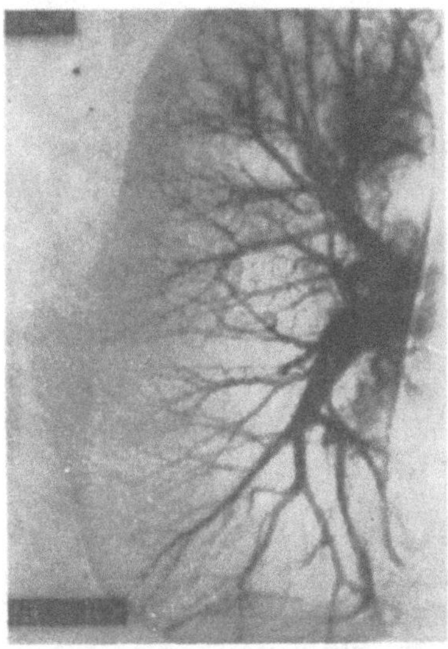

Abb. 9: Selektives Pulmonalisangiogramm bei einem Emphysem-Patienten vom Blue-Bloater-Typ. Latente pulmonale Hypertonie, Gefäßrarefizierung der unteren Segmentgruppe.

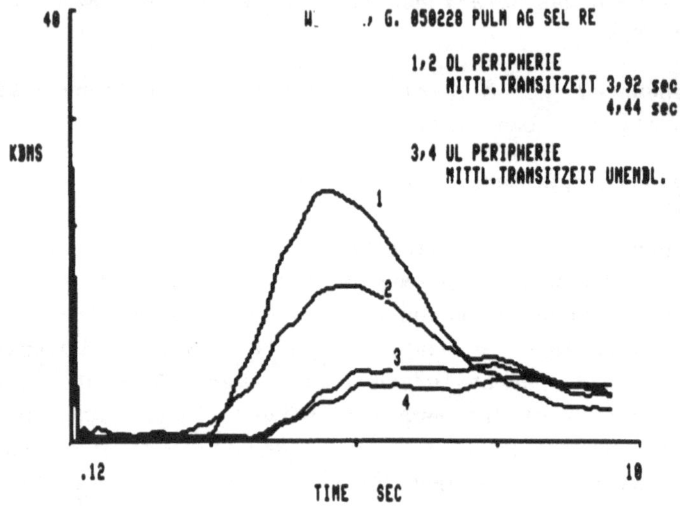

Abb. 10: TDC-Analyse aus der gleichen Untersuchung wie Abb. 9.

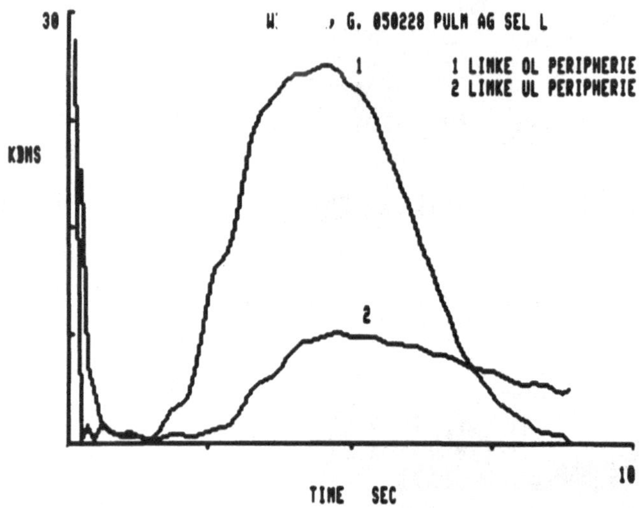

Abb. 11: TDC der linken Lunge vom gleichen Patienten wie Abb. 9 und 10.

Als aufschlußreich erwiesen sich unsere Untersuchungen bei pulmonaler Hypertonie unklarer Genese. In diesen Fällen überwiegen Bilder, die sowohl im Szintigramm als auch bei der visuellen Auswertung der DSA-Szenen irregulär angeordnete Minderperfusionen zeigen. Abb. 12 bis 14 veranschaulichen ein solches Beispiel. Die rechte Lunge wies bei schweren (angiographisch sichtbaren) Gefäßveränderungen innerhalb der einzelnen Segmente ganz verschiedene Perfusionsverhältnisse auf. So zeigt z. B. die mehr medial im Segment gelegene Zone eine normale mittlere Transitzeit, während die weiter lateral im gleichen Segment lokalisierte, visuell minderperfundierte Region eine hochgradig verlängerte Transitzeit aufweist. Analoge Befunde bestanden auch links. Wir können also hier mit Hilfe der DSA innerhalb eines Segmentes auf engem Raum verschiedene Perfusionsverhältnisse in ihrer gegenseitigen Relation quantifizieren. Die nuklearmedizinische Exhalationskurve des Patienten hatte einen normalen Verlauf, da offenbar noch genügend perfundierte Lungenbezirke den Befund überdeckten.

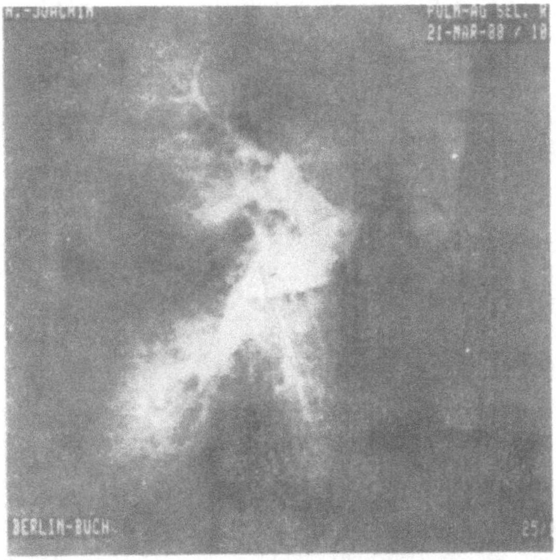

Abb. 12: Schwere pulmonale Hypertonie unbekannter Ätiologie bei einem 57jährigen Patienten. Bild aus der arteriellen und parenchymatösen DSA-Phase.

Abb. 13

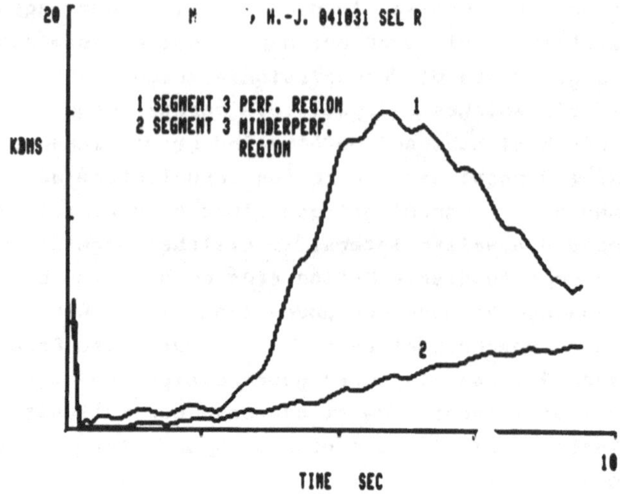

Abb. 14

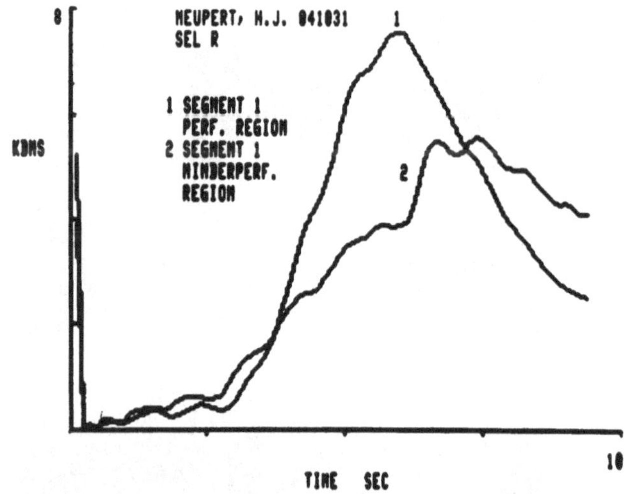

Abb. 13 und 14: Zeitdichtekurven vom gleichen Patienten wie Abb. 12. Die Kurven der minderperfundierten Areale innerhalb der Segmente sind pathologisch verändert (Kurven 2). Im Segment 3 zeigt sich regional während der Bildszenenfolge beispielsweise noch keine Auswaschphase, und im Segment 1 ist der Abstrom regional verzögert. Die perfundierten Areale beider Segmente weisen demgegenüber normale Kurven auf (Kurven 1).

Abb. 15

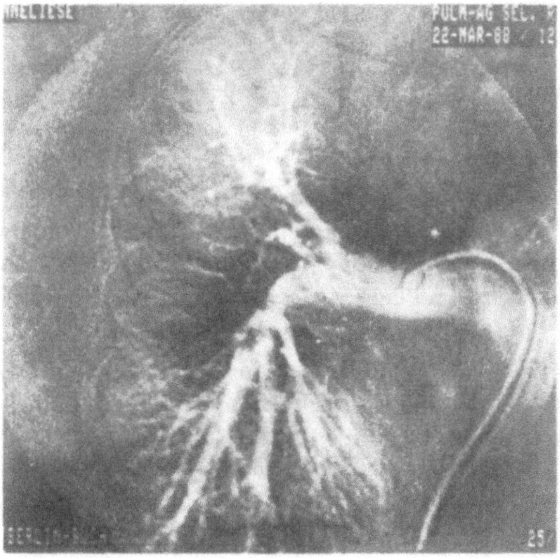

Abb. 16

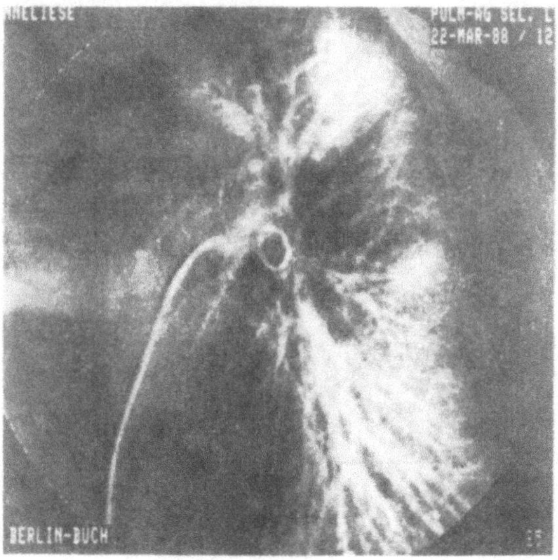

Abb. 15: Minderperfusion des Segmentes 3 rechts bei 40-jähriger Patientin mit Sarkoidose

Abb. 16: Minderperfusion auch des Segmentes 3 der linken Lunge bei der gleichen Patientin wie Abb. 15.

Perfusionsstörungen bei parenchymatösen und interstitiellen Lungenprozessen

Erfolgt die DSA bei parenchymatösen oder interstitiellen Lungenprozessen, so werden Minderperfusionen auch ohne pulmarterielle Drucksteigerung erfaßt. Als Beispiel sind die Befunde einer Sarkoidose in Abb. 15 und 16 wiedergegeben. Röntgenologisch lag eine (wenig dichte) Verschattung der Segmente 3 vor. Szintigramm und DSA zeigten regionale Perfusionsausfälle bzw. Minderperfusionen in beiden Ober-Mittelfeldern (Abb. 15 und 16).
In Abb. 17 sind die Zeitdichtekurven aus 3 verschiedenen Regionen wiedergegeben. Die Peripherie im mittleren Bereich (Kurve 3) unterscheidet sich mit einem pathologischen Kurvenverlauf von der Peripherie der unteren Segmentgruppe und der apikalen Segmente, die eine normale Kontrastmittelboluspassage aufweisen.

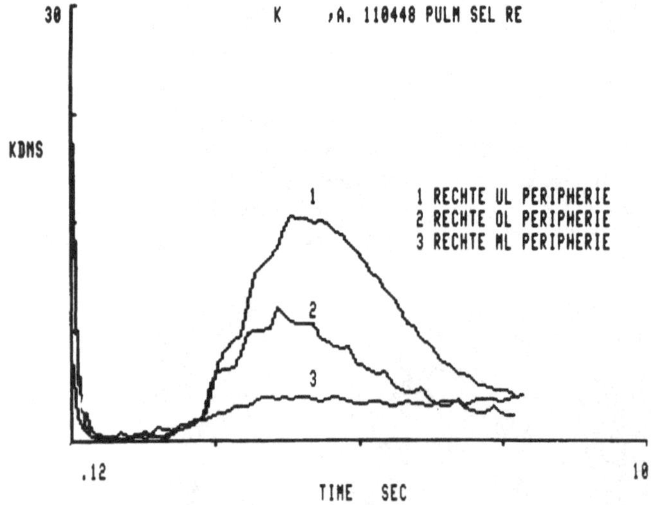

Abb. 17: Zeitdichtekurven von 3 Regionen in der Mantelzone der rechten Lunge. Die Kurve 3 wurde über einer ROI im Bereich des Segmentes 3 mit visuell herabgesetzter Kontrastmitteldichte gewonnen.

Postkapilläre pulmonale Hypertonie

Eine verlängerte Kontrastmittelpassage findet sich auch bei postkapillärer pulmonaler Hypertonie, d. h. bei Druckanstieg im venösen Schenkel des Pulmonalkreislaufes infolge Linksherzinsuffizienz unterschiedlicher Genese. Man erkennt signifikant verlängerte Bolusankunftszeiten bei Patienten mit Linksherzinsuffizienz im Vergleich zur Normalgruppe (Abb. 18). Besonders stark herabgesetzt ist die Bolusgipfelzeit in den Unterlappen, bedingt durch die bei dieser Zirkulationsstörung bekannte Blutumverteilung in die Oberlappen (13). Das läßt sich auch aus den mittleren Transitzeiten ablesen (Abb. 19). Bei Linksherzinsuffizienz sieht man die Verzögerung gegenüber der Norm, am stärksten betroffen sind wieder die Unterlappen. In diesen Fällen stehen die Ergebnisse der DSA mit jenen der Szintigraphie weitgehend im Einklang.

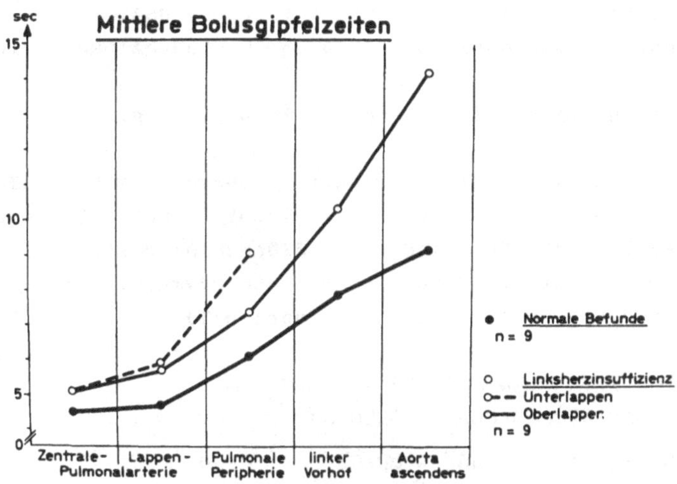

Abb. 18: TDC Analyse der globalen pulmonalen DSA bei Patienten mit Linksherzinsuffizienz im Vergleich zur Norm.

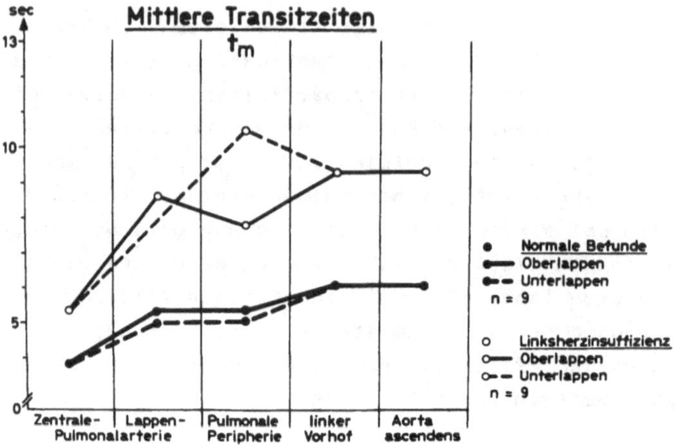

Abb. 19: Pulmonale Transitzeiten bei (globaler) DSA.
Vergleich von Normalbefunden und Linksherzinsuffizienz.

Pulmonale Rezirkulation bei angeborenen Shunt-Vitien

Eine ganz andere Möglichkeit quantitativer Aussagen mittels Zeit-Dichte-Kurven ergibt sich bei Vitien mit Links-Rechts-Shunt (15). Aus der Rezirkulationswelle (Abb. 20) wird durch Flächenintegration das relative Shuntvolumen errechnet. Im Vergleich mit der Oxymetrie fanden wir eine gute Übereinstimmung beider Methoden (Tabelle 1).

VERGLEICH OXYMETRISCH UND MITTELS TDC AUS DSA
ERMITTELTER LINKS-RECHTS-SHUNT-VOLUMINA

Diagnose	Oxymetrie	TDC	QP/QS (Oxym.)	QP/QS (TDC)
ASD II	53%	50%	2,00	2,29
ASD II	68%	66%	2,93	2,96
ASD II	71%	67%	3,60	3,04
ASD II	70%	68%	3,30	3,18
ASD I	70%	71%		
Partielle Lungenvenen-Fehlmündung	57%	61%	2,33	2,57

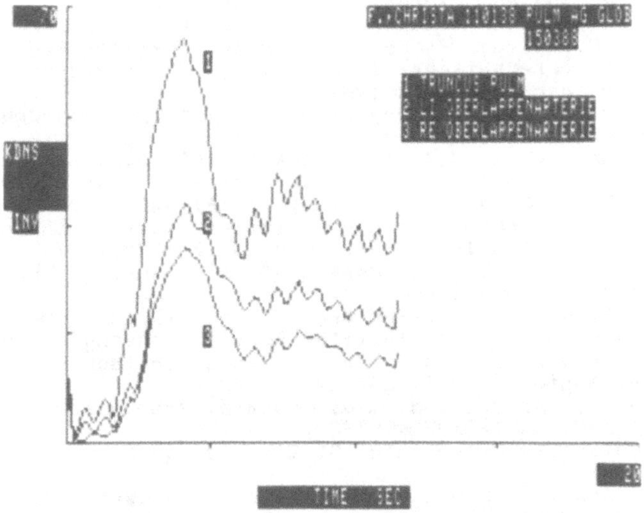

Abb. 20: TDC der (globalen) pulmonalen DSA bei einer Patientin mit Vorhofseptumdefekt vom Sekundumtyp

Zusammengefaßt stellen wir nach unseren bisherigen Untersuchungen fest, daß mit der Zeit-Dichte-Kurven-Analyse der DSA ein Verfahren zur Verfügung steht, daß durch den exakten Bezug zur Organ- und Gefäßanatomie besonders in differentialdiagnostischen Situationen weiterführende Informationen liefern kann. Als Vorteil erweist sich dabei die Tatsache, daß mit ein und derselben Methode Morphologie und Perfusion zuverlässig beurteilbar sind.

Literatur

1. Cheely, R., W. H. McCartney, J.R. Perry, D.J. Delany, L. Bustad, V. H. Wynia u. T. R. Griggs: The role of noninvasive tests versus pulmonaryangiography in the diagnosis of pulmonary embolism. Am. J. Med. 70(1981), 17-22.
2. Dalen, J. E., u. J. S. Alpert: Natural history of pulmonary embolism. Progr. Cardiovasc. Dis. 17(1975), 259.
3. Deckart, H.: Nuklearmedizin in Theorie und Praxis, S. 286-288. Gustav Fischer Verlag, Jena 19.79
4. Harder, T., K. Lackner u. J. Vatter: Digitale Subtraktionsangiographie (DSA) der Lunge. Fortschr. Röntgenstr. 140(1984), 425-430.
5. Lindner, P., u. M. Thelen: Charakterisierung der Hirndurchblutung durch Bestimmung der vaskulären mittleren Transitzeit von Hirngewebe. Fortschr. Röntgenstr. 146(1987), 72-76.

6. Lindner, P., u. M. Thelen: Parametrische Bilder des Gehirns mit der DSA, Verteilungsmuster der mittleren Transitzeiten. In: Lemke, H. U., M. L. Rhodes, C. C. Jaffee, R. Felix: Computer assisted Radiology. Proceedings of the International Symposium CAR 87. Springer Verlag Berlin(West)-Heidelberg-New York 1987.
7. Linell, F.: Incidence of pulmonary embolism. 7th European Congress of Cardiology, Amsterdam 1976.
8. Modan, B., E. Sharon u. N. Jelin: Factors contributing to the incorrect diagnosis of pulmonary embolic disease. Chest 62(1972), 388.
9. Poulose, K. P., R. C. Riba, D. L. Gilday, F. H. Deland u. H. N. Wagner: Diagnosis of pulmonary embolism; a correlative study of the clinical, scan and angiographic findings. Brit. Med. J. 3(1970), 67.
10. Riesel, M., D. Urbanová, V. Ruzbarský u. J. Widimský, J.: Pulmonary embolism. S. Karger, Basel 1980.
11. Steckmeier, B., R. W. Kenn, O. Thetter, F. Spengel, A. Schmölder u. K. J. Pfeifer: Wertigkeit der digitalen Subtraktionsangiographie mit Zeit-Dichte-Kurven und des Duplex-Scan bei Stenosen der Arteria carotis interna. Angio 8(1986), 155-170.
12. Walker, R. H. S., J. A. Jackson u. J. Goodwin: Resolution of pulmonary embolism. Brit. Med. J. 17(1970), 135.
13. Widimský, J.: Pulmonale Hypertonie, S. 294. Georg Thieme Verlag, Stuttgart-New York 1981.
14. Wolf K.-J., D. Lucas, T. Kaulich u. K. Küper: Klinischer Wert der DSA-Densitometrie im Abdomen. In: Thurn, P., R. Felix: Standortbestimmung der DSA, Schering, 1984.
15. Yiannikas, J., u. D. S. Moodie: Assessment of left-right intracardiac shunts using intravenous digital subtraction angiography. In: Moodie, D.S., J. Yiannikas: Digital Subtraction Angiography of the Heart and Lungs. S. 23-42. Grune and Stratton. Inc., 1986.

D I S K U S S I O N

STRAUß, Bad Berka, zum Vortrag GMELIN:

1. Wann, d. h. bei welcher Kontrastmittelmenge, beenden Sie eine intravenöse DSA, die im betreffenden Fall kein diagnostisches Ergebnis bringt?
2. In welchem Prozentsatz Ihrer DSA-Untersuchungen mußten Sie zusätzlich eine intraarterielle DSA durchführen?

GMELIN, Lübeck, zu Frage 1:

Wir verwenden Kontrastmittel mit 350 mg Jod/ml und hören nach Injektion von höchstens 200 ml auf.

Zu Frage 2:

Der Prozentsatz jener Patienten, bei denen wir infolge ungenügender Bildqualität (zu ungünstiges Signal-Rausch-Verhältnis) die intravenöse DSA abbrechen müssen, ist klein. Er liegt schätzungsweise bei 5 %.

RICHTER, Berlin, zum Vortrag GMELIN:

Messen Sie in bezug auf die DSA der Wahl zwischen ionischen und nichtionischen Kontrastmitteln eine große Bedeutung zu?

GMELIN, Lübeck:

Nach unseren Ermittlungen besteht kein Unterschied der Abbildungsgüte, wenn lediglich eine Kontrastmittelinjektion erfolgt. Bei DSA mit wiederholten Kontrastmittelinjektionen kann sich hingegen bei Verwendung ionischer Kontrastmittel der osmotisch bedingte Flüssigkeitszustrom in der Gefäßperipherie ungünstig auswirken. Es ist dann mit einer Dilatation der peripheren Gefäße und mit einer Kontrastverschlechterung durch (zusätzliche) Kontrastmittelverdünnung bei Vergrößerung des zentralen Blutvolumens zu rechnen.

ZEITLER, Nürnberg, zum Vortrag NADJMI:

1. Wie ist die Steuerbarkeit zur Positionierung der von Ihnen verwendeten intrazerebralen Katheter?
2. Sie demonstrierten ein Beispiel der intraarteriellen Thrombolyse in der A. basilaris. Welche klinische Symptomatik bot diese Patientin und wie war der weitere Verlauf?

NADJMI, Würzburg, zu Frage 1:

Wir verwenden Katheter (2,8 bis 3 F) mit eigenem Guide (0,018). Die Guide-Spitze ist in der Regel gerade und wird schrittweise über die aufeinanderfolgenden Kurven der Gefäßverläufe geführt. Die Kurven werden durch Guide-Drehung erzeugt. Man kann stufenweise die Guide-Kurve verändern. Außerdem wird es nicht selten notwendig, den Katheter zu wechseln. Es kommt immer wieder vor, daß wir bei einem so komplizierten Eingriff, wie einer zerebralen Angio-Embolisation drei bis vier Katheter nacheinander benutzen müssen. Zwar sind diese Katheter relativ teuer, doch ist der interventionelle Eingriff um ein Vielfaches billiger als die Operation.

Zu Frage 2:

Die von Ihnen erwähnte Patientin, eine korpulente Frau mittleren Alters, wurde bewußtlos mit Tetraplegie eingeliefert. Die intraarterielle Thrombolyse wurde - nach geklärter Diagnose - in der 2. Stunde nach Krankenhausaufnahme eingeleitet. Die Patientin hat am Ende ihrer Behandlung die Klinik zu Fuß wieder verlassen, sie lebt und hat keine Lähmungen. Generell gilt, daß sich ein Lyseerfolg nur bei Therapiebeginn während der ersten vier Stunden erwarten läßt.

KRÜGER, Rostock, zum Vortrag SCHRÖDER:

Die von Ihnen gezeigten Bilder peripherer Lungenembolien sind beeindruckend. Wie schätzen Sie im Hinblick auf diese Resultate den Stellenwert der DSA im Vergleich zur Szintigraphie ein? Wird es eine Renaissance der pulmonalen Angiographie geben, wenn die DSA eine weitere Ausbreitung erfährt? Welche Bedeutung messen Sie den peripheren Lungenembolien überhaupt bei, ich meine damit solche Embolien, die im Subsegmentbereich und darunter liegen?

SCHRÖDER,Berlin:

Trotz starker Verbreitung der nuklearmedizinischen Methodik, ihrer Verfügbarkeit an vielen Orten und der Vorteile der noninvasiven pulmonalen Perfusionsszintigraphie hat die pulmonale Angiographie ihre Bedeutung für die Diagnostik der Lungenembolie behalten. Es besteht international weitgehend Übereinstimmung, daß die Vorschaltung einer nuklearmedizinischen Untersuchung bei Verdacht auf Lungenembolie zwar in vielen Fällen zweckmäßig erscheint. Das gilt jedoch nicht für alle jene Fälle, bei denen die klinische Diagnose Lungenembolie hoch wahrscheinlich ist und bei denen über eine sofortige Thrombolyse bzw. chirurgische Therapie entschieden werden muß. Hier erweist sich die Pulmangiographie als conditio sine qua non. Das geschieht bei Verfügbarkeit moderner DSA-Technik mit dieser Methodik, anderenfalls durch konventionelle Pulmangiographie. Darüber hinaus wäre es jedoch wünschenswert, daß die DSA eine ähnliche Verbreitung wie in anderen Ländern erlangt, damit ihre spezifische Aussage zur Emboliediagnostik breitenwirksam werden kann. Das betrifft im besonderen Maße die Erfassung peripherer Lungenembolien.

RICHTER, Berlin:

Es besteht die hohe Wahrscheinlichkeit, daß ein großer Teil der sogenannten idiopathischen pulmonalen Hypertonien - man sollte besser von pulmonaler Hypertonie ungeklärter Ätiologie sprechen - im Gefolge unerkannt gebliebener bzw. nicht ausreichend zurückgebildeter Lungenembolien entsteht. Nach Schätzung amerikanischer Autoren ist damit zu rechnen, daß die bei weitem größte Zahl sogenannter idiopathischer pulmonaler Hypertonien sich auf diese Weise entwickelt. So gesehen, ist den nicht vollständig rückgebildeten peripheren Emboliebefunden unseres Erachtens große Beachtung zu schenken. Diesbezüglich erscheint die DSA sehr hilfreich, auch im Rahmen der weiteren Aufklärung des Krankheitsbildes.

OLBERT, Wien, zum Vortrag SCHRÖDER:

Wie führen Sie bei Lungenembolie die Thrombolyse durch, mit welchem Thrombolyticum, in welcher Dosierung und auf welchem Applikationsweg?

SCHRÖDER, Berlin:

Wir verwenden Streptokinase, applizieren diese via Angiographiekatheter, welcher (zur Druckmessung) nach der Angiographie im Truncus pulmonalis verbleibt. Bei nachgewiesener oder wahrscheinlicher Bein-Beckenvenenthrombose erfolgt systemische Lyse mit einem initialen Bolus von 250 000 Einheiten Streptokinase. Die Therapie wird weitergeführt mit 100 000 Einheiten pro Stunde über 12 bis 24 Stunden, und zwar in Abhängigkeit vom Gerinnungsstatus. Für lokale Thrombolyse bei partiell verschlossenen Abschnitten der Lungenstrombahn verabreichen wir etwa ein Viertel (bis zur Hälfte) dieser Dosis.
Urokinase wird unter besonderen Gegebenheiten verwendet, insbesondere bei Fieber, Entzündungen, bereits früher verabfolgter Streptokinase u. a Die Dosierung beträgt 100 000 Einheiten pro Stunde.

DIGITALE SUBTRAKTIONSANGIOGRAPHIE

D S A

T e i l 2

Vorsitzende:	F. Uhlich	Berlin
	L. Steinhart	Hradec Králové
	H. Eichstädt	Berlin(West)
	G. Dewulf	Erlangen

DSA DER KORONARGEFÄSSE - EIN VERGLEICH MIT DER KINEANGIOGRAPHIE

F. Uhlich, J. Waigand, G. Schröder, V. Boewer, W. Steinbach, K. Richter*

Einleitung

Die Digitalisierung aller Formen von Informationen, also auch von Röntgenbildern, zeichnet sich als unausweichliche Entwicklungstendenz ab. Unter diesem Aspekt wollten wir prüfen, ob sich zur Darstellung der Koronargefäße eine Alternative zum bisherigen Vorgehen mit Kinetechnik bietet. In einer prospektiv angelegten Studie wurde die Auswerterleistung bei selektiver Koronarangiographie mit Kinetechnik verglichen mit der bei intraarterieller DSA-Koronarangiographie.

Patienten und Methodik

An der Studie waren 4 sowohl hinsichtlich der Untersuchungstechnik der selektiven Koronarangiographie als auch hinsichtlich der Befunderhebung von Koronargefäßerkrankungen sehr erfahrene Kollegen beteiligt.
Es wurden 40 Patienten (39 Männer und 1 Frau) im Alter zwischen 36 und 67 Jahren (im Mittel 54,8 $\pm$ 7,7 Jahre) untersucht. Die Indikation zur Untersuchung war bei allen Patienten die Frage nach einer koronaren Herzerkrankung oder nach der Möglichkeit einer Bypass-Operation. Von jedem der 4 Untersucher wurden 10 Patienten untersucht. Das linke Koronargefäßsystem wurde in 3 - 4 Projektionen, das rechte Koronargefäßsystem in 2 - 3 Projektionen abgebildet. Bedingung war, daß die Koronargefäße in exakt der gleichen Projektion sowohl in Kinetechnik als auch mit DSA-Technik dargestellt wurden. In die Studie wurden nur Patienten aufgenommen, die ein pathologisches Koronarangiogramm hatten. Als Kontrastmittel benutzten wir für die Kinetechnik Visotrast 370^R und für die intraarterielle DSA-Technik Visotrast 290^R.
Die Bildaufzeichnung bei der Kinetechnik wurde auf einem 35 mm Kinofilm mit einer Frequenz von 25 Bildern pro Sekunde vorgenommen. Bei der DSA-Koronarangiographie wurde die 512 x 512 Matrix mit 10 bit Speichertiefe eingesetzt. Das BV-Eingangsformat ist von 25 cm auf 17 cm umschaltbar, angeschlossen ist eine hochauflösende Fernseh-

*Akademie der Wissenschaften der DDR, Zentralinstitut für Herz-Kreislauf-Forschung, Wissenschaftsbereich Radiologie, Wiltbergstraße 50, 1115 Berlin, DDR

anlage. Die Bildfrequenz betrug bei der DSA-Technik ebenfalls 25 Bilder pro Sekunde.
Die Bildwiedergabe der Kinefilme erfolgte mit einem Cipro-Projektor. Die Monitorfilme wurden am Untersuchungstag durch unsere medizinisch-technischen Assistentinnen hergestellt. Dabei wurden durchschnittlich 3 - 4, maximal 8 Bilder für jede Projektion angefertigt, durchschnittlich 22 Bilder pro Patient. Mit zweifacher Vergrößerung wurden pathologische Details zusätzlich 1 - 2, maximal 3mal pro Projektion wiedergegeben.

Alle 4 Auswerter haben unabhängig voneinander erst die DSA-Aufnahmen aller 40 Patienten und nach etwa einem Vierteljahr die Kine-Filme beurteilt und bewertet. Die Bewertung der pathologischen Befunde der 16 einzelnen Abschnitte, in die das Koronargefäßsystem unterteilt worden war (Tab. 1), erfolgte nach einem modifizierten ROC-Konzept, das auf eine Mehrklassenaufgabe anwendbar ist.

Tab. 1: Aufteilung des Koronargefäßsystems

1. Stammabschnitt der linken Koronararterie
2. Proximales Drittel des Ramus interventricularis anterior
3. Mittleres Drittel des Ramus interventricularis anterior
4. Distales Drittel des Ramus interventricularis anterior
5. Ramus septalis
6. Ramus diagonalis 1
7. Ramus diagonalis 2
8. Ramus circumflexus proximal
9. Ramus circumflexus distal
10. Ramus marginalis
11. Ramus intermedius
12. Proximales Drittel der rechten Koronararterie
13. Mittleres Drittel der rechten Koronararterie
14. Distales Drittel der rechten Koronararterie
15. Ramus posterolateralis
16. Ramus interventricularis posterior

Die Skalierung der Befunde zeigt die Tabelle 2.

Tab. 2: Skalierung der pathologischen Befunde

1. Normal
2. Wandunregelmäßigkeiten
3. Durchmesserreduktion bis 50 %
4. Durchmesserreduktion bis 70 %
5. Durchmesserreduktion bis 90 %
6. Durchmesserreduktion über 90 %
7. Obliteration

Der Auswerter mußte 10 Vertrauensgrade dem jeweils für am wahrscheinlichsten gehaltenen Befund und komplementär dem nächstwahrscheinlichsten zuordnen. Als Referenz galt der Wert bzw. Stenosegrad, der in der Summe aller 4 Auswerter den höchsten Vertrauensgrad erhalten hatte, jeweils getrennt für DSA- und Kinetechnik. Als Maß der Erkennungsleistung wurde die Fläche unter der ROC-Kurve, P (A), gewertet.

Außerdem erfolgte eine globale Einschätzung der Bildqualität nach subjektiven Kriterien mit Noten von 1 - 5 (sehr gut, gut, befriedigend, ausreichend, nicht ausreichend), ebenfalls wieder unterteilt in die einzelnen Abschnitte des Koronargefäßsystems.

Ergebnisse

Bei den 40 Patienten handelte es sich 10mal um Eingefäßerkrankungen, 16mal um Zweigefäßerkrankungen und 14mal um Dreigefäßerkrankungen. Insgesamt wurden 443 Gefäßabschnitte bewertet, von diesen zeigten 185 (41,7 %) pathologische Veränderungen (Tab. 3).

Tab. 3: Häufigkeit pathologischer Veränderungen

	Gefäßabschnitte
Wandunregelmäßigkeiten	63
Durchmesserreduktion bis 50 %	21
Durchmesserreduktion bis 70 %	34
Durchmesserreduktion bis 90 %	25
Durchmesserreduktion über 90 %	19
Obliteration	23
Gesamt	185

Die Berechnung der Flächen unter der ROC-Kurve, P (A) (Abb. 1 u. 2) für die 4 Auswerter einzeln und zusammen ergibt bei Aufsummierung aller Gefäßabschnitte und aller Ausprägungsgrade der pathologischen Befunde jeweils für die Kinetechnik und die DSA-Technik praktisch gleiche Werte (Tab. 4).

Tab. 4: Fläche unter der ROC-Kurve, P (A)

	DSA	Kine
Auswerter A	0.862	0.890
Auswerter B	0.803	0.814
Auswerter C	0.793	0.793
Auswerter D	0.708	0.656
Gesamt	0.801	0.794

Die subjektive Bewertung der diagnostischen Qualität der Koronargefäße mit Noten 1 - 5 ergab von allen Untersuchern geringfügig bessere Noten für die Koronarangiographie mit Kinetechnik (Tab. 5). Auch die prozentu-

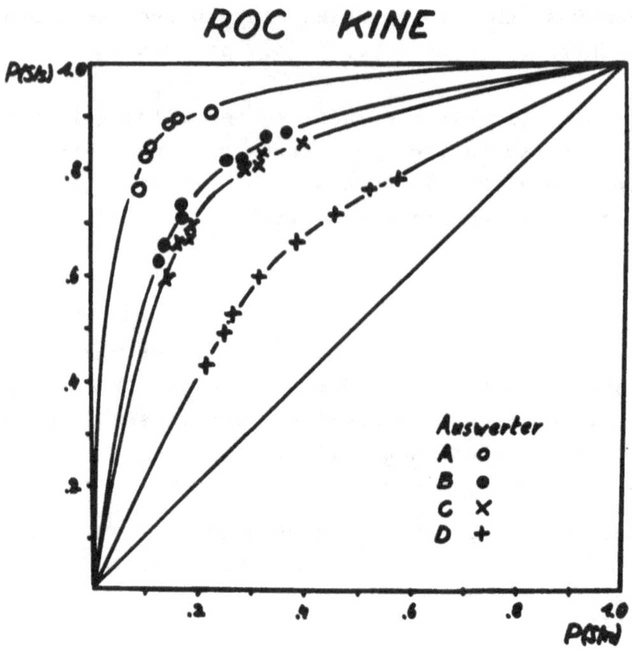
ROC KINE
P(S|s) 1.0
.8
.6
.4
.2
.2
.4
.6
.8
1.0
P(S|n)
Auswerter
A o
B ●
C x
D +

Abb. 1

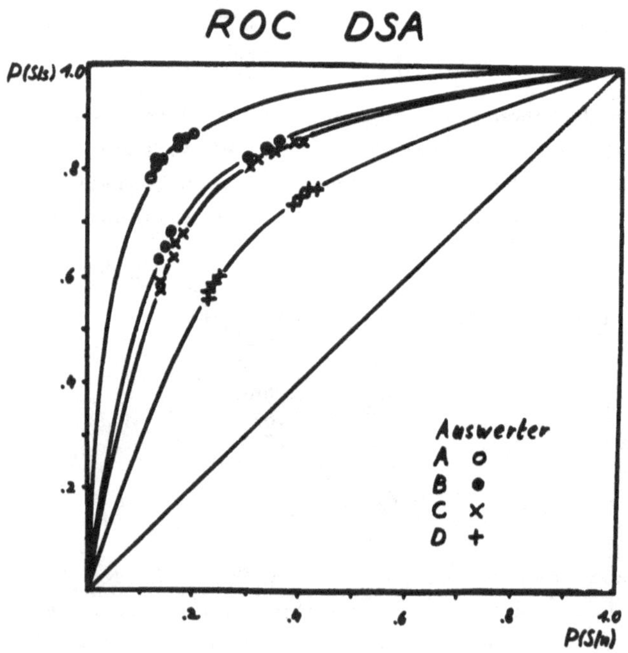
ROC DSA
P(S|s) 1.0
.8
.6
.4
.2
.2
.4
.6
.8
1.0
P(S|n)
Auswerter
A o
B ●
C x
D +

Abb. 2

ale Verteilung der Noten zeigte eine gering höhere Bewertung der Kinetechnik (Tab. 6).

Tab. 5: Benotung

	DSA	KINE
Auswerter A	1,6	1,2
Auswerter B	1,9	1,6
Auswerter C	1,9	1,2
Auswerter D	1,7	1,5
Gesamt	1,7	1,4

Tab. 6: Prozentuale Verteilung der Noten

	DSA	KINE
Note 1	52,2 %	77,6 %
Note 2	29,6 %	13,3 %
Note 3	12,1 %	6,7 %
Note 4	3,5 %	1,8 %
Note 5	2,6 %	0,6 %

Die Menge des benötigten Kontrastmittels erbrachte insgesamt keine signifikanten Unterschiede, jedoch ist die Jod-Konzentration, die für eine optimale Darstellung erforderlich ist, bei der DSA-Technik entsprechend niedriger, so daß sich hier ein positiver Effekt ergibt (Tab. 7).
Bei der Darstellung des linken Koronargefäßsystems ist etwa ein Drittel und bei der Darstellung des rechten Koronargefäßsystems ein Viertel der Jodmenge einzusparen.

Tab. 7: Kontrastmittelmenge und Konzentration

Linkes Koronargefäßsystem	DSA	KINE
Menge (ml)	7,5	8,5
Konzentration (mg J)	2175	3145

Rechtes Koronargefäßsystem	DSA	KINE
Menge (ml)	7,2	7,3
Konzentration (mg J)	2088	2701

Diskussion

Über einen Vergleich von Darstellungen der Koronargefäße mit Kinetechnik und intraarterieller DSA-Technik liegen bisher im Schrifttum nur wenig Mitteilungen vor. Die Erkennungsleistung der einzelnen Auswerter bei der Beurteilung von pathologischen Befunden im Bereich des Koronargefäßsystems, bewertet nach dem ROC-Konzept, ist gleichgut bei Darstellung sowohl mit Kinetechnik als auch mit DSA-Technik. Wandunregelmäßigkeiten, Stenosierungen oder Obliterationen werden demnach unabhängig davon, ob die Information mit einem Kine-Film oder auf einem Monitor-Film einer Untersuchung mit DSA-Technik übermittelt wird, mit der gleichen Sicherheit und Genauigkeit erkannt. Alle morphologischen Details sind auf statischen Monitor-Aufnahmen gut bis sehr gut erkennbar. Entscheidungen, ob eine Stenose bedeutsam und ob die Gefäßperipherie für einen aortokoronaren Bypass anschlußfähig ist, lassen sich bei der DSA-Koronarangiographie anhand von Monitor-Aufnahmen mit hoher diagnostischer Sicherheit treffen. Daß bei der subjektiven Benotung der Bildqualität die bisher bewährte alte Methode nur gering besser bewertet wird als die neue ungewohnte Methode, ist erwartungsgemäß.

Ein entscheidender Nachteil der DSA-Technik ist der hohe Zeitaufwand für das Herstellen der Monitoraufnahmen. Für jedes Füllungsbild ist mit Remasking ein herzphasengleiches Maskenbild zu suchen. Für die Zeit der Hardcopy-Herstellung ist der Rechner blockiert. Diese Tatsache steht einer breiten oder gar vollständigen Ablösung der Kinetechnik durch die DSA bei der Koronarangiographie noch hinderlich im Wege.

Zur kompletten Darstellung des Koronargefäßsystems ist eine bestimmte Mindestmenge von Kontrastmittel erforderlich. Diese ist auch bei der Koronarangiographie mit DSA-Technik nicht zu unterschreiten. Jedoch ist durch die Digitalisierung und Subtraktion eine wesentlich geringere Jodkonzentration erforderlich. Diese Reduktion um 25 - 30 % der Jodmenge im Vergleich zur Koronarangiographie mit Kinetechnik ist sowohl hinsichtlich des deutlich geringeren Risikos für den Patienten als auch hinsichtlich der Kosten bedeutungsvoll.

Zusammenfassung

Die digitale Subtraktionskoronarangiographie ergibt zur Bewertung arteriosklerotischer Gefäßveränderungen nach dem ROC-Konzept gleichgute Ergebnisse wie die Kine-Koronarangiographie. Vorteilhaft ist die niedrige Kontrastmittelkonzentration.

Es ist erforderlich, die Praktikabilität digitaler Techniken der Bildverarbeitung zu optimieren, damit auch in dieser Hinsicht die bisherigen Verfahren erreicht und damit ablösbar werden.

DSA OF THE LEFT VENTRICLE

Peregrin, J. H., V. Boruvka, A. Belán*

Visualization of the left ventricular cavity using intravenous DSA is possible enabling to assess left ventricular function in a relatively non-invasive manner. If a DSA system with complete digital recording i. e., a second or higher generation system is available, intravenous DSA may yield much more information than data on ventricular volumes or EF. While, as a rule, DSA system software includes programs assessing segmental ventricular contraction as well as those designed to calculate volumes, these are not all its potential applications.

As recent years have seen the publication of numerous studies assessing the time course of systole and diastole, and demonstrating ventricular dysfunction right during contraction or relaxation also in patients with a normal EF, we decided to develop a method employing DSA for this particular purpose.

After DSA ventriculography performed using the standard technique 35 - 45 ml of contrast medium, injection rate 20 ml/s, catheter in the vena cava superior, RAD projection, frame rate 25/s and a Digitron 2 apparatus, we calculated the ventricular volumes and segmental contraction. In this study, the left ventricular silhouette at end-diastole was defined as the region of interest. In this region, we gradually determined the density of each frame during the entire time course of one contraction i. e., end-diastole - end - systole - end -diastole. As the relationship between volume and density is linear, the density curve obtained in this manner is also a curve of left ventricular volume changes that was further processed using a computer. Areas of maximal and minimal ejection rate as well as ventricular filling rate, including absolute values were identified; other parameters assessed included regularity course of contractions and filling, the role of atrial contractions in diastolic filling, etc. Evaluation of several contractions during one examination has demonstrated the results are well reproducible and the method can be used in clinical practice.

---

* Research Division of Radiodiagnosis, Institute for Clinical and Experimental Medicine, Prague, Czechoslovakia

DIGITAL VENTRICULOGRAPHY IN ASSESSMENT OF GLOBAL AND REGIONAL RIGHT VENTRICULAR CONTRACTILITY (COMPARISON WITH CONVENTIONAL RIGHT VENTRICULOGRAPHY).

A. N. Samko, A. P. Savchenko*

Introduction of digital subtraction angiography (DSA) in clinical practice helps to decrease the total amount of contrast medium during coronaroventriculography, and during the same investigation we can carry out ventriculography (VG) several times with exercise stress testing for determination the function of myocardium (1-5). Opportunity of digital left VG (as in arterial, intraventricular or intravenous injection of contrast medium) has been studied (2, 3, 5, 8). Assessment of the right ventricular (RV) function in various cardiovascular diseases by right VG became possible because of small amount of contrast medium which has been used. However, there are single publications (1, 6) which studied opportunity of DSA for measurement of the RV volumes. Nothing had been written about reproduction the results of regional contractility of RV by DSA.

15 patients (average age - 43 ± 6 Yrs) for assessment RV function underwent conventional and digital right VG in right anterior oblique projection 30° (in 7 cases - various forms of cardiomyopathy, 4 cases - coronary artery disease, 2 cases - idiopathic arrhythmias and 2 cases - arterial hypertension). For conventional right VG (we used ventriculographic catheter and automatic injector) we introduced 40 ml of contrast medium (renographin-76) with velocity 16 ml/sec. For digital subtraction VG - 10-15 ml of contrast medium diluted by normal saline solution up to 40 ml (velocity 16 ml/sec.) into right atrium or vena cava inferior. In our investigation we used ANGIOSCOP-C, for DSA - ANGIOTRON-CMP (Siemens). Endsystolic and enddiastolic contours were introduced to computer PDP 11/34. Enddiastolic (EDVI) and endsystolic volume indices (ESVI), stroke volume index (SVI) and ejection fraction (EF) of RV have been calculated by J. Ferlinz's method (7), regional contractility - by the way of percentage diminishion of area of 5 segments. Correlative analysis was made by computer PDP 11/34.

* All-Union Cardiology Research Centre, Moscow, USSR

All ventriculograms (digital and conventional VG) had good quality. However, during conventional VG with administration of contrast medium to RV cavity ventricular extrasystoles were detected in 5 (33 %) cases. During digital subtraction VG no arrhythmias have been registered. RV enddiastolic pressure have increased up to 2 mm Hg in conventional VG, and no changes had happened in digital VG ($p < 0.05$). Good correlation was noted between indesies obtaned by both methods: for EDVI - r=0.96, p 0.001; for ESVI - r=0.97, p 0.005; for SVI - r=0.94, $p < 0.05$; for RV EF - r=0.93, $p < 0.05$. W. Radtke et al. (6) have found identical results in children with congenital heart diseases: for EDVI - r=0.986, for ESVI - r=0.969.

Left ventricular correlation coefficients were lower in intravenous digital VG (3, 4, 8). Possible, it is connected with much higher dilution of contrast medium. Because of this the left ventricle have been visualized less then RV. RV volumes calculated by digital VG was (in average) 6 % less then that by conventional VG.

Analysis of RV regional contractility by comparison of both methods had shown the next correlative coefficients: for 1 segment - r=0.84, for 2 segment - r=0.96, for 3 segment - r=0.91, for 4 segment - r=0.83, for 5 segment - r=0.77, for long axis of RV - r=0.91.

Conclusion: digital VG allows to astimate global and regional RV contractility. Digital VG may be considered as highly informative method because of good visualization, insufficient hemodynamic changes, absence of arrhythmias and reduced amount of contrast medium.

References

1. Samko, A., I. Zharov, N. Bakashvili et al.: Abstract of Siense session. Tbilisi (1985), 361-363.
2. Eigler, N., J. Pfaff, J. Whiting et al.: Int. J. Cardiol., (1986) 10, 3-13.
3. Mancini, J., J. Hodgson, V. Legrand et al.: J. Amer. Col.Cardiol. (1985) 2/2, 501.
4. Slutsky, R., J. Mancini, S. Norris et al.: Radiology (1984) 151, 258.
5. Tobis, J., O. Nalcioglu, W. Henry: Prog. cardiovasc. Dis. (1985) 28, 195-212.
6. Radtke, W., K. Fellows, P. Lange et al.: European Congress of Radiology, 5 th, Bardeaux (1983), 124.
7. Ferlinz, J.: Amer. Heart J. (1977) 94, 127-136.
8. Pernes, J., P. Brenot, J. Parola et al.: Arch. Mal. Coeur. (1985) 78, 364-375.

DIE RECHNERGESTÜTZTE ERKENNUNG DER ENDOKARDIALEN KONTUR DER LINKEN HERZKAMMER AUS VENTRIKULOGRAPHIEN

J. A. Fischer, J. Waigand, H. Gerst, F. Uhlich*

Einleitung

In der Ventrikulographie wird zur Diagnose von Herzerkrankungen häufig die Zweibildanalyse eingesetzt. Dabei wird der linke Ventrikel (LV) auf Bildern, die den enddiastolischen (ED) und endsystolischen (ES) Zustand darstellen, manuell berandet, um aus diesen Konturen Herzfunktionsparameter zu berechnen. Diese Methode führt zu einer erheblichen Intra- und Interobserver-Variabilität und wird wegen ihres hohen Zeitaufwandes nicht routinemäßig für Bild-zu-Bild-Analysen eingesetzt, die zur Diagnose von Störungen im Kontraktionsablauf erforderlich sind. Wir haben deshalb Methoden der digitalen Bildverarbeitung (4) zur rechnergestützten Erkennung der linksventrikulären Binnenraumkontur angewendet.

Die von uns verarbeiteten Bilder werden von 35 mm Kinefilm in einem Format von 256 mal 256 Pixeln und 64 Graustufen digitalisiert.
Der Kinefilm entsteht im Rahmen einer Standarduntersuchungsprozedur, die bei rechtsschräger Projektion (RAO 30) und mittels organ-selektiver Bolusinjektion von 45 bis 50 ml Visotrast 370 durchgeführt wird.
Zur Programmentwicklung stand uns ein Bildverarbeitungssystem (BVS) A6471 des VEB Robotron zur Verfügung. Das BVS A6471 besitzt als Steuerrechner einen K 1630 (kompatibel zu PDP-11 Computern) mit einem Hauptspeicher von 248 kB und arbeitet unter dem Betriebssystem RSX-11/M.
Ein separater Bildspeicher kann maximal 6 Bilder aufnehmen.
Die RGB-Farbtabellen sind frei programmierbar. Für die Markierung von Punkten kann ein Trackball benutzt werden.
Bei dem Entwurf eines computergestützten Konturerkennungsverfahren müssen die natürlichen Forderungen der klinischen Praxis berücksichtigt werden:

- Die Erkennungsleistung des Computerprogramms muß der von erfahrenen Diagnostikern entsprechen.
- Die Konturdetektion darf nicht zeitaufwendig sein.

* Akademie der Wissenschaften der DDR, Zentralinstitut für Herz-Kreislauf-Forschung, Wissenschaftsbereich Radiologie, Wiltbergstraße 50, 1115 Berlin, DDR

- Das Verfahren soll benutzerfreundlich sein und mit wenigen interaktiven Eingriffen (Startinformationen, Korrekturen) auskommen.

Dabei wird die Erfüllung des Zeitkriteriums entscheidend durch die benutzte Hardware bestimmt.
Häufig wird dieses Problem durch den Einsatz von Spezialgeräten (2, 7) oder leistungsfähiger Rechentechnik (6) gelöst.

Das von uns benutzte BVS besitzt keinen Spezialprozessor zur schnellen Bildmanipulation.
Um die Zeitdauer für notwendige Vorverarbeitungsschritte abzukürzen, mußten folgende Kompromisse geschlossen werden:

1. Bildfilterungen im Ortsbereich werden nur in 3 mal 3-Umgebungen durchgeführt. Damit dauern Mittelwerts- und Medianfilterung 22 bzw. 32 Sekunden.
2. Die Anzahl der Bilder, die global zu filtern sind, ist zu minimieren. Stattdessen soll zu einem möglichst frühen Zeitpunkt zur lokalen Verarbeitung von konturnahen Bildbereichen übergegangen werden.

Auch bei Berücksichtigung dieser Prinzipien konnten die Verfahren (1, 3, 6) nicht zur Anwendung kommen, weil sie eine sehr aufwendige Vorverarbeitung erfordern.

In der digitalen Bildverarbeitung werden zwei unterschiedliche Verfahrenstypen zur Bildsegmentierung eingesetzt - Kantendetektoren und regionorientierte Methoden.
Kantendetektierende Verfahren reagieren auf Unstetigkeiten in der Intensitätsverteilung. Dies führt bei der Erkennung der linksventrikulären Binnenraumkontur zu erheblichen Schwierigkeiten, weil durch Katheter, anatomische Strukturen und Inhomogenitäten im Kontrastmittel (KM) - Blut - Gemisch Kanten gefunden werden, die nicht zur LV-Kontur gehören, sich aber oftmals in ihrer unmittelbaren Umgebung befinden.
Wir wählten deshalb einen regionenorientierten Ansatz und implementierten ein schwellwertbasiertes Segmentierungsverfahren.

Methodik

Unser Konzept beruht auf der Annahme, daß sich sowohl die Ventrikelform als auch das Grauwertprofil von Bild zu Bild stetig ändern.
Ist die Kontur im ersten Bild einmal gefunden, kann bei Berücksichtigung

dieser Hypothese der Aufwand für die Verarbeitung der Folgebilder wesentlich reduziert werden. Aus dem enddiastolischen Angiogramm, mit dem die Analyse der Bildsequenz beginnt, muß in einem Initialisierungsschritt eine Startkontur bestimmt werden.
Dies kann manuell erfolgen oder - wie nachfolgend beschrieben - computergestützt.
Zunächst wird ein 'Startbild' geformt, aus dem durch Binarisierung mit einem globalen Schwellwert der LV vom Untergrund separiert wird.
Dazu wird ausgenutzt, daß die linke Herzkammer zu den sich bewegenden, KM-gefüllten Strukturen gehört.
Eine Variante sieht die Integration mehrerer enddiastolischer Subtraktionsangiogramme zur Erzeugung des 'Startbildes' vor. Lassen sich keine phasengleichen Masken finden, so wird aus den zeitlichen Grauwertänderungen ein Dichtevariationsbild ermittelt, das ebenfalls diesem Zweck dienen kann.
Mitunter reicht dabei bereits die einfache Differenz von ED- und ES-Bild aus.
Anschließend werden durch Markierung der Aortenklappe Start- und Endpunkt der Kontur festgelegt und zusätzlich entweder die Binarisierungsschwelle für den LV durch interaktive Manipulation der frei programmierbaren RGB-Farbtabellen bestimmt oder die Apex markiert.
Im zweiten Fall werden aus den Umgebungen der drei Punkte geeignete Trennpegel zur Binarisierung des 'Startbildes' berechnet.
Mit diesen Informationen wird ein Konturfolgeverfahren (z. B. 10, 11, 12) aufgerufen, das eine eindeutig bestimmte zusammenhängende Punktfolge als digitale LV-Kontur findet.
Der LV wird im Uhrzeigersinn von antero-basal nach postero-basal umlaufen. Damit folgen wir einer Konvention, die für das in unserem Bereich existierende System zur angiographischen Ventrikeldynamik (AVD) getroffen worden ist.
Als Merkmale der Kontur werden nicht nur die sie bestimmende Punktfolge erfaßt, sondern auch deren Grauwertstruktur.
Der Konturpfad wird aus dem 'Startbild' extrahiert und durch den Freeman-Kettenkode (8) beschrieben.
Der Kettenkode erlaubt eine effektive Abspeicherung der Konturpunkte und eignet sich sehr gut zur Berechnung weiterer Konturmerkmale (9).
Ergänzt wird diese Datei durch die im enddiastolischen Ventrikulogramm für jeden Konturpunkt über einen 3 mal 3-Umgebung berechneten mittleren Grauwerte und Gradienten.

Damit ist der Initialisierungsschritt zur Bestimmung einer Startkontur abgeschlossen. Es stehen die wichtigsten Informationen über die Form des LV und die Grauwertstruktur auf der Kontur für die Verarbeitung des Folgebildes zur Verfügung.
Da sich die Ventilebene während der Kontraktion senkt, ist nach einem Bildwechsel die Überprüfung der Aortenklappenposition und gegebenenfalls deren Korrektur mit einem Trackball erforderlich. Anschließend wird auf den Punkten der letzten Kontur die Grauwertdifferenz zwischen "neuem" und "altem" Bild berechnet.
Unter der Annahme, daß sich die Grauwertstruktur in der Konturumgebung stetig ändert, kann ein deutlich von Null abweichender Wert als Kriterium zur Konturkorrektur dienen. Die Richtung für den neuen Nachfolgepunkt ergibt sich in Abhängigkeit vom Vorzeichen der Grauwertdifferenz aus dem aktuellen Kettenkode.
Ein negativer Wert zeigt an, daß sich der betreffende Abschnitt der "alten" Kontur im Untergrund des "neuen" Bildes befindet, d. h. dieses Kontursegment hat sich während des Bildwechsels zum Zentrum des LV verschoben.
Die dieser Bewegung entsprechende Richtungsänderung im mathematisch negativen Sinne ergibt sich durch Dekrementieren des Kettenkodes.
Bei positivem Vorzeichen muß der Kettenkode inkrementiert werden.
In jedem Angiogramm werden die gleichen Daten erfaßt und abgespeichert wie im "Startbild".
Mit der Verarbeitung des endsystolischen Bildes schließt der Konturerkennungszyklus ab.

Ergebnisse

Zur Zeit liegen sieben Szenen mit jeweils 16 bis 25 Bildern in digitalisierter Form vor.
Wir haben mit der beschriebenen Methode sowohl Subtraktionsangiogramme als auch KM-Füllungsbilder verarbeitet, und im folgenden wird die Erfüllung der drei o. g. Leistungskriterien eingeschätzt.

Genauigkeit:
Erfahrene Diagnostiker haben die vom Computer extrahierten LV-Konturen visuell überprüft und mit den im AVD-Archiv vorhandenen manuell bestimmten Konturen verglichen. Dabei wurden alle in Subtraktionsangiogrammen gefundene Konturen akzeptiert.

Bei direkter Anwendung des Verfahrens auf KM-Füllungsbilder treten in kontrastschwachen Regionen visuell erkennbare Abweichungen von der LV-Kontur auf.
Um eine Fehlerfortpflanzung auf die Folgebilder zu verhindern, wird das Programm bei der ersten falsch detektierten Kontur abgebrochen.
Zur Zeit wird untersucht, ob die Detektionsgenauigkeit durch Übergang von dem zu empfindlichen Pixelneveau auf größere Konturabschnitte verbessert werden kann.
Im Kern geht es um die Lösung des Korrespondenzproblems bei der die Zuordnung sich entsprechender Strukturen von Bild zu Bild gefunden werden muß.
Im Fall der Kontraktion des LV reichen affine Transformationen zur Beschreibung der Bild-zu-Bild-Änderung nicht aus.
Es müssen auch lokale Deformationen Berücksichtigung finden. Als Lösungsansatz bietet sich die Verarbeitung in mehreren Auflösungsebenen an (13). Das setzt jedoch den Einsatz leistungsfähiger Rechentechnik voraus.

Zeitverhalten:
Die Konturextraktionszeit wird wesentlich durch die Dauer grundlegender Bildoperationen beeinflußt:

Einlesen eines Bildes von Magnetplatte	5 s
Subtraktion/Addition zweier Bilder	: 12 s
Medianfilterung (3 mal 3)	: 32 s
Mittelwertfilterung (3 mal 3)	: 22 s

In Aufbau und Verarbeitung des 'Startbildes' wird die meiste Zeit investiert.
Da dieser Verfahrensschritt sehr vom vorliegenden Bildmaterial abhängt, ist eine einheitliche Quantifizierung nicht möglich.

Werden die Konturen aus einer Folge von Subtraktionsangiogrammen extrahiert, so sind zunächst passende Maskenbilder zu bestimmen. Dazu wurden Bilder vom Anfang oder Ende des Kinefilms ausgewählt, digitalisiert und von den jeweiligen KM-Füllungsbildern subtrahiert. Anhand des Subtraktionsergebnisses wurde über die Eignung als Maskenbild entschieden.
Wir haben diese aufwendige Prozedur in der nachfolgenden Zeitbetrachtung nicht berücksichtigt.
Allein für Einlesen und Subtraktion von Füllungs- und Maskenbild sind 22 Sekunden erforderlich.

In ca. 5 Sekunden ist die Kontur mit ihren Parametern erfaßt und als Datei abgelegt.
Die Markierung der Aortenklappe nimmt weitere Zeit in Anspruch.
Für eine Sequenz von 16 Bildern ermittelten wir eine durchschnittliche Verarbeitungszeit von 42 Sekunden pro Bild. Damit dauert dieses Verfahren länger als eine manuelle Konturierung.
Bei direkter Anwendung der Methode auf KM-Füllungsbilder sind geringere Ausführungszeiten zu verzeichnen, allerdings wurde bisher noch keine Bildsequenz durchgehend ohne fehlerbedingte Unterbrechung analysiert.

Interaktionsgrad:
Die Aortenklappe muß sowohl im "Startbild" als auch bei Änderung ihrer Position manuell mit dem Trackball markiert werden. Außerdem wird der separierende Schwellwert für den LV interaktiv bestimmt. Alle Operationen sind benutzerfreundlich ausgeführt.

Schlußfolgerungen

Mit der vorgestellten Methode läßt sich in ca. 40 Sekunden eine korrekte LV-Kontur aus einem Subtraktionsangiogramm extrahieren, wobei die aufwendige Prozedur der Auffindung geeigneter Maskenbilder unberücksichtigt bleibt.
Damit dauert dieses Verfahren länger als die manuelle Konturierung.
Eine Übernahme in die klinische Praxis ist deshalb vorläufig nicht vorgesehen.
Voraussetzung dafür ist das exakte Funktionieren des Verfahrens bei Anwendung auf nichtsubtrahierte KM-Füllungsbilder. Das Leistungsvermögen der benutzten Hardware ist voll ausgeschöpft worden.
Weitere Verbesserungen sind nur mit einer dem Schwierigkeitsgrad der Aufgabe angepaßten Rechentechnik, die durch Echtzeit-Bilddigitalisierung, große interne und externe Bildspeicher mit kurzen Zugriffszeiten und Spezialprozessoren zur schnellen Bildmanipulation charakterisiert ist, möglich.

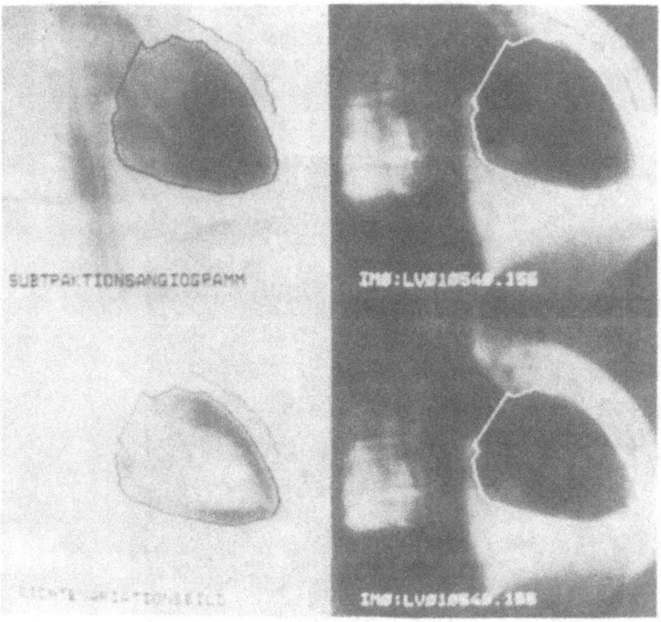

Abb. 1:

links:

"Startbilder" mit automatisch gefundener Binnenraumkontur und einem Segment der cpikardialen Kontur.

rechts:
Darstellung der Konturen im enddiastolischen Füllungsbild.

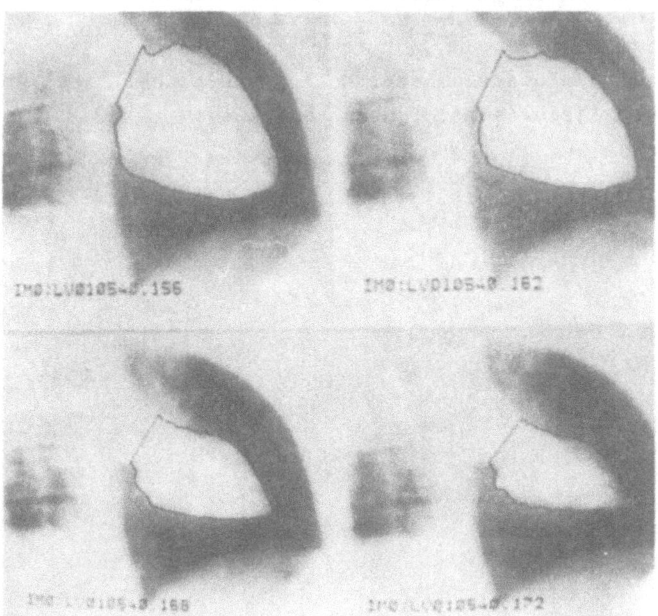

Abb. 2:

Beispiel für automatisch bestimmte Ventrikelkonturen.

oben links:
Enddiastolisches Bild

unten rechts:
Endsystolisches Bild.

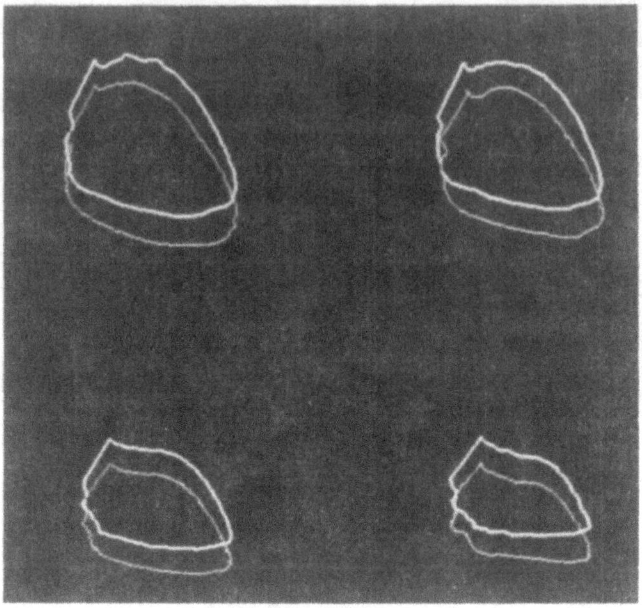

Abb. 3: Vergleich automatisch ermittelter und manuell bestimmter Konturen (jeweils nach unten versetzt).

Literatur

1. Chow, C. K., and T. Kaneko: Automatic boundary detection of the left ventricle from cineangiograms. Comp. Biomed. Res. 5(1972), 388-410.
2. Toraichi, K., R. Mori, S. Yang, M. Kamada, and N. Otsu: Microprocessor-Based left ventricular cineangiogramm analyzer. Med. Biol. Eng. Comp. 25 (1987), 212-218.
3. Grattoni, P., and R. Bonamini: Contour detection of the left ventricular cavity from angiographic images. IEEE Trans. Med. Imaging 4(1985) 2, 72-78.
4. Hall, E. L.: Computer Image Processing and Recognition. Academic Press, New York u. a. 1979.
5. Hoehne, K. H. (ed.): Pictorial Information Systems in Medicine. Springer-Verlag, Berlin(West) u. a. 1986.
6. Boecker, F. R. B., G. Witte, and K. H. Hoehne: Experiments with three-dimensional reconstruction of ventriculograms using automatic contour detection. In (5): 469-484.
7. Slager, C. J., J. H. C. Reiber, J. C. H. Schuurbiers, and G. Meesters: Contouromat - a hard-wired left ventricular angio processing system. Comp. Biomed.Res. 11 (1978), 491-501.
8. Freeman, H.: On the encoding of arbitrary geometric configurations. IRE Trans. Electronic Comp. EC-10 (1961) 2, 260-268.
9. Freeman, H.: Computer processing of line-drawing images. Computing Surveys, 6 (1974) 1, 57-97.
10. Fritzsch, K.: Visuelle Sensoren. Akademie-Verlag, Berlin 1987.
11. Duda, R. O., and P. E. Hart: Pattern Classification and Scene Analysis. Wiley, New York u. a. 1973.
12. Voss, K. K. Roth und P. Hufnagel: Objektisolierung und Objektmerkmale. In: Autbild '84/1, Wiss. Beiträge der FSU Jena, 1984.
13. Rosenfeld, A. (ed.): Multiresulotion Image Processing and Analysis. Springer-Verlag, New York a. a. 1984.

STRAHLENBELASTUNG UND STRAHLENRISIKO BEI DER UNTERSUCHUNG DES HERZENS MIT DER DIGITALEN SUBTRAKTIONSANGIOGRAPHIE IM VERGLEICH ZUR KINEFILM-TECHNIK

W. R. Steinbach, F. Uhlich, K. Richter*

Die Einführung der digitalen Subtraktionsangiographie (DSA) gab Anlaß, sich auch kritisch mit der damit verbundenen Strahlenbelastung auseinanderzusetzen, zumal die neue Methode wegen ihres erhöhten Dosisbedarfs eine stärkere Strahlenexposition von Patient und Personal als die Kinefilmangiographie bei der Untersuchung des Herzens erwarten läßt. Die Angaben in der Literatur weichen mitunter beträchtlich voneinander ab, da sich die Bedingungen der medizinischen Strahlungsanwendung hinsichtlich Gerätetechnik, Untersuchungsmethodik und Patientengut unterscheiden. Deshalb sind Literaturmitteilungen zum Vergleich mit eigenen Messungen im allgemeinen nur bedingt geeignet. So bietet eine Arbeit von VOGEL et al. (6) für eine Reihe von dosimetrischen Resultaten eine breite Vergleichsbasis. Jedoch beziehen sich die Daten auf die Angiokardiographie mit Kinefilmtechnik, nicht auf die DSA. Die DSA-Ergebnisse von RIEMANN (1987) für die Untersuchung Aortenbogen/Carotiden und des Aorto-coronaren Venen-Bypass am ORBISKOP mit DVI bzw. DIGITRON (4) sind mit den von uns vorzustellenden Ergebnissen nicht unmittelbar zu vergleichen.

Untersuchungs- und Meßmethodik

Die komplette Herzuntersuchung wurde am System ANGIOSKOP/DIGITRON 3, das von einem Generator PANDOROS OPTIMATIC versorgt wird, durchgeführt. Bei der Koronarangiographie wurde mit Bildfrequenzen von 25 B/s, bei der Ventrikulographie mit 50 B/s sowohl im Kinefilm als auch im DSA-Betrieb gearbeitet. Die Eingangsdosis bei Kinefilmtechnik beträgt 10 µR/B, bei der DSA in den Dosisstufen L2 etwa 20, in H1 etwa 50 µR/B. Ein Streustrahlenraster Pb 12/40 findet bei allen Untersuchungen Verwendung. Das Dosisflächenprodukt am Patienten wurde mittels DIAMENTOR D, die Oberflächendosis am Untersucher mit einem Kondiometer (beide Geräte Fa. Dr. Pychlau, Freiburg/Br.) gemessen.

*Akademie der Wissenschaften der DDR, Zentralinstitut für Herz-Kreislauf-Forschung, Wissenschaftsbereich Radiologie, Wiltbergstraße 50, 1115 Berlin, DDR

Strahlenbelastung des Patienten

Um die verfahrensspezifische Patientenbelastung zu erfassen, wurde während kleiner Durchleuchtungszeiten (DL-Zeiten) und einzelner Serien in den Projektionen RAO 30°, LAO 60° und lateral das Dosisflächenprodukt bei Kinefilmtechnik und DSA getrennt gemessen. Die in der Tab. 1 zusammengestellten Ergebnisse gehen aus jeweils mindestens 20 Einzelwerten hervor. Die DSA-Serien belasten den Patienten demnach um den Faktor 1,2 bis 1,3, im Mittel 27 %, stärker als die Kinefilmserien.

Tab. 1: Spezifische Strahlenbelastung des Patienten bei der Untersuchung des Herzens (Koronarangiographie und Ventrikulographie) - Dosisflächenprodukt (DFP) pro Durchleuchtungs(DL)minute sowie pro Kinefilm- und DSA-Serie in einzelnen Projektionen

Abbildung	DFP in $Gycm^2$
DL-Minute	2,1 ± 0,8

Serie	Kinefilm	DSA	Faktor
RAO 30°	3,8 ± 1,8	4,6 ± 2,7	1,2
LAO 60°	3,0 ± 1,3	4,0 ± 2,0	1,3
Lateral	2,7 ± 1,2	3,4 ± 2,4	1,3

Die Strahlenbelastung des Patienten durch die komplette Herzuntersuchung ist an zwei Kollektiven von je 230 Probanden vergleichend ermittelt worden. In dem einen Kollektiv wurde die konventionelle Kinefilmtechnik angewandt, im anderen wurden DSA-Serien anstelle von bzw. zusätzlich zu den Kinefilmserien eingesetzt. Tab. 2 gibt eine Übersicht über die Meßresultate. Sie enthält ferner die für eine aus 6 Serien bestehende "Standarduntersuchung" aus den Werten der Tab. 1 berechneten Dosisflächenprodukte bei reiner Kinefilm- bzw. DSA-Technik. Als mittlere DL-Zeiten sind, wie bei den Untersuchungen der Kollektive gefunden, 10 (Kinefilmtechnik) bzw. 13 Minuten (DSA) eingesetzt worden. Es zeigte sich, daß eine vollständig mit DSA ausgeführte "Standarduntersuchung" ein DFP von 51 $Gycm^2$ und eine 30 % höhere Patientenbelastung als bei Kinefilmtechnik liefern würde.
In der gleichen Größenordnung liegt aber auch die Mehrbelastung des Patienten von 28 % bei reiner Kinefilmangiokardiographie durch die krankengut- bzw. befundbezogenen Zusatzserien in der Praxis. Dieser gegenüber ergab die kombinierte Film-DSA-Angiokardiographie ein nur 21 % höheres DFP mit 61 $Gycm^2$, das sogar niedriger ausfiel als der von

VOGEL et al. (6) mit 70 Gycm^2 für die Kinefilmangiokardiographie mitgeteilte Wert. Das gesamte DFP teilt sich bei Kinefilm- und mit DSA kombinierter Technik zu etwa 61 % Serien- und 39 % DL-Anteil auf.

Tab. 2: Strahlenbelastung des Patienten bei der kompletten Herzuntersuchung - Dosisflächenprodukt (DL-, Serienanteil, Summe) bei einer "Standarduntersuchung" mittels Kinefilmtechnik bzw. DSA und bei Untersuchungen mit reiner Kinefilmanwendung sowie in Kombination mit DSA

	Dosisflächenprodukt in Gycm^2						
Untersuchungen	DL	Serien	Gesamt	DL	Serien	Gesamt	Diff.
	Kinefilm			DSA			
"Standard-untersuchung"	20	19	39	27	24	51	30 %
	Kinefilm			Kinefilm und DSA			
n = 230	20	31	51	24	37	61	21 %
Differenz			28 %			20 %	

Strahlenbelastung des Untersuchers

Die Strahlenbelastung des Untersuchers wurde, wie beim Patienten, verfahrensspezifisch, projektionsabhängig sowie für die gesamte Herzuntersuchung des Patienten ermittelt. In Tab. 3 ist die im Kopfbereich und an der linken Hand des Untersuchers während Kinefilm- bzw. DSA-Serien in RAO 30°-, LAO 60°- und lateraler Projektion gemessene Oberflächendosis dargestellt. Ebenfalls ist die während einer DL-Minute applizierte Dosis angegeben. Es ist ersichtlich, daß der Untersucher mit einer Ausnahme durch die DSA-Serien 1,9- bis 2,2fache Hautdosen gegenüber den Kinefilmserien erhält. Die 3,8fache Dosisexposition im Kopfbereich in der Projektion RAO 30° ist durch die Gerätegeometrie zusammen mit der größeren Streustrahlenhärte bei der DSA bedingt. Den Mittelwerten liegen durchschnittlich 15 Einzelmessungen zugrunde.

Bei der vollständigen Patientenuntersuchung mit kombinierter Kinefilm-DSA-Technik wurden die in Tab. 4 aufgeführten Dosiswerte gemessen.
Die Untersuchungen bestanden durchschnittlich aus 9,2 Aufnahmeserien und 16 Minuten DL-Zeit. Gegenüber früheren Messungen bei der Kinefilmtechnik mittels Thermolumineszenzdosimetrie (5) war die Augenbelastung um den Faktor 2,6, die Belastung des linken Oberarms und der Hände etwa um den Faktor 1,4 höher. Jüngere Literaturangaben zeigen, daß die bei unseren Herzuntersuchungen mit partieller DSA gemessene Augenbelastung des Un-

tersuchers nicht nur bequem bei den kinefilmangiographischen Belastungswerten einzuordnen ist, sondern auch noch in der Größenordnung reiner DSA-Belastung bleibt (Tab. 5).

Tab. 3: Spezifische Strahlenbelastung des Untersuchers bei der Herzuntersuchung des Patienten - Oberflächendosis in µGy pro DL-Minute, Kinefilm- sowie DSA-Serie in verschiedenen Projektionen

Meßort	Kopf		linke Hand	
Abbildung	Kinefilm	DSA	Kinefilm	DSA
Durchleuchtung pro Minute	0,6 ± 0,5			
Serie RAO 30°	0,8 ± 0,5	3,0 ± 3,1 3,8fach	11 ± 9	23 ± 15 2.1fach
LAO 60°	16 ± 11	31 ± 19 1,9fach	59 ± 37	91 ± 49 1,5fach
Lateral	18 ± 9	37 ± 24 2,1fach	43 ± 28	95 ± 51 2,2fach

Tab. 4: Dosisbelastung des Untersuchers pro Herzuntersuchung des Patienten mit Kinefilmtechnik und partiellen DSA-Serien. Anzahl der Einzelmessungen in Klammern

Meßort	Dosis in µGy
Kopf	63 ± 59 (36)
linke Hand	439 ± 304 (26)
linker Oberarm	345 ± 203 (11)
rechte Hand	88 ± 61 (17)

Risikobetrachtungen

Die zahlreichen DFP-Meßwerte legten nahe, beim Patienten von der im Körper bei der Untersuchung absorbierten Energie auszugehen. Die mittlere Äquivalentdosis $\bar{H}$ wird aus dem Quotienten

$$\bar{H} = \frac{E_K}{m_K} ,$$

in dem E_K die absorbierte Energie (in mJ) und m_K das Körpergewicht (in kg) bedeuten, gewonnen. Dabei ist E_K einer graphischen Darstellung des Quotienten aus absorbierter Energie und mittlerem Dosisflächenprodukt $\bar{D}A$ in Abhängigkeit von der Röhrenspannung U (in kV),

$$\frac{E_K}{\bar{D}A} = f(U),$$

entnommen[1]. Es ergaben sich $\bar{H}$ = 10 m Sv pro komplette Herzuntersuchung mit kombinierter Kinefilm-DSA-Technik. VOGEL teilt 9 m Sv für die Kinefilmangiokardiographie mit (6).

Beim Untersucher ist das Risiko eines strahleninduzierten Schilddrüsenkarzinoms bekanntlich gering. Auf der effektiven Äquivalentdosis nach dem ICRP-Report 26 (1977) basierend, setzt sich die Kenngröße des Risikos

$$R_r = r.H_T.n$$

zusammen aus $r = 5.10^{-4}\ Sv^{-1}$, Risikofaktor für die Schilddrüse,
H_T Äquivalentdosis an der Schilddrüse, Organdosis,
n maximale Anzahl der Untersuchereinsätze im Jahr.

Ohne Berücksichtigung der Energieabsorption in der Haut-Gewebe-Schicht vor der Schilddrüse, die einem Schwächungsfaktor von etwa 0,5 entspricht, kann H_T durch X, die am Kopf des Untersuchers gemessene Oberflächendosis in Gy pro Untersuchung, ersetzt werden. Dann ergibt sich für unsere Untersuchungsbedingungen mit partieller DSA eine Wahrscheinlichkeit der Krebsinduktion von rund 6.10^{-6}.

Tab. 5: Literaturangaben zur Augenbelastung des Untersuchers bei Angiographien

Autor	Untersuchungsart	Dosis in µGy
LACKNER et al. 1978 (2)	Angiokardiographie	32
eigene Messungen 1983 (5)	Kinefilm-Angiokardiographie	24 ± 23
VOGEL et al. 1984 (6)	Angiokardiographie	213 (mittel) 612 (maximal)
LANGER et al. 1984 (3)	Angiographie DSA contin. mode, Phantom	701,2/Tag
BRITTON/WHOLEY 1988 (1)	Carotiden, i.a. DSA	
	Abbildung, mit Schutz	57,6 ± 10,3
	ohne Schutz	129,6 ± 39,3
	Abb. und DL, mit Schutz	74,1 ± 23,0
	ohne Schutz	182,6 ± 58,0

[1] Für die Überlassung der Kurvendarstellung danke ich Herrn Dr. Steuer vom Staatlichen Amt für Atomsicherheit und Strahlenschutz der DDR

Diskussion

Die Strahlenbelastung des Patienten erscheint durch den partiellen Einsatz der DSA bei der Koronarangiographie und Ventrikulographie mit einem etwa 20 % höheren Dosisflächenprodukt gegenüber der konventionellen Kinefilmtechnik nicht übermäßig erhöht. Selbst eine vollständig mit DSA ausgefüllte Herzuntersuchung würde, bei sehr fraglichem diagnostischen Gewinnzuwachs und bestimmt komplizierterem handling, das DFP nur um etwa 30 % ansteigen lassen. Unterschiede der Dosisbelastung in dieser Größenordnung treten einerseits schon im kinefilmtechnischen Routinebetrieb patienten- bzw. befundbedingt zur Standarduntersuchung auf, andererseits sind sie nicht weit von der Meßunsicherheit in der Dosimetrie am Patienten überhaupt entfernt. Der untersuchende Arzt ist demnach stärker in die Pflicht genommen, dem ALARA-Prinzip folgend, die Indikationsstellung zur Untersuchung strenger zu prüfen.

Die Kenntnis der projektionsabhängigen Expositionsdosis einschließlich ihrer Streubereiche für einzelne Untersuchungsphasen erlaubt, beliebige Strahlenbelastungssituationen detailliert analysieren zu können. Daraus lassen sich, besonders für das Untersuchungspersonal, Verhaltenshinweise zum Strahlenschutz besser präzisieren als aus ortsdosimetrischen Resultaten.

Die Strahlenbelastung des Untersuchers ist differenziert zu beurteilen. Im Vergleich zu Literaturangaben erfährt die relativ hohe Handbelastung pro Gesamtuntersuchung durch die zusätzlichen DSA-Serien keine wesentliche Steigerung mehr (Faktor 1,5). Dagegen bleibt die Expositionsdosis der Augenlinse, obwohl durch DSA etwa 2,6fach erhöht, im unteren Grenzbereich der Belastungswerte bei der Filmangiokardiographie (Tab. 5). Wie die dort angeführten Resultate von BRITTON/WHOLEY zeigen, könnte die Augenbelastung sogar noch über die Hälfte gesenkt werden, wenn ein geeigneter Gesichtsschutz verwendet würde.

Literatur

1. Britton, C. A., M. H. Wholey: Radiation Exposure of Personnel during Digital Subtraction Angiography. Cardiovasc. Intervent. Radiol. 11 (1988), 108-110.

2. Lackner, K., K. Ewen und R. Felix: Die Strahlenexposition des Untersuchers bei Angiographien. Fortschr. Röntgenstr. 128 (1978)1, 86-90.

3. Langer, M., G. Golde, W. Fiegler und R. Felix: Strahlenbelastung des Untersuchers bei der digitalen Subtraktionsangiographie im Continuous-mode-Verfahren. Fortschr. Röntgenstr. 141 (1984)5, 544-545.

4. Riemann, H.: Untersuchungen über den Dosisbedarf von konventionellen Angiographien und digitalen Subtraktionsangiographien mit Hilfe des Flächen-Einfalldosisproduktes. In: E. Zeitler, T. Schmidt (Hrsg.): Strahlenexposition bei der Digitalen Subtraktionsangiographie. Springer-Verlag, Berlin 1987.

5. Steinbach, W. R.: Ermittlung und Bewertung der realen Strahlenbelastungssituation des Personals an einem kardiovaskulären Arbeitsplatz (ANGIOSKOP) im Vergleich zu orts- und personendosimetrischen Ergebnissen. Abschlußarbeit zum postgradualen Studium Atomsicherheit und Strahlenschutz beim Staatlichen Amt für Atomsicherheit und Strahlenschutz der DDR, Berlin 1984.

6. Vogel, H., R. Westerhold, H. Löhr und P. Hanrath: Strahlenexposition und Strahlenrisiko der Angiokardiographie bei Erwachsenen. Herz 9 (1984)5, 313-318.

DIGITALE SUBTRAKTIONSANGIOGRAPHIE - AKTUELLER STAND UND TRENDS DER WEITEREN ENTWICKLUNG

Dr. Geert Dewulf *)

Die Diagnostik von Gefäß- und Herzerkrankungen befindet sich derzeit im Umbruch. Der Wandel ist zum einen dadurch gekennzeichnet, daß die invasiven Untersuchungen mittels Katheter und Angiokardiographie mit Ausnahme diagnostischer Fragestellungen vor herzchirurgischen Eingriffen immer häufiger durch Ultraschall, Nuklearmedizin, Doppler, Computertomographie und auch schon durch die magnetische Resonanz ersetzt werden. Zum anderen vollzieht sich auch innerhalb der invasiven, kardiovaskulären Diagnostik ein durch eben die gleichen Computertechniken eingeleiteter Wandel von der konventionellen Blattfilm-, Folien- und Cine-Angiographie hin zur Digitalen Subtraktionsangiographie.
Während für die invasive, periphere Gefäßdiagnostik schon definitiv zugunsten der digitalen Angiographie entschieden ist, hält die Digitale Bildverarbeitung nur zögernd ihren Eintritt in die Kardiologie.

Die meisten DSA-Geräte, die seit ungefähr 7 Jahren verfügbar sind, konnten die Anforderungen für die periphere Angiographie erfüllen:
- Die Aufnahmegeschwindigkeiten waren ähnlich denen des Blattfilmwechslers.
- Die geringere Ortsauflösung wurde kompensiert durch eine wesentlich höhere Kontrastauflösung.

Nur in einigen Gebieten, die gleich angesprochen werden, konnte sich die DSA nicht voll durchsetzen. Die neue Generation der DSA-Geräte öffnet hier die Tür. Sie ist konzipiert für den Einsatz der hochauflösenden Matrix von 1024 x 1024 Bildpunkten (Abb. 1).

Das erste Gebiet ist die Neuroradiologie. Wir könnten uns vorstellen, daß in Kürze die intraarteriellen DSA-Anwendungen in der Neurologie die Blattfilmangiographie weitgehend ersetzen wird. Im Laborexperiment wird die Ortsauflösung noch immer unter der Leistung eines Filmfoliensystems liegen, in der praktischen Anwendung aber wird diese Matrix die Darstellung aller klinisch relevanten Gefäße ermöglichen. Dazu kommt die Eliminierung von Knochenstrukturen, was in der hinteren Schädelgrube sehr begrüßt wird. Zusätzlich entsteht die Möglichkeit, mit niedrigen Frequenzen simultan in zwei Ebenen zu akquirieren, wodurch noch schneller, mit weniger Kontrastmittel und präziser gearbeitet werden kann (Abb. 2).

---

*) Siemens AG, Unternehmensbereich Med. Technik, Henkestr. 127, 8520 Erlangen, BRD

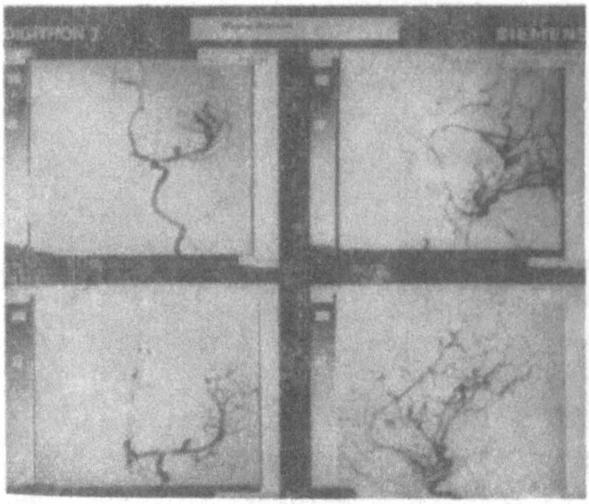

Abb. 1: Selektive Injektion in Truncus Coeliacus und A. Hepatica; 1024er Matrix

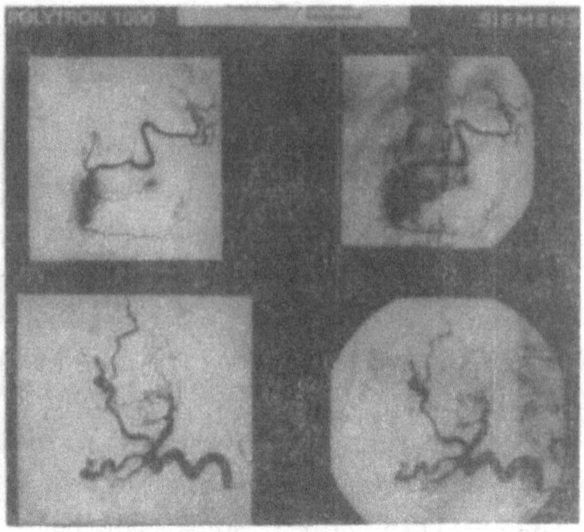

Abb. 2: A. car. comm.: Großes Aneurysma mit Verdrängung der A. Cer. Ant (Biplan)

Dadurch wird die DSA auch in der interventionellen Angiographie mehr und mehr behilflich sein. Nach Kontrastierung des Zielgebietes im Pfadfinderverfahren wird der interventionelle Eingriff unter genauer Kontrolle durchgeführt werden können. Diese Pfadfindertechnik ist ein Verfahren, wobei eine Injektion unter Durchleuchtungsbedingungen erfolgt und von diesem Bild weitere Durchleuchtungsbilder subtrahiert werden. Dieses Vorgehen erleichtert Katheterführungen und Manipulationen mit dem zusätzlichen Vorteil einer sehr geringen Strahlenbelastung für Arzt und Patient, da man in Durchleuchtung arbeitet. (25 Sekunden Durchleuchtung entsprechen 1 Sekunde Normalbetrieb DSA.)

Das zweite Teilgebiet, in dem die DSA wenig Anwendung fand, ist die Kardiologie. Hauptproblem waren die Aufnahmegeschwindigkeit, der Speicherbedarf und die Archivierung.
Mit dem Kinofilm werden in der Routine Aufnahmefrequenzen von 25 B/s benutzt. Die Speicher der DSA-Geräte ließen diese Aufnahmefrequenz nur für sehr kurze Zeit zu oder zwangen zu analoger Abspeicherung. Durch die Entwicklung von neueren und schnelleren Winchesterplatten ist es möglich geworden, 50 B/s digital abzuspeichern oder im Biplan-Betrieb 25 B/s pro Ebene. Dadurch werden die digitalen Systeme auch in der Kinderkardiologie einsetzbar (Abb. 3).

Gleichzeitig wurde auch das Problem der Speicherkapazität gelöst. Diese neuen, schon erwähnten Platten speichern bis zu 17.000 Bildern ab, d.h. mehr als 10 Patienten können abgespeichert werden.

Es bleibt noch das Problem der Archivierung.

Bisher gab es die Möglichkeit, den Kinofilm simultan mitlaufen zu lassen, was aber sicher nicht als kostengünstige Lösung angesehen werden kann. Andererseits hat bisher noch jeder seinen Kinoprojektor. Eine andere Möglichkeit wäre, die Bilder auf Videokassetten aufzunehmen, da aber fehlt uns die Bildqualität, obwohl es für Routineanwendungen sicher eine vernünftige Lösung sein könnte.
Die dritte Möglichkeit ist die Abspeicherung auf digitale Kassetten. Dies ermöglicht, auf einer normalen VHS-Kassetten 7.000 Bilder mit einer Geschwindigkeit von 15 B/s abzuspeichern.

Zur Abklärung einer koronaren Herzkrankheit ist natürlich die Darstellung der Koronararterien am wichtigsten. Hier finden die digitalen Bilder ihre Überlegenheit durch die sofortige Verfügbarkeit und die Überarbeitungsmöglichkeit. Über die Vorteile der Subtraktion herrscht keine einstimmige Meinung. Die meisten DSA-Geräte haben heute die Möglichkeit, entweder subtrahierte oder nicht subtrahierte Bilder darzustellen. Viel wichtiger erscheinen andere Verarbeitungsmöglichkeiten wie Kantenanhebung oder Kontrastverstärkung, wodurch nicht nur Gefäße sondern auch Katheter und Führungsdraht hervorgehoben werden (Abb. 4).

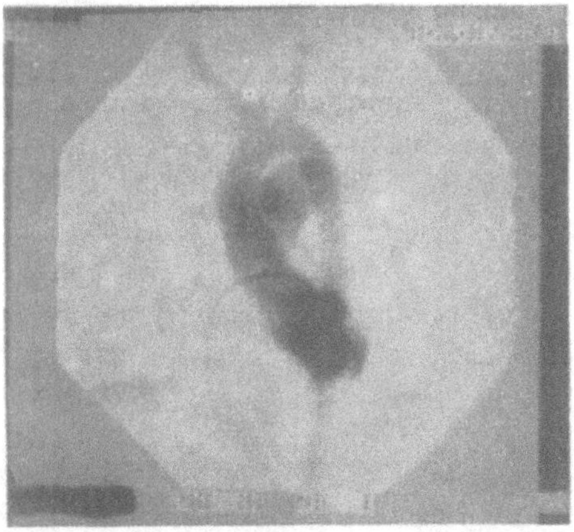

Abb. 3: Offene Ductus Botalli

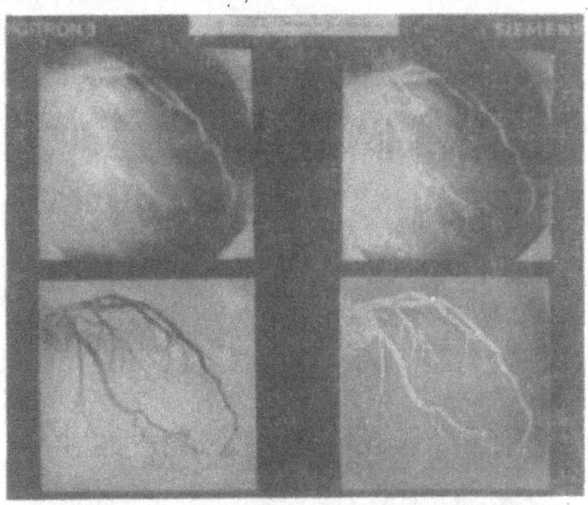

Abb. 4: Digitalisierte Kinofilmaufnahme: Vergleich nichtsubtrahiert und subtrahiert

Die zusätzliche Sofortverfügbarkeit der Bilder macht diese Geräte dann auch zu einem idealen Hilfsmittel bei der interventionellen Kardiologie. Die vorab gespeicherten Bilder können patientennah als Referenzbilder abgerufen und als Vergleich neben das Durchleuchtungsbild gesetzt werden.

Aufgrund der Entwicklung schneller Mikroprozessoren ist ein weiterer Trend in der DSA sichtbar, der Trend zur schnellen Quantifizierung. Erstes Beispiel: die Stenoseauswertung, bei der innerhalb von 30 oder weniger Sekunden ein absoluter Durchmesser oder eine %-Stenosis eines Gefäßes gegeben werden kann (Abb. 5).

Ziel ist zweierlei:
Erstens die subjektive Beurteilung zu ersetzen durch eine objektive rechnergestützte Messung - zweitens, besonders wichtig bei der PTCA, eine Angabe zu geben über Durchmesser und Länge der Stenose, bei der Ballonauswahl behilflich zu sein

Eine Auswertung sieht folgendermaßen aus:
In das zu untersuchende Gefäß werden nach Suche der Kanten zwei Regionen automatisch abgegrenzt, wo die Gefäßbreite gemessen wird. Resultat vom Vergleich dieser zwei Regionen ist ein geometrischer Stenose Ratio. Diese Ergebnisse sind natürlich nur richtig, wenn die Stenose konzentrisch war.

Dies ist der Grund für eine zweite Berechnung:
In dem Gefäß wird auch die Dichte gemessen. Ein Ratio zwischen diesen Ergebnissen resultiert in einem densitometrischen Stenosegrad, der unabhängig ist von der Projektion, weil er eigentlich dreidimensionale Information enthält.
Wenn dazu noch eine Kalibrierungsmöglichkeit geschaffen wird, kann man gleich die exakte Breite und Länge der Stenose ablesen.

Gleichfalls kann die Auswurffraktion sowie verschiedene Volumen- und Wandbewegungen nach verschiedenen Methoden nahezu in Echtzeit berechnet werden (Abb. 6). Das DSA-Gerät umfährt automatisch die Konturen des Gefäßes nach manueller Angabe der Aortenklappen.

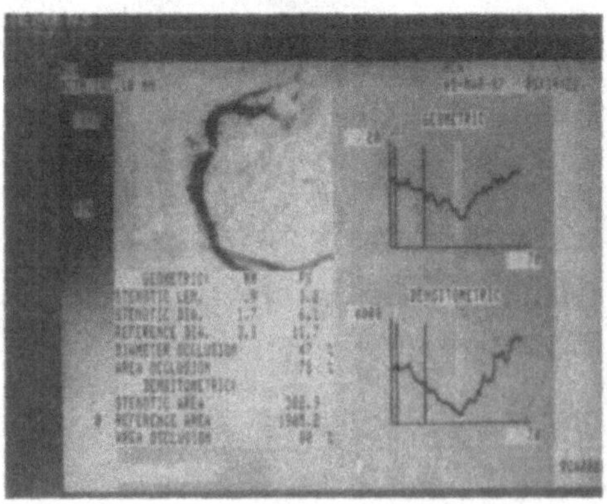

Abb. 5 Stenoseberechnung

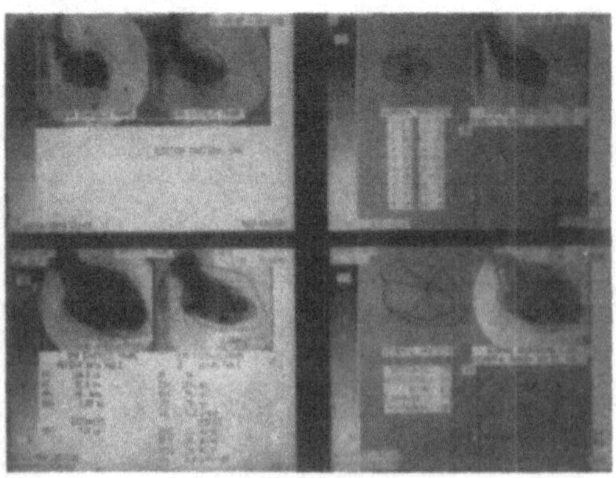

Abb. 6 Berechnung linksventrikulärer Parameter

Der letzte spürbare Trend ist der zur Globalisierung und Integration verschiedener Geräte.

Zum einen gibt es nun DSA-Geräte, die man nicht mehr als DSA-Geräte bezeichnen kann. Sie sind digitale Geräte, die neben der digitalen Subtraktionsangiographie auch digitale Angiographie ohne Subtraktion zulassen - z. B. wichtig in den Fällen, in denen eine Bewegung während der Aufnahme notwendig ist, wie im Falle einer peripheren Schrittverschiebung mit nur einer Kontrastmittelinjektion. Die gleichen Geräte sind auch in der Lage, digitale Radiographie zu machen, sprich Einzelschüsse, gastro-enterologische Aufnahmen, Magen, Darm oder Knochen, wobei die 1024 x 1024 Matrix eine Mindestanforderung ist.

Eine zweite Form von Integration, die sich mehr und mehr stellt, ist die Integrierung der verschiedenen Geräte im Herzkatheterlabor. Es ist wahrscheinlich nicht mehr weit bis zu dem Punkt, an dem physiologische Meßdaten, röntgenologische Parameter usw. in einem Protokoll vereinigt werden können, und zusätzlich die Bedienung verschiedener Geräte vereinfacht und integriert werden kann.

Zum Schluß bekommen wir die Integrierung im Gesamtkrankenhaus, wie z. B. ein PACS-System, bei dem die verschiedenen Räume miteinander verbunden werden, woraus vielleicht in Zukunft das filmlose Krankenhaus entstehen kann.

Referenzen

1 Bachmann, K., Weikl, A., Roth, E.: Welche Möglichkeiten bietet die digitale Technik bei der Darstellung der koronaren Herzkrankheit? Vortrag Angiographie-Kongreß, Berlin (West), 1986

2 Thurn, P., Felix, R.: Standortbestimmung der digitalen Subtraktionsangiographie (DSA). Schering AG, Berlin (West), 1984

3 Heintzen PH, Brennecke, R. (eds): Digital Imaging in Cardiovascular Radiology. Gg. Thieme Verlag, Stuttgart/New York, 1983

4 Heintzen PH, Bürsch, J.H. (eds): Progress in Digital Angiocardiography. Kluwer Academic Publishers, Dordrecht/Boston/London, 1988

5 Seyferth, W., Polster, W.: Pfadfindertechnik: eine Ergänzung der digitalen Subtraktionsangiographie im fluoroskopischen Betrieb. Electromedica 53 (1985), Heft 1, S. 39 - 45

6 Lyons, J., Gershlick, A., Gardener, J., Leyton, C.: Arrival time imaging of the thoracic aorta: a new way of demonstrating the site of aortic dissection. Abstract from British Cardiac Society, April 1987

D I S K U S S I O N

NADJMI, Würzburg, zum Vortrag EICHSTÄDT:

Wenn im Zusammenhang mit der Cardangiographie und der invasiven Herzdiagnostik von schweren und leichten Komplikationen gesprochen wird, was ist darunter konkret zu verstehen?

EICHSTÄDT, Berlin(West):

Mit leichten Komplikationen sind aus meiner Sicht unerwünschte Nebenwirkungen gemeint, vor allem Extrasystolen, Hitzegefühl und das Auftreten von Nachwirkungen und Komplikationen an der peripheren Punktionsstelle. Dort gehört neben dem Hämatom vor allem das arteriovenöse Aneurysma zu den Komplikationen. Mit schweren Komplikationen sind gemeint: Rhythmusstörungen, welche die Notwendigkeit einer Defibrillation herbeiführen, weiterhin Infarkte durch Thromben oder durch das Abreißen von Plaques, Gefäßdissektionen, das Auftreten von kalkembolischen Infarkten insbesondere bei der Sondierung verkalkter Aortenstenosen, Schockzustände nach der Kontrastmittelgabe bei Ventrikulographie und schließlich Todesfälle. In der BRD wurden im vergangenen Jahr unter 144 000 Koronarangiographien beispielsweise zwei Todesfallmitteilungen registriert.

RICHTER, Berlin:

Meine Auffassung ist, daß der Übergang zu digitaler Bilddiagnostik generell vorgezeichnet ist, d. h. der Übergang auf digitale Systeme läuft ab, ob wir wollen oder nicht. Unter diesem Gesichtspunkt ist auch die Cardangiographie und die Koronarangiographie zu beurteilen. Prognostisch erscheint es ausgeschlossen, daß gerade diese Methoden im Stadium der nichtdigitalen Verfahrensweise verharren sollten. So gesehen ist es eine Frage der Zeit und der Verfügbarkeit entsprechend geeigneter Systeme, welche die Digitalisierung mit verschiedenen Aufbereitungsverfahren ermöglichen, nicht nur mit und ohne Subtraktion sondern z. B. auch unter Verwendung verschiedener Filterverfahren. Das in dieser

Hinsicht noch kritische Verfahren ist die Koronarangiographie. Doch verlangt auch hier der notwendige Übergang zur quantitativen Angiographie die digitale Technik. Wenn gegenwärtig der Kinefilm vielfach noch als Zwischenmedium genutzt wird, so ist dieser Sachverhalt ein Ausdruck für die noch nicht voll ausgereifte digitale Koronarangiographie, die mit der nächsten Gerätegeneration erwartet werden kann.

EICHSTÄDT, Berlin(West):

Ich bin auch davon überzeugt, daß die digitale Angiographie für uns in der Kardiologie wertvoll ist. Dennoch vertrete ich die Auffassung, daß eine schnelle Ablösung der Kinefilmtechnik nicht stattfinden wird.
Wir selbst bedienen uns gegenwärtig beispielsweise bei der Koronarangiographie mittels digitaler Nachverarbeitung analoger Bilder in wenigen Schritten nur der Kantenanhebung ohne Subtraktion. Daß die Entwicklung der Digitalisierung auch für die Kardiologie, d. h. die Cardangiographie und Koronarangiographie dennoch unaufhaltsam weitergeht, ist mit Sicherheit zutreffend.

STEINHART, Hradec Králové:

Die Objektivierung zahlreicher funktioneller Vorgänge wurde schon früher durch den Einsatz der Densitometrie versucht. Die meist umständliche Handhabung dieser Methoden hat ihre Anwendung jedoch immer stark begrenzt. Die Möglichkeiten der digitalen Bilderzeugung und -verarbeitung bringen indessen offensichtlich einen Wandel. Ich glaube, hier hat es eine deutliche Verbesserung für die diagnostischen Bewertungen in der Ventrikelkinetik und der koronaren Perfusion gegeben. Wichtig wird es meines Erachtens sein, wie die Resultate für Therapieentscheidungen Verwendung finden.

HEINE, Berlin:

Ich habe an die hier anwesenden Experten folgende Fragen:

- Wie groß ist die diagnostische Sicherheit bei den angewandten Verfahren im Vergleich zu nichtinvasiven Methoden?

- Wir verzeichnen große Fortschritte auf dem Gebiete der Ultraschall-Diagnostik und erzielen hier recht genaue Aussagen, z. B. mit Duplex über die Einschätzung von Stenosen, Wandveränderungen und Plaques. Möglicherweise brauchen wir doch in absehbarer Zeit keine Angiographie mehr? Wie sehen Sie diesbezüglich die weitere Entwicklung?

- Was wird an Informationen wirklich benötigt, um den Chirurgen zu informieren?
  Wir praktizieren wohl gegenwärtig eine Überdiagnostik, doch ist nach meiner Einschätzung die Sicherheit für den Patienten damit nicht größer geworden.

DEWULF, Erlangen:

Das Bestreben, die invasive Herz- und Gefäßdiagnostik durch den Einsatz weniger belastender noninvasiver Methoden zu reduzieren, gibt es seit langem. Das Anliegen ist zweifellos richtig und berechtigt. Ebenso klar hat sich indessen herausgestellt, daß in der Vorbereitung auf herz- und gefäßchirurgische Eingriffe die Angiographie weiterhin einen wichtigen Platz einnimmt, beibehalten wird und mit relativ hoher Sicherheit im Perspektivzeitraum ein unverzichtbarer Bestandteil der präoperativen Diagnostik bleiben wird.

Davon zu trennen ist die Frage nach der Ablösung der konventionellen Angiographie durch digitale Angiographie. Mit Ausnahme des Herzens hat die Praxis diese Frage bereits beantwortet: Die DSA wurde weitestgehend zur angiographischen Methode der Wahl. Hier kann ich z. B. auf französische Autoren in der Neuroradiologie verweisen, welche die konventionelle Angiographie bei Verzicht auf DSA als eine ärztliche Fehlhandlung bezeichnen. Zur Situation in der Kardiologie ist folgendes zu bemerken: Immer wieder wird hier die Frage gestellt, ob die digitale Angiographie die Kineangiographie ersetzen oder ablösen wird. Diese Fragestellung trifft jedoch nicht den Kern, denn die digitale Angiographie ist gleichfalls Kineangiographie. Es ist lediglich das Medium "Film", welches zur Aufzeichnung der Bilder gegen das Medium "Digitalsystem" ausgewechselt wird. Wenn diesbezüglich im Rahmen der ständigen schnellen Weiterentwicklung die Bedingungen einschließlich der praktischen Handhabung erfüllt sind, dann sehe ich für die allgemeine Durchsetzung der digitalen Angiographietechnik auch in der Kardiologie keinerlei objektive Einschränkungen mehr. Zwischenzeitlich werden die beiden Verfahrensarten parallel laufen müssen, auch um gültige Urteile im Vergleich zu erreichen. Schon heute gibt es aber international eine ganze Reihe von Herzkatheterlaboratorien, die ausschließlich digital arbeiten und bereits seit Jahren überhaupt keine Filme mehr verwenden.

UHLICH, Berlin:

Nach der breitenwirksamen Einführung der Ultraschallmethoden hat sich u.a. auch herausgestellt, daß die Anforderung invasiver Untersuchungen nicht zurück ging sondern sogar zunahm. Die Ursache dürfte in der grösseren Zahl entdeckter pathologischer Befunde liegen, die im Hinblick auf herz- bzw. gefäßchirurgische Maßnahmen weiter klärungsbedürftig wurden. Dies ist eine Erscheinung der Praxis, die in den Diskussionen häufig gar nicht erwähnt und außer acht gelassen wird.

ZEITLER, Nürnberg:

Zu der Bemerkung von Herrn HEINE über die Frage einer "Überdiagnostik" möchte ich folgendes sagen:
Mit bildgebenden Verfahren werden jene Techniken angewandt, die eine relevante Antwort auf die Fragen des Klinikers jeweils ermöglichen. Reichen dafür die nichtinvasiven Methoden nicht aus, z. B. für Entscheidungen über chirurgische Eingriffe, so ist die dafür relevante Methodik einzusetzen. Bezüglich der Stellung der Ultraschalldiagnostik in diesem Zusammenhang verweise ich auf ein wesentliches Ergebnis, das unlängst im Dreiländertreffen der Ultraschalldiagnostiker als Resultat einer kooperativen Studie bekanntgegeben wurde. Daraus geht hervor, daß die Beurteilung der Gefäßstenosen und des Gefäßulcus mittels hochwertigen Ultraschalltechnik derzeit eine Sicherheit von ca. 60 % erreicht. Das heißt aber, daß die Bildgebung mit Röntgenstrahlung noch eine ganze Zeit andauern wird, jedenfalls solange, bis die Kernspintechnik Ergebnisse hoher Sicherheit auf automatischem Wege bringen wird. Was nun die Einsparung an sogenannter Überdiagnostik anbelangt, so ist zu bedenken, daß aus jeder methodischen Einschränkung immer wieder neuer Diagnostikbedarf entsteht. Diese Entwicklung ist zwangsläufig, um beispielsweise sagen zu können, diese Stenose führt zur Funktionsbeeinflussung des Stoffwechsels im versorgten Organ und jene Stenose nicht. Dafür jedoch braucht man wiederum hochspezielle Diagnostik. Die Kernfrage ist letzen Endes

immer, wie es am besten gelingt, die Lebensqualität der Patienten positiv zu beeinflussen.

<u>NADJMI, Würzburg:</u>

Zu dem vermuteten Bevorstehen einer Ablösung der Angiographie habe ich folgende Auffassung: Die einzige invasive Untersuchung, die - jedenfalls auf neuroradiologischem Gebiet - bestehen blieb, ist die Angiographie. Es wird in absehbarer Zeit sicherlich auch kein Verfahren geben, sie zu ersetzen. Man muß in diesem Zusammenhang auf jeden Fall nachdrücklich darauf hinweisen, daß die interventionsradiologischen Eingriffe im und über das Gefäßsystem heute schon oftmals den operativen Eingriff überflüssig machen. Die entscheidende Methodik dafür bedient sich der Angiographie. Das heißt aber auch, sie ist eine unverzichtbare Prozedur.

DIGITALE RADIOGRAPHIE

Vorsitzende:	H. Cobet	Berlin
	M. Galanski	Hannover
	H.P. Busch	Mannheim
	W. Steinbach	Berlin

THORAXAUFNAHMEN MIT DIGITALER TECHNIK AUS KLINISCHER SICHT

M. Galanski, M. Prokop, St. Reichelt *

Mit der Entwicklung der Speicherleuchtstoffe hat die Digitaltechnik auch in der traditionellen Projektionsradiographie Einzug gehalten. Bei der Einführung eines neuen Verfahrens stellt sich immer die Frage nach der Berechtigung. Sie kann durch eine überlegene diagnostische Aussagekraft, durch eine Minderung der Strahlenbelastung bei zumindest gleichem Informationsgehalt, durch geringere Kosten oder durch sonstige Vorteile gegeben sein, die nicht im direkten Zusammenhang mit dem Verfahren stehen. Nur dann, wenn man sich über diese Punkte Rechenschaft ablegt, gelangt man zu einer realistischen und kritischen Einschätzung des Verfahrens.
Im folgenden sollen zunächst das Prinzip der digitalen Lumineszenzradiographie (DLR) und die theoretischen Vorteile kurz skizziert werden, anschließend die Leistungsfähigkeit des Verfahrens unter Berücksichtigung der Qualitätskriterien in der Thoraxdiagnostik diskutiert und abschließend eine vorläufige Wertung versucht werden.

Prinzip der digitalen Luminenszenzradiographie:

Bei der DLR kommt an Stelle der herkömmlichen Filmfolienkombination eine mit Europium dotierte Barium-Halogenid-Folie als Detektor zum Einsatz. Dieser Speicherleuchtstoff besitzt die Fähigkeit, das Strahlenbild latent zu speichern: Durch die Röntgenstrahleneinwirkung werden Elektronen des Kristallgitters auf ein höheres Energieniveau gehoben und in sogn. Haftstellen metastabil gehalten. Das latent gespeicherte Bild kann anschließend durch eine erneute Stimulation der Speicherleuchtstoffolie ausgelesen werden. Dies geschieht mit einem 1oo bis 2oo um feinen Laserstrahl (He-Ne-Laser). Die dabei emittierten Lichtsignale werden von einer Glasfaseroptik aufgefangen, durch einen Fotomultiplier in elektrische Signale überführt, analog digital gewandelt und einem Bildrechner zugeführt. Die Bildausgabe erfolgt auf dem Monitor eines interaktiven Bildarbeitsplatzes oder als Hardcopy über einen Laserimager. Die technischen Daten der von uns verwendeten Anlage sind in Tab.1 zusammengestellt.

Theoretische Vorteile der DLR:

Die wesentlichen Vorzüge der DLR sind 1) ein weiter Dynamikbereich, 2) die Möglichkeit der rechnerischen Bildnachbearbeitung und 3) die Anbindung an ein digitales Bildarchivierungs- und Kommunikationssystem (PACS).
Im Gegensatz zur Folienfilmradiographie (FFR) mit einem Dynamikumfang von nur etwa 1:3o und zur Bildverstärker-Radiographie mit einer Dynamik von etwa 1:1oo, weist die DLR einen extrem hohen Dynamikbereich von 1:4o.ooo bei linearer Charakteristik auf. Dadurch ist der Belichtungsspielraum immens breit und Fehlbelichtungen

* Medizinische Hochschule Hannover, Abt. Diagnostische Radiologie I, Konstanty-Gutschow-Str. 8, 3ooo Hannover 61 (FRG)

DLR-EINHEIT: FCR-901 mit DIGISCAN

Detektor	Speicherleuchtstoffolie
Laserabtaster	200 Mikrometer (Format 35/43)
Pixelgröße	0,2 mm Kantenlänge
Matrix	1744 x 2144 Bildpunkte (35/43)
Speichertiefe	10 bit (Ausleseeinheit)
	12 bit Digiscan
Monitormatrix	880 x 880 Bildpunkte
Laserimager	4000 x 5000 Matrix, 8 bit
Speichereinheit	optische Platte (10 Gigabyte)
	entsprechend ca 1000 Aufn.

Tab. 1 Technische Daten der Anlage

Tab.1 Technische Daten der Anlage

sind nahezu ausgeschlossen. Eine Dosisreduktion ist zwar nicht generell möglich, erscheint aber zumindest für einige Indikationen vertretbar.

Die wesentlichen Bildnachverarbeitungsmöglichkeiten sind eine Filterung, eine Gradationswahl sowie Addition und Subtraktion von Bildern. Bei der Filterung wird das Rechnereingangssignal zunächst über unterschiedlich große Matrixareale gemittelt und ein unscharfes Bild erzeugt. Diese sogn. unscharfe Maske wird vom Ausgangsbild subtrahiert. Das resultierende Kantenbild schließlich wird dem Ursprungsbild mit variablem Gewichtungsfaktor zugemischt. Endergebnis ist das gefilterte Bild (Abb.1). Erfolgt bei der Filterung die Mittelung über kleine Matrixareale (kleine Filterkerne), werden hohe Ortsfrequenzen des Bildes betont, erfolgt sie über große Matrixareale (große Filterkerne) werden neben hohen aus niedrigere Ortsfrequenzen angehoben. Die Gradationswahl beinhaltet Änderungen der Form, der Lage und der Neigung (Steigung) der Kennlinie. Die einfache Fensterung mit freier Wahl von Fensterbreite und Fensterzentrum stellt eine Sonderform der Gradationsänderung dar.

Die Möglichkeit der direkten Anbindung der DLR an ein PACS stellt im Hinblick auf eine verlustfreie Speicherung und Übertragung von Bilddaten einen weiteren nicht unwesentlichen Vorteil dar.

DLR im Lichte der Qualitätsanforderungen in der Thorax-Röntgendiagnostik:

Die Qualitätskriterien für Thoraxröntgenaufnahmen sind heute klar definiert. Gefordert werden eine Abbildung der Lungengefäße bis in die Peripherie, eine scharfe Konturierung von Gefäßen, Herzrand und Zwerchfell und eine ausreichende Erkennbarkeit retrokardialer und retrodiaphragmaler Lungenstrukturen sowie die Transparenz des Mediastinums. Lineare Strukturen sollen bis zu einer Größe von o,3 mm, rundliche Details bis zu einer Größe von o,7 bis 1 mm abgebildet werden. Die Grenzauflösung der DLR für hohe Kontraste ist mit etwa 3 LP/mm für die Standardfolie und mit etwa 4 LP/mm für die hochauflösende Folie (gemessen unter

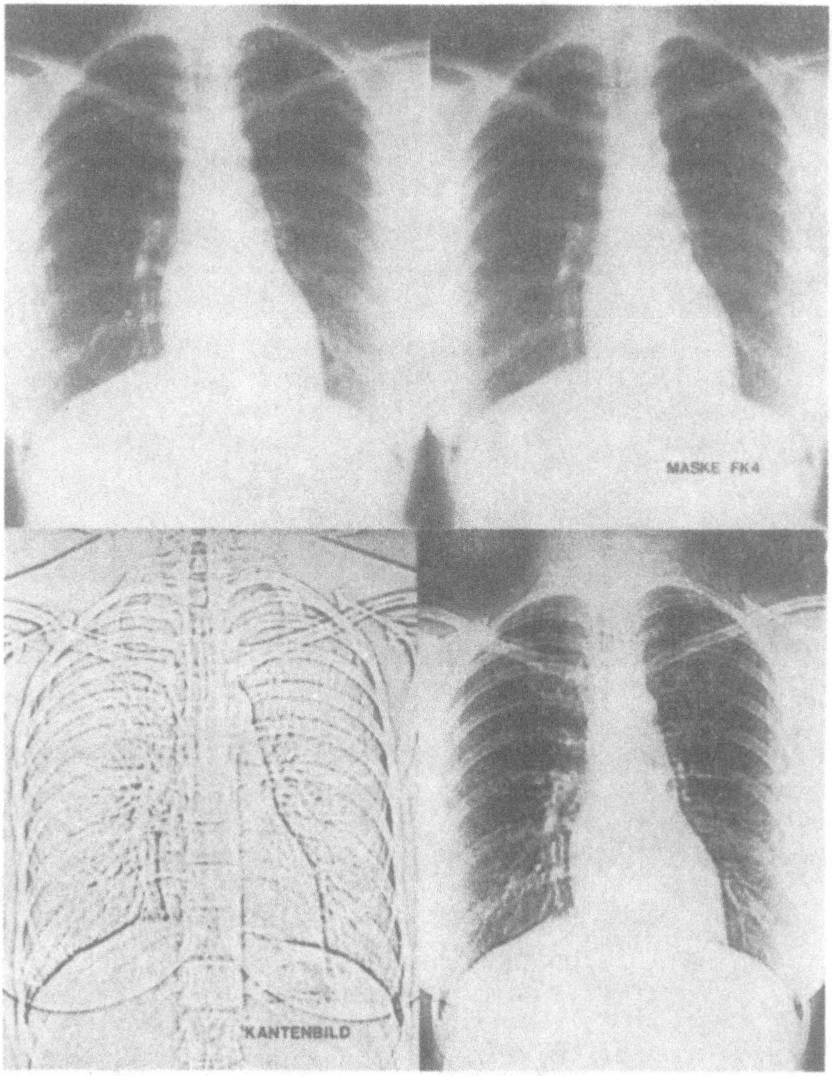

Abb. 1

FILTERUNGSVORGANG
Vom Ausgangsbild (li. oben) wird eine unscharfe Maske erzeugt (re. oben), die vom Urspungsbild subtrahiert das Krankenbild ergibt (li. unten). Aus der Zumischung des Kantenbildes zum Ausgangsbild resultiert das gefilterte Bild (re. unten).

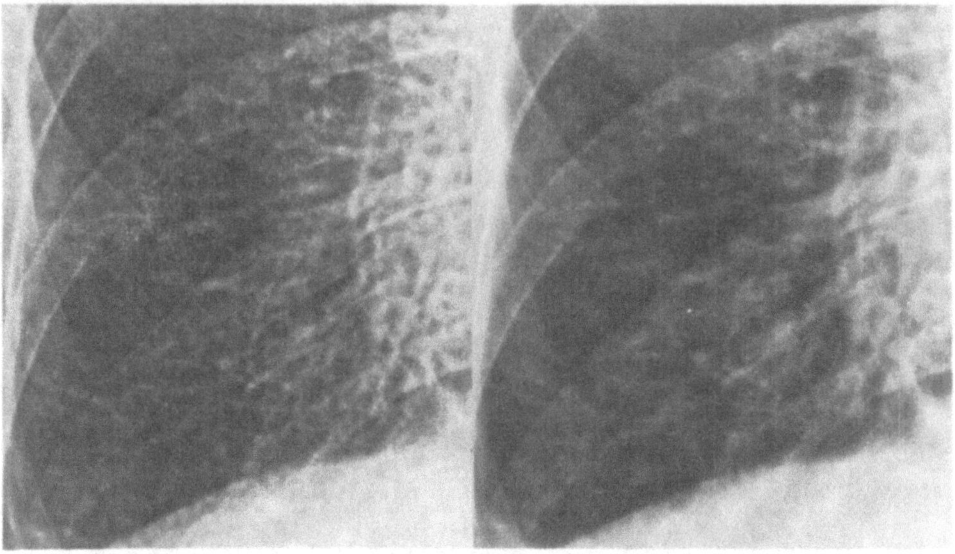

Abb. 2

Filterung eines Thorax-Rö.-Bildes mit interstitiellen Veränderungen (Kerley-Linien) mit kleinem (li.) und großem Filterkern (re.). Bei der Verarbeitung mit kleinem Filterkern treten die Kerley-Linien schärfer und deutlicher hervor.

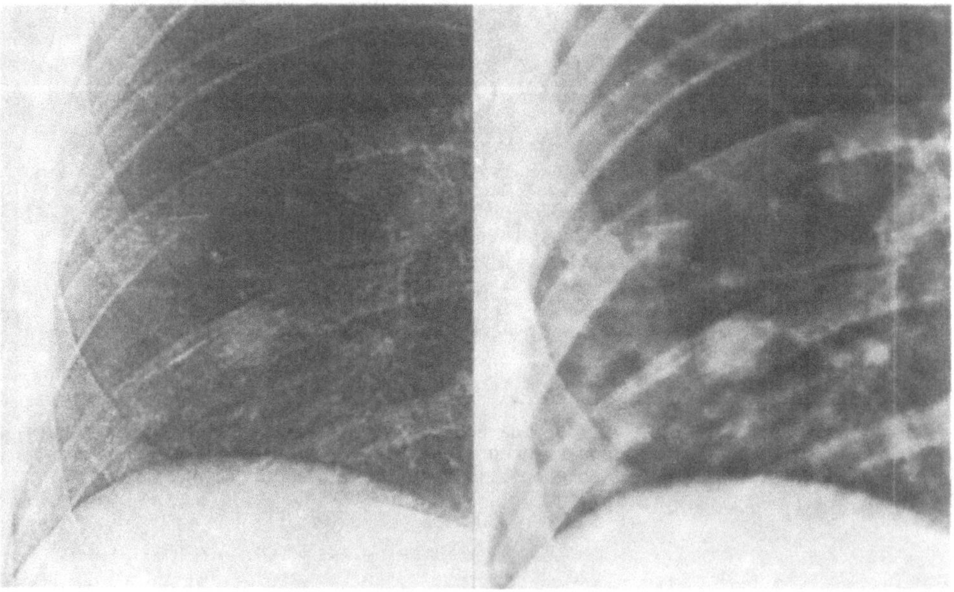

Abb. 3

Filterung eines Thorax-Rö.-Bildes mit flächenhaften und grobherdigen Verschattungen (Metastasen). Bei Filterung mit kl. Filterkern (li.) verschwinden die weniger scharf konturierten Herde aufgrund der Kontrastminderung fast völlig. Bei Filterung mit großem Filterkern bleiben die Flächenkontraste erhalten und die Herde treten deutlicher hervor (re.).

optimierten Bedingungen: Kein Streukörper, ausreichende Dosis am Empfänger) zwar geringer als die der FFR (ca. 5 LP/mm), im Niedrigkontrastbereich, der den tatsächlichen Gegebenheiten näher kommt, ist dagegen kein gravierender Unterschied zwischen beiden Aufnahmeverfahren zu erkennen. Die nachträgliche Bildbearbeitung in Form der Fensterung oder Filterung ändert an den Relationen kaum etwas, d.h. sie kann das Auflösungsvermögen der DLR nicht nachhaltig verbessern. Wird die Dosis in der Empfängerebene unter die für die FFR üblichen Werte reduziert, so ist allerdings mit einer meßbaren Verschlechterung des Auflösungsvermögen vor allem im Niedrigkontrastbereich zu rechnen.
Parallel zu den Phantomuntersuchungen wurden eine Reihe normaler und pathologischer Lungenbefunde der Nachbearbeitung unterzogen. Stellvertretend für das Spektrum pathologischer Befunde wurden interstitielle Veränderungen (linear, retikulonodulär), Rundherde und Flächenschatten unterschiedlicher Dichte und Rundbegrenzung ausgewählt. Die Bildnachverarbeitung bestand in einer Filterung mit verschiedenen Filterkernen (FK) und jeweils angepaßtem Gewichtungsfaktor (GF, FK) 6,16,4o,2oo; GF 5, 3, 2.
1.) Es zeigte sich, daß die Nachverarbeitung des Ursprungsbildes mit einem großen Filterkern (2oo) am ehesten dem gewohnten Bild der FFR entspricht. Bei Filterung mit kleinem Filterkern werden hochfrequente Bildanteile hervorgehoben, Flächenkontraste dagegen unterdrückt: Das Bild wird strukturreich, aber kontrastarm.
Am deutlichsten wird dieser Unterschied durch die Gegenüberstellung konträrer Filterungsprozesse bei interstitiellen Verschattungen (Kerley-Linien) einerseits, bei flächenhaften Verschattungen (Rundherden) andererseits (Abb. 2 und 3).
Die sogn. Hochpaßfilterung mit kleinem Filterkern verbessert die Konturwiedergabe, das Bild wird detailreich und konturscharf. Flächenhafte Verschattungen geringerer Dichte dagegen können leicht übersehen werden, insbesondere dann, wenn sie sich ohne scharfe Grenze in die Umgebung verlieren.
Da der zu erwartende Befund i.d. Regel nicht bekannt ist, stellt sich die Frage nach dem am besten geeigneten Bearbeitungsverfahren. Unserer Erfahrung nach hat sich die Filterung (4o) am besten bewährt. Diese Form der Bearbeitung gewährleistet einerseits eine ausreichende Konturanhebung, andererseits bleiben Flächenkontraste erhalten. Zur definitiven Klärung der Frage nach den optimalen Bearbeitungsparametern sind aber sicherlich umfangreiche ROC-Studien unumgänglich.
Der für eine ausreichende Bildqualität und diagnostische Information erforderliche Dosisbedarf der Speicherleuchtstoffolien liegt derzeit in der Größenordnung der FFR. Für die Thoraxröntgendiagnostik bedeutet dies, daß eine Dosis von 5µGy am Empfänger anzustreben ist.

Schlußfolgerungen:

Stellt man sich abschließend die eingangs aufgeworfene Frage nach der Berechtigung der DLR als neues projektionsradiographisches Verfahren, so müssen zum gegenwärtigen Zeitpunkt folgende Feststellungen getroffen werden:
1.) Die DLR ist der FFR in der diagnostischen Aussagekraft nicht überlegen.

2.) Der Dosisreduktion sind bei den derzeit gebräuchlichen Speicherleuchtstoffolien enge Grenzen gesetzt. Sie kommt nur für jene Fälle in Betracht, bei denen es auf die Beantwortung weniger, ganz spezieller Fragestellungen ankommt und auf weitergehende Informationen verzichtet werden kann. Dieses Vorgehen ist allerdings auch bei der FFR durch Einsatz hochempfindlicher Folienfilmkombinationen üblich.
Eine Dosisreduktion scheint in der Zukunft durch Verbesserung der Speicherleuchtstoffe und durch einen breiteren Einsatz der Hartstrahltechnik bei der DLR möglich.
3.) Eine Kosteneinsparung ist nicht gegeben.
4.) Der große Dynamikbereich ist dort von Vorteil, wo es auf Grund eingeschränkter Untersuchungsbedingungen häufig zu Fehlbelichtungen und Wiederholungsaufnahmen kommt; dies sind die Bereiche der Intensivmedizin, der Notfallmedizin und der Traumatologie.
5.) Die DLR ermöglicht die direkte Anbindung und Integration in ein PACS.
Dadurch ist nicht nur eine Vereinheitlichung der Bildarchivierung gegeben, sondern es kann eine zentrale Forderung klinischer Bereiche erfüllt werden, nämlich die unmittelbare, orts- und zeitunabhängige Verfügbarkeit von Röntgenbildern.
Dieser Vorzug wird unserer Ansicht nach einer der entscheidenden Impulse für die Verbreitung des Verfahrens sein.

Literatur

(1) Döhring,W., M.Prokop, H.St.Stender: Derzeitiger Entwicklungsstand der digitalen Projektionsradiographie. In: E.Vogler, G.H.Schneider: Digitale bildgebende Verfahren - Integrierte digitale Radiologie. Schering-Verlag, Berlin 1986.
(2) Reimer,P., M.Prokop, M.Galanski, W.Döhring: Intensiv-Thoraxröntgenaufnahmen mit digitaler Aufnahmetechnik: Vergleich konventioneller und digitaler Projektionsradiogramme. In: E.Vogler, G.H.Schneider: Digitale bildgebende Verfahren, interventionelle Verfahren, integrierte digitale Radiographie. Springer-Verlag, 1988.
(3) Sonoda,M., M.Takano, J.Miyahara, H.Kato: Computed radiography utilizing scanning laser stimulated luminescence. Radiology, 148 (1983), 833.
(4) Stender,H.St., F.E.Stieve: Qualitätssicherung in der Röntgendiagnostik. Thieme Verlag, Stuttgart 1985.
(5) Tateno,Y., T.Inuma, M.Takano: Computed radiography. Springer-Verlag, Berlin 1987

COMPUTERASSISTIERTE HERZAUSWERTUNG DIGITALER THORAXRÖNTGENAUFNAHMEN

H. Cobet, K. Richter, H. Gerst, W. Steinbach, C. Richter, J. A. Fischer, G. Strähmel*

Während auf der einen Seite immer neue diagnostische Methoden faszinierende Möglichkeiten bieten, weitere Detailinformationen zu gewinnen, werden auf der anderen Seite die durch die auch weiterhin häufigste bildgebende Untersuchung, nämlich die Röntgenaufnahme des Thorax angebotenen Informationen in der Praxis unvollständig genutzt. Das gilt besonders für Befunde des Herzens, obwohl gerade hier wegen der epidemiologischen Bedeutung der Herz-Kreislauferkrankungen ein Bedarf an einfach, nichtinvasiv zu gewinnenden diagnostischen Informationen besteht.

Klassifikation kardiologischer Röntgenbefunde

Diese Situation veranlaßte uns, eine Klassifikation der röntgenmorphologischen Befunde des Herzens, der herznahen großen Gefäße und der Lungengefäße zu entwickeln (1), die von 9 exakt definierten Einzelkriterien ausgeht (Abb. 1), wobei für jedes einzelne Kriterium die Entscheidungsschwelle zwischen normalem und pathologischem Befund so genau wie möglich angegeben wurde.

Diese Kriterien werden zu Befundmustern kombiniert, die die differentialdiagnostischen Klassen repräsentieren (Abb. 2). Unter dem Gesichtspunkt der hämodynamischen Belastung der einzelnen Herzhöhlen wurden 5 Klassen gebildet:

1. Die Klasse der linksventrikulär belasteten Herzen
2. Die Klasse der linksatrioventrikulär belasteten Herzen
3. Die Klasse der linksprävalierend beidseits belasteten Herzen
4. Die Klasse der rechts- oder rechtsprävalierend beidseits belasteten Herzen
5. Die unauffälligen Befunde (Klasse 0).

---

* Akademie der Wissenschaften der DDR, Zentralinstitut für Herz-Kreislauf-Forschung, Wissenschaftsbereich Radiologie, Wiltbergstraße 50, 1115 Berlin, DDR

Validität und Nutzen

Die Validität der Methode haben wir auf zwei Wegen untersucht. Als erstes haben wir in einer epidemiologischen Studie (2) die Schirmbilder einer regulären Reihenuntersuchung von über 250 000 Erwachsenen klassifiziert (Tab. 1).

Tab. 1: Häufigkeit der Röntgenklassen bezogen auf die Bevölkerung (‰)

	männl.	weibl.
Linksventrikuläre Belastung	38	84
Linksprävalierend beidseitige Belastung	9	20
Rechts- bzw. rechtsprävalierend beidseitige Belastung	4	10

Unter den auffälligen Befunden waren die der Klasse 1 (linksventrikulär belastetes Herz) die bei weitem häufigsten.
Eine repräsentative Stichprobe von 2000 dieser Befundverdächtigen wurden einer ambulanten kardiologischen Untersuchung unterzogen und über 5 Jahre unter Therapie beobachtet. Danach wurden durch die Methode Patienten mit hypertensiver Herzkrankheit, Komplikationen der ischämischen Herzkrankheit, mit pulmonaler Herzkrankheit und anderen Erkrankungen erfaßt, darunter angeborene und erworbene Herzfehler (Tab. 2). Die Häufigkeit der Erkrankung steigt mit dem Alter. Die meisten der Erfaßten waren vorher nicht oder nur ineffektiv behandelt.

Tab. 2: Bestätigte Herzerkrankungen nach Röntgenscreening, bezogen auf die Bevölkerung (‰)

	männl.	weibl.
Hypertensive Herzkrankheit	29,2	66,6
Koronare Herzkrankheit	30,2	13,4
Pulmonale Herzkrankheit	2,7	3,8
Andere Herzkrankheiten	4,0	12,5

Jede Klasse wird durch mehrere Befundmuster repräsentiert, wobei einzelne Merkmale innerhalb einer Klasse sich je nach Befundmuster durchaus entgegengesetzt verhalten können, z. B. kann die Herztaille in der Klasse 3 konkav oder konvex sein.

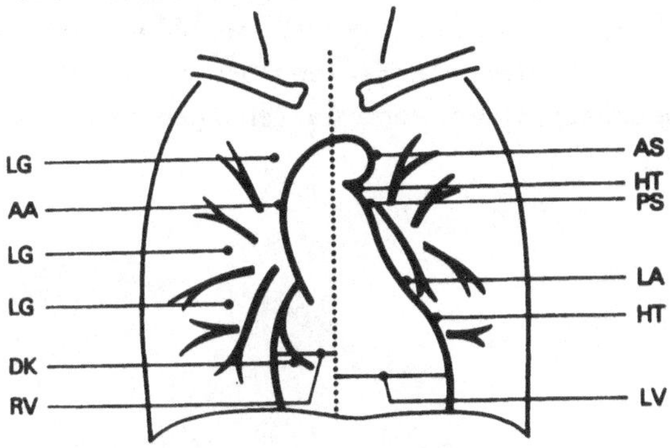

HT Herztaille: konkav – normal – konvex
LV Linksverbreiterung: vorhanden – nicht vorhanden
AA Aorta ascendens: prominent – nicht prominent
AS Aortensegment: prominent – nicht prominent
PS Pulmonalissegment: prominent – nicht prominent
LG Lungengefäßzeichnung: vermehrt – nicht vermehrt
DK Doppelkontur durch den vergrößerten linken Vorhof: vorhanden – nicht vorhanden
RV Rechtsverbreiterung: vorhanden – nicht vorhanden
LA Linkes Herzohr: prominent – nicht prominent

Abb. 1: Kriterien für die Klassifikation von kardiovaskulären Röntgenbefunden der dv-Thoraxaufnahme

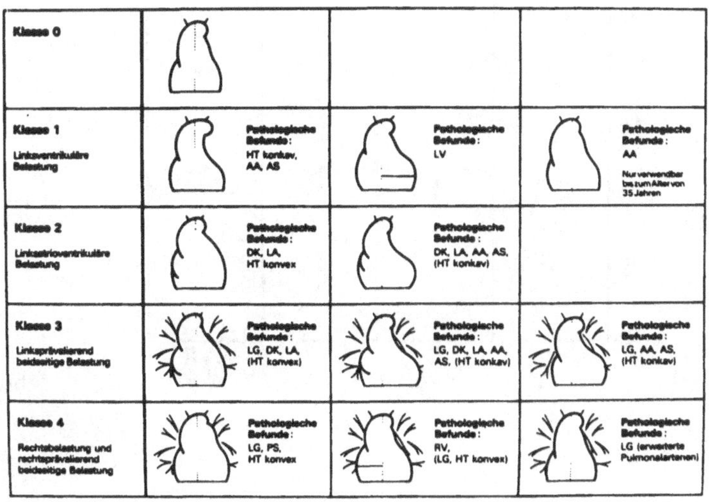

Abb. 2: Befundmuster der Klassifikation.

Zur Prüfung der Methode benutzten wir zweitens die Ergebnisse der invasiven Untersuchung von Patienten mit koronarer Herzkrankheit, Kardiomyopathie oder hypertoner Herzkrankheit (3). Es konnte gezeigt werden, daß zwischen den Röntgenklassen und verschiedenen invasiv gewonnenen funktionellen und morphologischen Parametern, z. B. dem enddiastolischen Druck im linken Ventrikel und dem Pulmonalarteriendruck (Abb. 3), der Ejektionsfraktion und dem Wandmassenindex enge Beziehungen bestehen.

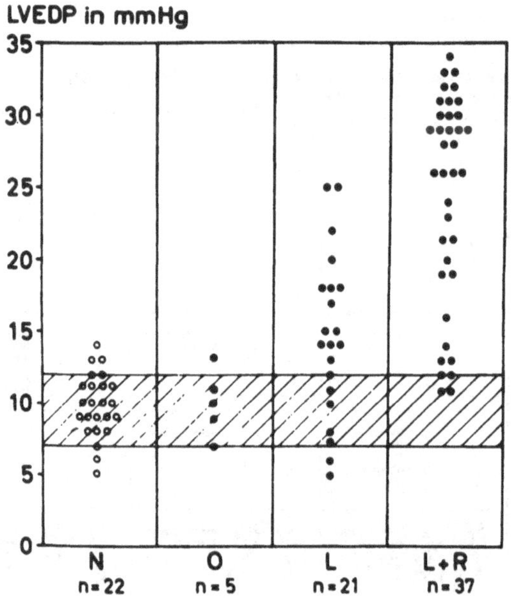

Abb. 3 a

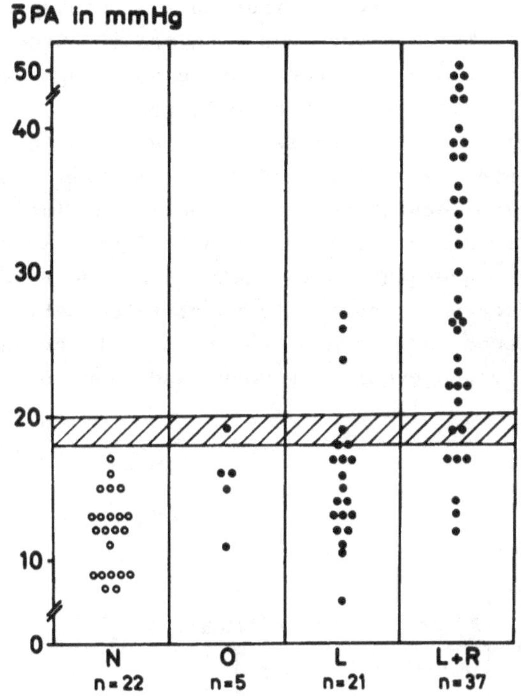

Abb. 3 b

Abb. 3: Verhalten des enddiastolischen Druckes im linken Ventrikel (LVEDP, Abb. 3 a) und des mittleren Pulmonalarteriendruckes ($\bar{P}_{pA}$, Abb. 3 b) bezogen auf die röntgenmorphologischen Klassen bei Kardiomyopathien.

N: Fälle, bei denen die Verdachtsdiagnose einer Kardiomyopathie nicht bestätigt wurde (Kontrollgruppe)

O: Patienten mit Kardiomyopathie, aber unauffälligem Befund der dv-Thoraxaufnahme

L: Patienten der Klasse 1 (linksventrikulär belastetes Herz)

L+R: Patienten der Klasse 3 und 4 (beidseitige Belastungen).

Automatische Klassifikation

Obwohl im Vergleich zu früheren, rein beschreibenden Auswerteverfahren durch die Klassifikation ein höheres Niveau und eine bessere Reproduzierbarkeit der diagnostischen Entscheidungen erreicht wurde, hängen diese bei visueller Auswertung von subjektiven Faktoren, insbesondere der Erfahrung des Auswerters ab. Nachdem ein präziser Entscheidungsalgorithmus anhand gut definierter Kriterien einerseits und die Möglichkeit der digitalen Aufzeichnung des Röntgenbildes andererseits vorliegen, ist der Versuch der automatischen Auswertung des Bildes ein logischer Schritt. Voruntersuchungen mit von Hand gemessenen Strecken (4) hatten ergeben, daß sich die Kriterien der Herzkontur durch die Koordinaten definierter Meßpunkte metrisch objektivieren lassen (Abb. 4) und mit diesen Meßstrecken eine gute Klassifizierung erreicht werden kann (Abb. 5)

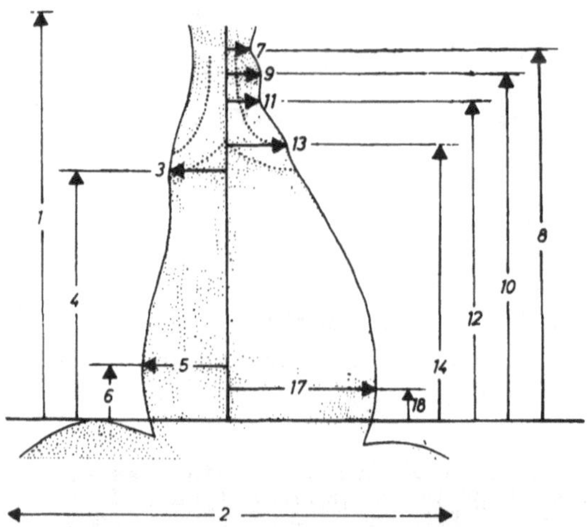

Abb. 4: Meßstrecken zur metrischen Objektivierung diagnoserelevanter Kriterien der Herzkontur der dv-Thoraxaufnahme.

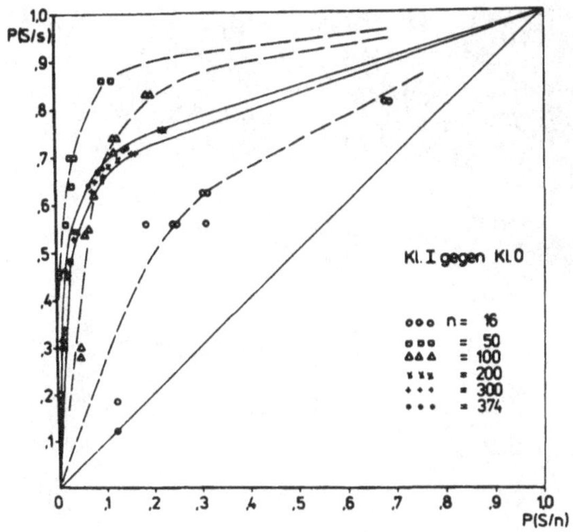

Abb. 5: Ergebnisse der automatischen Klassifikation kardiovaskulärer Röntgenbefunde der dv-Thoraxaufnahme mit einem ersten primitiven Laboraufbau, verglichen mit den Ergebnissen erfahrener Auswerter (ROC).

Das Problem der automatischen Bildauswertung war in zwei Schritten zu lösen:

1. galt es, geeignete Merkmale zu gewinnen, insbesondere die Kontur des Herz- und Gefäßschattens automatisch zu finden und daraus geeignete Parameter zu messen.
2. war mit diesen Konturparametern die Klassifikation durchzuführen, wozu verschiedene Verfahren zur Auswahl standen (lineare und nichtlineare, z. B. stückweise lineare Klassifikation).

Für die Konturerkennung haben wir einen speziellen Algorithmus auf der Basis von Korrelationsfiltern entwickelt, der sich gegenüber störenden Bildstrukturen, wie Hilus- und Rippenschatten als sehr robust und genau erwiesen hat (Abb. 6), während die üblichen Konturdetektionsalgorithmen, wie z. B. Schwellwertverfahren kombiniert mit Gradienten- und Laplace-Operatoren hier zu groben Fehlern führten. Die mit unserem Verfahren erreichte erstaunlich hohe Stabilität rechtfertigt den höheren Rechenaufwand. Dieser wird reduziert durch den Einsatz linearer Praediktoren, die auf der Basis von a-priori-Wissen arbeiten. In der gefundenen Kontur wird durch ein Unterprogramm eine Mittellinie definiert. Davon ausgehend wer-

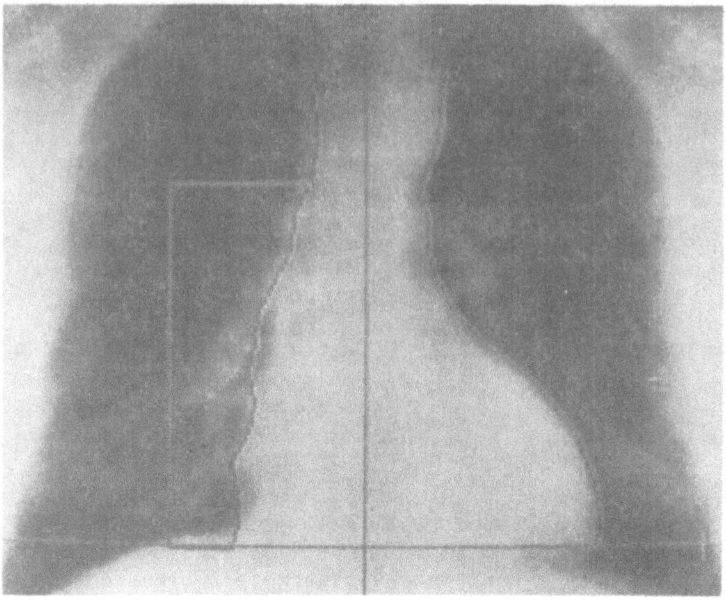

Abb. 6: Automatische Darstellung der Herzkontur.

den 2 x 16 äquidistante horizontale Meßstrecken abgenommen. Bei der Wahl des Klassifikators war davon auszugehen, daß die Klassen jeweils durch mehrere Befundmuster repräsentiert werden, wobei innerhalb einer Klasse einzelne Merkmale gegenläufig ausgeprägt sein können. Wir haben deshalb einen stückweisen linearen Klassifikator konstruiert, ein lernfähiges Verfahren, dessen kompliziertere lineare Diskriminanzfunktion diesem Problem gerecht wird. Die bisher damit erreichten Ergebnisse sind ermutigend. Zur Zeit arbeiten wir an der Extraktion zweier weiterer Merkmale, die nicht durch die Herzkontur repräsentiert werden. Es handelt sich um die Erfassung der Doppelkontur im Herzschatten rechts, ein Merkmal der Belastung des linken Vorhofes, und um die zentrale Lungengefäßzeichnung. Letztere erfordert eine Texturanalyse innerhalb einer definierten ROI.

Literatur

1. Richter, K. et. al: Die Klassifikation der Röntgenbefunde dorso-ventraler Thoraxaufnahmen bei Herz-Kreislauf-Erkrankungen. Z. ärztl. Fortbild. 68 (1974) 1236-1255.

2. Richter, K., W.E. Hempel, H. Cobet, H. Havemann: Über die Nutzung von Röntgenreihenuntersuchungen zur Erfassung und Bekämpfung von häufigen Herz-Kreislaufkrankheiten. Card. Bull. 22 (1985) 12-20.

3. Richter, Ch.: Die Diagnose der chronischen Linksherzinsuffizienz aus der dorso-ventralen Thoraxaufnahme. Dissertation Berlin 1985.

4. Cobet, H., S. Unger, K. Richter: Metrische Objektivierung diagnoserelevanter Merkmale für die Klassifizierung von Herzbefunden im Röntgenschirmbild. Dtsch. Gesundh. W. 29 (1974) 2454-2457.

AKTUELLE ENTWICKLUNGEN DER BILDGEBUNG IN DER KARDIOLOGIE

D. Bock*

Mit der Einführung der Digitalen Subtraktions Angiographie (DSA) in der vaskulären Applikation tauchte die Forderung nach einem digitalen Bildverarbeitungssystem für die Kardangiographie, speziell für die Coronarangiographie auf. Das Prinzip DSA stellte sich als nicht ausreichend heraus, so daß die DSA in der Kardiologie nicht die Akzeptanz fand.

Die unterschiedlichen Anforderungsschwerpunkte der kardialen und der allgemein vaskulären Gefäßdarstellung an eine digitale Bildgebung erwiesen sich als grundlegend verschieden. Das Funktionsprinzip der DSA erschwerte die Weiterentwicklung eines DSA-Systems für den kardiologischen Einsatz. Es wurde deshalb ein absolut neues Digitalsystem entwickelt. Das PHILIPS DCI für die digitale kardiologische Bildgebung wurde speziell den Bedürfnissen der kardiologischen Untersuchungen angepaßt und hat in den letzten beiden Jahren die digitale Bildverarbeitung in der Kardiologie zu einem neuen Standard geführt.

Grenzen der DSA in der Kardiologie

Die DSA ist heute in der Gefäßdarstellung eine allgemein anerkannte Technik, die in vielen Katheterlaboren routinemäßig eingesetzt wird. Als Vorteile sind zu nennen:

- Geringste Kontrastunterschiede lassen sich mit der DSA verstärken und gut auflösen.
- Die Möglichkeit der Mitbetrachtung während des Angiogramms gewährleistet ein sicheres Arbeiten.
- Die unmittelbare Verfügbarkeit der Aufnahmen.
- Die Möglichkeit der Nachverarbeitung der digitalen Bilder.
- Eine wesentliche Verkürzung der Untersuchungszeit.

Abgesehen von den herznahen Gefäßen und dem Herz selber unterliegen die diagnostisch relevanten Gefäßregionen relativ schwacher Bewegung. Hier führt die Methode der DSA, nämlich die Subtraktion zweier zeitlich nacheinander aufgenommener Bilder, zu guten Ergebnissen.
Eine Grundvoraussetzung für aussagekräftige DSA-Bilder ist die Deckung von Masken- und Füllungsbild. Bewegungsartefakte kommen durch eine Patientenbewegung oder auch durch Organbewegung zustande. Sie können während der Nachverarbeitung über Pixelshifte behoben werden. Jedoch ist dies nur bei gleicher Bewegungsamplitude über das gesamte Bild möglich.

---

* Philips Medizin Systeme GmbH   BRD 2000 Hamburg 63
Röntgenstr. 24

Eine völlig andere Situation finden wir in der Kardangiographie vor. Hier ist das interessierende Gefäß wesentlich stärkerer Bewegung ausgesetzt.
Durch diese Bewegungen ist die Subtraktion zeitlich nacheinander aufgenommener Bilder niemals optimal möglich. Auch der Einsatz spezieller Aufnahmetechniken, wie beispielsweise die getriggerte Aufnahme und die TID-Technik, führen nur selten zu befriedigenden Bildern. Ein Verschieben des Patienten während der Aufnahme, um den Kontrastmittelbolus über ein kleines Bildverstärkerformat zu verfolgen, macht eine Subtraktion ganz und gar unmöglich.

Die kardiale Fragestellung ist also eine ganz andere, als die der allgemeinen Angiographie. Es wurde ein absolut neues System kreiert; das System zur allgemeinen kardiologischen Bildgebung: DCI - Digital Cardiac Imaging.

Allgemeine Grundlagen eines DCI:

Von einem digitalen System für die Kardiologie werden zwei grundsätzliche Eigenschaften gefordert:

1. Ein solches System muß die Bildqualität deutlich steigern. Und zwar sowohl die Aufnahmebildqualität als auch die Durchleuchtungsbildqualität. Während interventioneller Eingriffe müssen diverse Bildbearbeitungs- und Bildverarbeitungsfunktionen im Realtimemodus zur Verfügung stehen.

2. Ein solches System muß eine Hilfe während der Untersuchungen und während der direkten Auswertung und der Diagnoseberichterstellung bedeuten. Analytische Auswertung muß automatisiert durchgeführt werden, so daß die Ergebnisse der Berechnungen unmittelbar, also noch während der Untersuchung zur Verfügung stehen.

Mit einem solchen System werden keine speziellen Aufnahmeserien durchgeführt, wie es mit einem DSA-System der Fall ist. Ein solches System ist während der gesamten Untersuchung aktiv.

Aufnahme und Bildwiedergabe

Die gesamte Bedienung eines DCI-Systems erfolgt während der Untersuchung über den bekannten Fußschalter zur Auslösung der Aufnahmen und über eine kleine, handliche Infrarotfernbedienung. Der digitale Aufnahmebetrieb erfordert keine zusätzliche Bedienung, jedoch erfolgt die Kinomitbetrachtung digital verarbeitet.

Die digitale Bildverarbeitung umfaßt hierbei:

- Kontrastanhebung
- Konturanhebung
- dynamische, also bewegungsabhängige Rauschunterdrückung
- Gapfilling

Durch das Gapfilling entfällt das störende Bildflackern bei niedrigen Bildaufnahmefrequenzen. Die sofortige Bildwiedergabe, ein weiterer Vorteil des digitalen Bildverarbeitungssystems, ist aus dem sterilen Bereich heraus über die Infrarotfernbedienung möglich. Zu den Fernbedienungsfunktionen gehören:

- schnelle Wiedergabe rückwärts
- Zeitlupenwiedergabe vorwärts
- bildweise Wiedergabe rückwärts
- bildweise Wiedergabe vorwärts
- schleifenförmige Wiedergabe in Zeitlupe
- Wiedergabe der Roadmapspeicherbilder

Die Funktionen sind auf alle Bilder der gesamten Untersuchung anwendbar und nicht nur auf den jeweils letzten Run begrenzt.

Roadmapping

Insgesamt stehen 2 x 5 Roadmapspeicher zur Verfügung. Die Standbilder werden über die Infrarotfernbedienung zugeordnet und können jederzeit wieder aufgerufen werden. Die Roadmapbilder ermöglichen einen guten Überblick über die Koronargefäße und sind hilfreich zur Orientierung während der Katheter- und Guidewiremanipulation. Live-Durchleuchtung und Standbilder können nebeneinander über insgesamt vier Monitore verglichen werden. Standbilder über Videobänder werden als Halbbilder wiedergegeben. Bei den digitalen Roadmapbildern handelt es sich um Vollbilder, wodurch sie in ihrer Qualität den dynamischen Bildern entsprechen.

Kontinuierliche Durchleuchtung

Herkömmliche DSA-Systeme haben aufgrund ihrer technischen Konzeption keinerlei Einfluß auf die Durchleuchtungsbilder. Digitale Bildverarbeitung, wie Rauschintegration und Kantenanhebung, schaffen im DCI-System eine notwendige Verbesserung der konventionellen Durchleuchtung. Die bessere Bildqualität führt zu einer Reduzierung der Durchleuchtungszeiten.

Gepulste Durchleuchtung

Während dieser Durchleuchtung werden Bewegungsunschärfen durch gepulste Röntgenstrahlung unterdrückt. Durch Verwendung hoher Aufnahmeströme wird eine Verbesserung des Signal-Rauschverhältnisses erreicht. Die gepulste Durchleuchtung wird ebenso wie die kontinuierliche Durchleuchtung über den Fußschalter ausgelöst; das bedeutet somit keine zusätzliche Bedienung. Die jeweils letzten 5 Sekunden der gepulsten Durchleuchtung werden digital gespeichert und können ebenso wie die Bilder der Aufnahme über die Fernbedienung wiedergegeben werden. Eine Speicherung der gepulsten Durchleuchtungsbilder als Roadmapping ist möglich.

Auswertestation

Zusätzlich zu den DCI-Funktionen der Infrarotfernbedienung stehen weitere Funktionen an der Auswertestation im Kontrollraum zur Verfügung. Diese Auswertestation besteht aus:

- einem Terminal zur Patientendatenverwaltung
- Kontrollmonitoren, die zur Online-Mitbetrachtung der Untersuchung dienen. Sie können aber auch Offline zur Auswertung eingesetzt werden. Die Kontrollmonitore entsprechen in ihrer Funktion den Monitoren im Katheterlabor; also ein bzw. zwei Monitore für Livebilder und zwei Monitore für Roadmap- und Vergleichsbilder.
- einer Auswertekonsole, über die komplexe Bildwiedergabefunktionen, Bildverarbeitungsfunktionen und quantitative Auswertung durchgeführt wird.

Die Auswertestation wird über Funktionstasten und Maussteuerung bedient. Diese Technik setzt keine Computerkenntnisse voraus und reduziert erheblich die Einarbeitungszeiten.
Die in der Geschwindigkeit stufenlos einstellbare Bildwiedergabe erfolgt über einen dem Kinofilmprojektor nachempfundenen Bedienknopf. Weitere Funktionen, wie beispielsweise

- der Sprung zum nächsten bzw. zum vorhergehenden Run,
- der Loop, eine Endloswiedergabe des aktuellen Runs,
- die Vergrößerung der laufenden Wiedergabe

werden nur durch einen Knopfdruck aktiviert. Weiterhin stehen

- die Fenstertechnik, also Fensterlage und -weite
- die Videoumkehr

zur Verfügung.

Bei einer digitalen Zweiebenenaufnahme erfolgt auch die Wiedergabe in Zweiebenentechnik. Dadurch wird ein Eindruck vom zeitlichen Zusammenhang räumlicher, dynamischer Abläufe vermittelt.

Ein weiteres Hilfsmittel zur Erfassung der Dynamik ist die Speicherung der EKG Kurve parallel zu den Bildern. Bei der Wiedergabe können diese Kurven in die Bilder eingeblendet werden.
Sechs verschiedene Programme zur Bildbearbeitung und Bildverarbeitung können unmittelbar über Funktionstasten aktiviert werden. Zu solchen Programmen gehören beispielsweise:

- Pan & Zoom
- Loupe
- variable Kantenanhebung
- regionale Herzwandbewegung
- Gefäßgröße

Die Belegung der sechs Funktionstasten kann vom Anwender frei gewählt werden.

Quantifikation

Die unmittelbare Verfügbarkeit der digital gespeicherten Bilder ermöglicht eine Online-Quantifizierung während der Untersuchung. Zwei der meist angewendeten Programme sind die Berechnung der linksventrikulären Auswurffraktion EF sowie der regionalen Herzwandbewegung. Über die Mausbedienung wird die Lage der Klappenendpunkte im systolischen und diastolischen Bild gekennzeichnet. Die Ventrikelkonturen werden vom Rechner automatisch eingezeichnet und die Auswurffraktion sowie die regionale Herzwandbewegung quantifiziert. Die Funktionen der Gefäßvermessung dienen sowohl der Wahl der richtigen Kathetergröße als auch der Stenosegradbestimmung. Perfusionsstudien und Programme zur Zweiebenenberechnung der EF und des Stenotic Index sind zur Zeit Themen von Entwicklungsarbeiten. Vor Freigabe aller analytischen Programme müssen diese umfangreichen Tests im klinischen Betrieb eines Katheterlabors unterzogen werden.

Kino-Parallelbetrieb

Der Kinofilm genießt weltweit Anerkennung als Aufnahmemedium für kardiovaskuläre Untersuchungen. Da die digitalen "Cineruns" nur auf einem Digitalsystem wiedergegeben werden können, ist der Ersatz des Kinofilms durch ein digitales Medium nicht unmittelbar möglich.

In vielen Fällen wird die Kinoaufnahme rein aus logistischen Gründen weiterhin eingesetzt werden. Das DCI-System wurde somit für den parallelen Kinoaufnahmebetrieb konfiguriert.

Archivierung

Aus rechtlichen Gründen und zur eventuellen späteren Betrachtung müssen die Ergebnisse der Untersuchung archiviert werden. Wegen der großen Bildanzahl, die während einer kardialen Untersuchung anfallen, ist auch die Menge der digitalen Daten entsprechend groß. Zum Datentransfer von der Realtime-Disk auf ein digitales Band sind schnelle Archivierungssysteme notwendig. Ein ganz neues digitales Bandaufzeichnungsprinzip wurde entwickelt, um die Datentransferzeiten auf das akzeptable Maß von wenigen Minuten zu beschränken. Das DCI-System ist ausgelegt zur Speicherung auf dieses neue Digitalband.

Neben der digitalen Archivierung haben Versuche mit analoger VHS Aufzeichnung der nachverarbeiteten Bilder gezeigt, daß auch hiermit eine adequate Bildqualität für die spätere Beurteilung erreicht werden kann. Die allgemeine Verfügbarkeit von VHS Videorecordern bietet somit eine weitere praktikable Lösung der Bildspeicherung. Hardcopies ausgewählter Bilder stellen die dritte Art der Archivierung dar.

Bildqualität

Wir sehen als Hauptanforderung an jedes bildgebende System in der Medizin den Wunsch nach maximal zu erreichender Bildqualität. Der Kinofilm gilt heute als der goldene Standard. Die Kontrastauflösung eines 35 mm Films ist über einfache Videoaufnahmetechnik und anschließender Digitalisierung nicht zu erreichen.

Ohne spezielle Maßnahmen im Bereich der Bildverstärker-/Fernseheinheit sind die Voraussetzungen für eine digitale Bildverarbeitung nicht gegeben. Ein DCI löst die Probleme durch ein Bild-Overframing und noch wichtiger durch digitale Bildverarbeitungstechniken während der Aufnahme, wodurch selbst kleinste Details im klinisch relevanten Bereich verstärkt wiedergegeben werden.

Die Optimierung aller, für die Bildqualität verantwortlichen Komponenten, und die Realtime Berechnung der Bilder nach dem Rechenalgorithmus der unscharfen Maske sind ausschlaggebend für die erzielte Bildqualität. Das Ergebnis all dieser Maßnahmen ist in der vergleichenden Darstellung der Modulationsübertragungsfunktionen von Kinofilm und DCI zu sehen.

- Grobe Knochen- und Gewebsstrukturen erscheinen transparent.
- Feine Details, wie die Koronargefäße werden mit höherem Kontrast als im Kinofilm dargestellt.
- Die hohen Ortsfrequenzen, die bestimmend für das Rauschen im Bild sind, werden unterdrückt.

Durch diese Maßnahmen sind die Videobilder sowohl während der Kinomitbetrachtung als auch bei der Wiedergabe wesentlich kontrastreicher als die Kinofilmaufnahmen.

Klinische Erfahrungen

Klinische Erfahrungen mit dem DCI in der Praxis haben ergeben, daß die Forderung nach einer digitalen Bildverarbeitung speziell für die Anforderungen in der Kardiologie berechtigt sind.

Der Wunsch nach einer drastischen Verbesserung der Bildqualität konnte durch neue Rechenalgorithmen und unter Einsatz modernster Computechnologie, wie leistungsfähiger Bildprozessoren und einem 64 Bit Datenbus, erfüllt werden.

Die gesamte Bedienung des Systems ist innerhalb kurzer Zeit erlernbar und bedarf keinerlei Computerkenntnisse, da sämtliche Kommunikation mit dem System über Funktionstasten erfolgt.
Eine während der klinischen Praxis bemerkter Vorteil des DCI ist die Tatsache, daß aufgrund der kontrastreichen Bilddarstellung und der flackerfreien Kinomitbetrachtung ein wesentlich entspannteres Arbeiten möglich ist.

Im klinischen Alltag hat sich ebenfalls gezeigt, daß eine Bildaufnahmefrequenz von 12.5 B/Sek. für viele Koronardarstellungen ausreichend ist. Dies ist eine um den Faktor 4 geringere Bildfrequenz im Vergleich zur konventionellen Kinoaufnahmetechnik, also auch ein um den Faktor 4 geringerer Filmverbrauch und wesentlich wichtiger noch eine um den Faktor 4 geringere Dosisbelastung.

Unmittelbarer Vergleich von pre- und postdilatorischen Aufnahmen über die Roadmapmonitore sind eine erhebliche Bereicherung der technischen Möglichkeiten im Katheterlabor.
Die Möglichkeiten eines voll integrierten, digitalen Katheterlabors bieten große Vorteile für kardiale Untersuchungen sowohl während der Untersuchung als auch während der späteren Erstellung des Diagnose- und Untersuchungsberichtes. Diese Tatsachen lassen den DCI-Raum zum bevorzugten Katheterlabor werden.

"DIGITALE LUMINESZENZRADIOGRAPHIE"
"STAND UND TRENDS DER ENTWICKLUNG"

E. F. Bach, B. Borkenhagen, R. R. Cavalier [1)]

Digitale Lumineszenzradiographie wird eine neue radiographische Methode genannt, bei der die herkömmliche Film-Folienkombination durch eine einzige Folie ersetzt wird, die folgende Eigenschaften aufweist:

- Aufnahme der ankommenden Röntgen-Quanten
- Umsetzen der Quanten in angeregte Elektronen
- Speicherung der angeregten Elektronen als ein latentes Bild
- Gesteuerte Freigabe des latenten Bildes als Licht, wenn es durch einen Laser stimuliert wird
- Regeneration der Folie durch Licht, bevor sie erneut für weitere Röntenbelichtungen benutzt werden kann.

Nach welchem Prinzip funktioniert nun eine solche Folie, und welches sind ihre Vorteile? (4)

Viele chemische Substanzen besitzen die Eigenschaft, Informationen zu speichern und diese, bei Stimulation, wieder freizugeben. Diese Eigenschaft ist auch unter dem Begriff "Photostimulierte Lumineszenz", oder kurz "PSL", bekannt. Die meisten der bis heute verwendeten Substanzen sind Barium-Fluor-Halogenide mit einer Europium-Dotierung, welche die stärksten PSL-Charakteristika aufweisen.

Sie haben heute eine DQE von ungefähr 75 % einer Film-Folienkombination, eine Halbwertszeit von etwa 24 Stunden und können mit einem HeNe-Laser mit einer Wellenlänge von 633 mm stimuliert werden. Sie senden ungefähr 5 Mikrosekunden nach der Anregung ein blaues Licht (400 nm) aus.

Wenn Röntgenquanten in dieser chemischen Verbindung absorbiert werden, geben sie ihre Energie an etwa 2000 Elektronen pro Röntgenquant ab (Abb. 1). Mit Hilfe dieser Energie springen die angeregten Elektronen vom stabilen Valenzband in das energetisch höherwertige, aber unstabile Leitungsband. Es ist nun eine Eigenschaft der Barium-Fluor-Halogenide, diese Elektronen mit Hilfe sogenannter Fallen daran zu hindern, in ihren

---

1) Siemens AG, Unternehmensbereich Med. Technik, Henkestr. 127. 8520 Erlangen, BRD

stabilen Zustand zurückzufallen. Nur durch Stimulation von außen, z.B. mit einem sehr fein fokussierten Laserstrahl, springen die Elektronen ins Leitungsband zurück und geben dabei ihre Energie in Form von Licht ab.

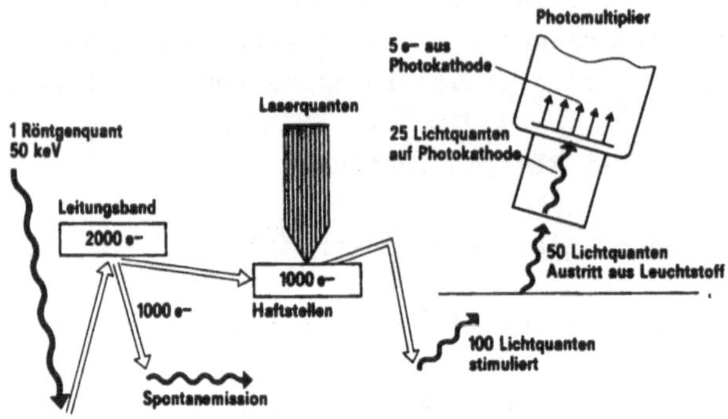

Abb. 1. Quantenbilanz des Speicherleuchtstoffs.

Der Aufbau einer solchen Speicherfolie ist ähnlich dem einer konventionellen Verstärkerfolie. Auf eine Trägerschicht aus schwarzem Kunststoffmaterial wird eine dünne Schicht Barium-Fluor-Bromid mit Bindemittel aufgebracht. Diese Schicht wird gegen äußere Einflüße (Staub, Kratzer usw.) mit einer weiteren Kunststoffschicht geschützt. Die Dicke der aktiven Schicht beträgt ungefähr 0,1 bis 0,2 mm.

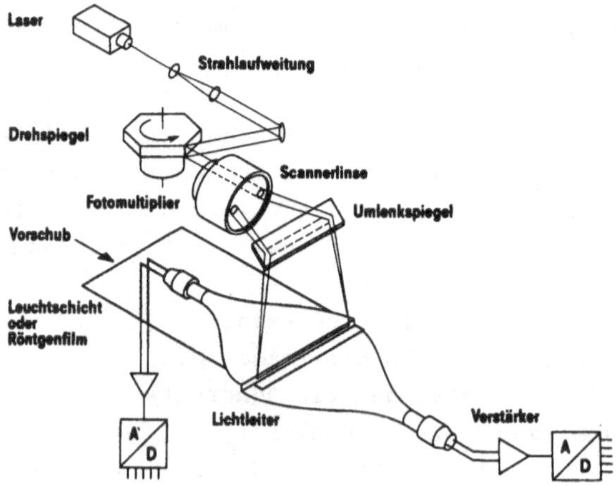

Abb. 2. Flachbettabtastung.

Die Art und Weise, wie das latente Röntgenbild aus dem Speicher-Phosphor mit Hilfe von Laser-Stimulation ausgelesen wird, ist hier dargestellt (Abb. 2). Der Laserstrahl wird mit einem oszillierenden Spiegel über einen linearen Weg abgelenkt, dessen Länge durch die Größe der Folie bestimmt wird. Die Folie wird Linie für Linie unter der Laserstrahl weiterbewegt. An der Stelle, an der der Laserstrahl auf die Folie auftrifft, stimuliert er ein Lichtsignal, dessen Intensität proportional zur Anzahl der absorbierten Röntgenquanten ist.

Das emittierte, blaue Licht wird mit Hilfe eines Filters vom roten Laserlicht getrennt und über einem Photomultiplier in ein elektrisches Signal umgewandelt. Dieses Signal wird in einem A/D Wandler digitalisiert, in Form einer Matrix in einem Halbleiterspeicher abgelegt und nach Wunsch verarbeitet, bevor es auf einen Film aufbelichtet werden kann.

Das räumliche Auflösungsvermögen wird allerdings durch die Geometrie des Auslesesystems bestimmt und nicht durch die Speicherfolie. Der fein fokussierte Laserstrahl hat einen Nenndurchmesser von 0,2 bis 0,1 mm.

Die aktuellen Werte für das Auflösungsvermögen bewegen sich von 2,5 Lp/mm für 35 x 43 cm und 35 x 35 cm Formate über 3,4 Lp/mm für 24 x 30 cm Formate bis zu 5 Lp/mm für 18 x 24 cm Formate.

Ein solches System liefert, wenn mit einer 2000 x 2000 Matrix abgetastet wird, etwa 6 Megabyte Informationen pro Bild. Um Ihnen diese Zahl etwas anschaulicher zu machen, stellen Sie sich 5 DIN A 4 - Ordner gefüllt mit Papier vor. Es ist selbstverständlich technisch möglich, die Bilder in noch feinere Matritzen, z.B. 4000 x 4000 zu digitalisieren, aber dieses führt dann zu Datenmengen von mehr als 30 MB pro Bild. Die Verarbeitung einer solchen Menge von Bilddaten steht zum heutigen Zeitpunkt aus Gründen der Verarbeitungszeit außer Frage.

Speicherleuchtstoffe haben eine sehr vorteilhafte Aufnahmecharakteristik (Abb. 3). Sie verhält sich linear zur Erhöhung der Röntgenstrahlungsdosis in einem Bereich von 4 Zehnerpotenzen. Dies bedeutet, daß sie nahezu unempfindlich gegen Über- oder Unterbelichtung sind. An der Stelle, an der ein herkömmlicher Röntgenfilm durch Erzeugung von Schleierbildung limitiert ist, kann die Speicherfolie immer noch Absorptionsänderungen registrieren. So auch, wenn ein Film in den Sättigungsbereich kommt, hat die Speicherfolie noch genügend Belichtungsspielraum, ohne daß sie überbelichtet wird.

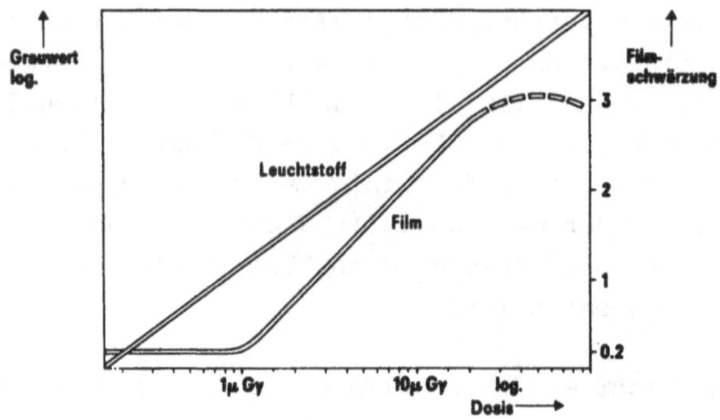

Abb. 3. Kennlinien: Film/Speicherleuchtstoff

Dieser große Dynamikbereich, der mit einer Digitalisierung von 10 bit oder 1024 Graustufen kombiniert ist, erlaubt zusammen mit einer Fenstertechnik die Differenzierung kleinster, diskreter Schwächungsunterschiede. Er erlaubt damit die optimale Darstellung von Weichteilstrukturen oder Knochendetails aus ein und derselben Röntgenaufnahme. Zusätzlich sind erhebliche Einsparungen an Dosis möglich. So kann die eingestellte Aufnahmedosis an die Untersuchungsbedingungen angepaßt werden. Speicherfolien haben den Vorteil, daß Wiederholungsaufnahmen, z.B. in der Intensivpflege wegfallen, weil immer ein diagnostizierbares Bild geliefert wird. Sie sind also sowohl benutzer- als auch patientenfreundlich, weil sie mehr Information als Film-Folien-Kombination beinhalten, jedoch mit niedrigerer Strahlenbelastung.

Neuere Trends in der Struktur der Speicherfolien gehen von dem bis heute benutzten, polykristallinen Aufbau weg zu transparenten Verbundmaterialien, die die Bildqualität durch eine höhere DQE verbessern. Außerdem wird das Laserlicht weniger gestreut und die Auslesezeit durch eine schnellere Lichtemission, etwa um den Faktor 10, gegenüber den herkömmlichen Speicherleuchtstoffen verkürzt. Ein solches neues Material ist z.B. Rubidium-Bromid, welches auch eine kurze Halbwertszeit von ca. 5 min hat und sich deshalb leichter regenerieren läßt.

Systeme für die digitale Radiographie mit Speicherleuchtstoffen stehen seit Beginn der achtziger Jahre zur Verfügung. Das, die Speichereigenschaften beschreibende, physikalische Prinzip ist jedoch erheblich älter. Erste Patente wurden bereits im Jahre 1947 der Firma KODAK erteilt.

Die ersten Systeme wurden 1981 in Japan installiert. Sie waren sehr voluminös, teuer und konnten nur etwa 40 Speicherfolien in der Stunde verarbeiten. Diese ersten Einheiten bewiesen jedoch, daß die Technologie in der Lage war, Ergebnisse zu liefern, die in der Bildqualität an die des konventionellen Röntgenfilms heranreichte. Dieses wurde durch zahlreiche Publikationen in der Fachliteratur bestätigt. (1, 2, 4)

Bis heute hat die Größe und der limitierte Durchsatz solche Speicherfolien-Kassetten Systeme eine weite Verbreitung auf dem medizinisch-technischen Markt verhindert. Erschwerend kamen enorme Investitionskosten hinzu und außerdem wurde von jeder Aufnahme ein Hardcopy-Film erstellt.

In Japan wird jedoch die Anwendung solcher Computed-Radiographie-Systeme von den Sozialversicherungsträgern subventioniert, um die durchschnittlich erzielbare Bildqualität in den Röntgenabteilungen zu verbessern.

Heute verfügbare, neuere, mit Kassetten arbeitende Systeme, z.B. das DIGISCAN (Abb. 4, 5, 6) haben die oben erwähnten Nachteile der älteren Systeme nicht mehr. Sie ermöglichen die routinemäßige Einbindung der Methode "Digitales Röntgen" in die Röntgenabteilungen.

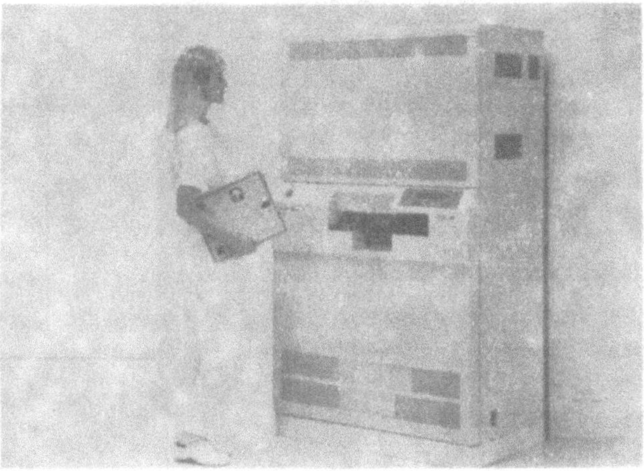

Abb. 4. Digiscan Folienabtasteinheit

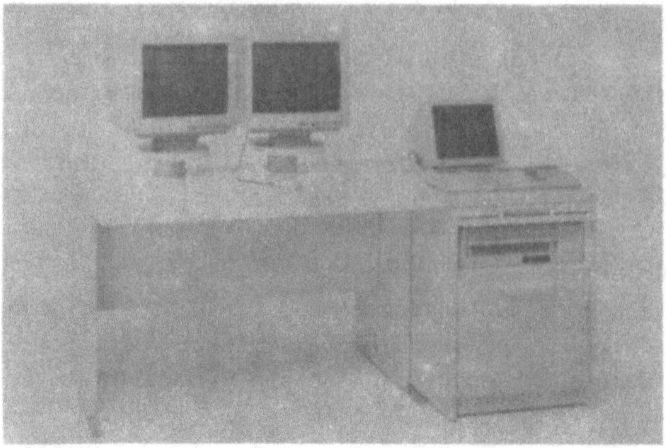

Abb. 5. Digiscan Interaktiver Arbeitsplatz mit integriertem optischem Plattenlaufwerk

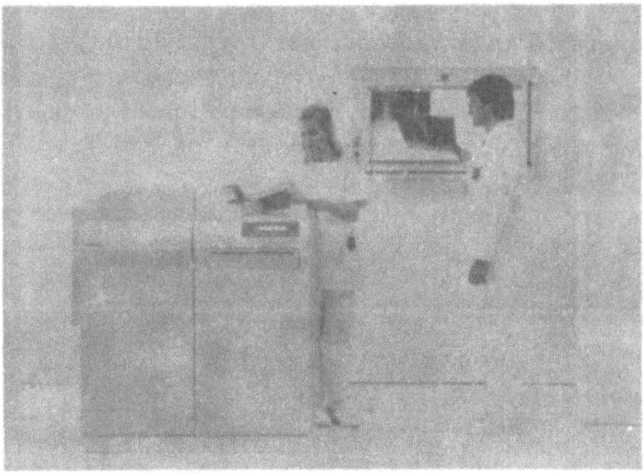

Abb. 6. Digiscan Dokumentationseinheit

Die Hauptmerkmale dieser neuen Systeme sind:

- Drastisch reduzierter Platzbedarf
- Möglichkeit eines erhöhten Durchsatzes
- Optimierung der Bilddaten
- Einfache Bedienung mit einer Maus
- Digitales Archiv unabhängig vom Film
- Dokumentationseinheit
- Integrationsmöglichkeit in eine PACS

Ein Digiscan hat einen Durchsatz von etwa 60 Aufnahmen pro Stunde. Er kann durch Installation von mehreren Abtasteinheiten erhöht werden.

Ein weiterer Vorteil des DIGISCAN ist, daß nicht zwingend von jeder belichteten Folie ein Hardcopy-Film erstellt werden muß. Die digitalen Bilddaten können zunächst gespeichert und auf hochauflösenden Monitoren optimiert werden, bevor das endgültige Bild in ein PACS (3) archiviert wird. Selbstverständlich können die Bilder auch auf einem Film dokumentiert werden. Hier aber mit einem kostengünstigen Filmformat.

Die digitalen Daten werden zur Langzeitarchivierung auf eine optische Platte gespeichert. Jede Platte kann bis zu 1000 Bilder archivieren. Die Archivierungskosten pro Bild liegen bei etwa 0,60 DM. Der Zugriff zu den Bildern ist einfach und schnell. Er wird von einem patienten- und bilddatenorientierten Softwaresystem unterstützt, welches die aktuell eingelegte Platte oder auch bereits im Archiv abgelegte Platten erfaßt. Nach Eingabe des Patientennahmens wird automatisch die ihm zugeordnete "Filmtüte", mit allen abgelegten Bildern, auf dem Monitor dargestellt. Das daraus ausgewählte Bild wird dann mit voller Auflösung auf dem Monitor in kurzer Zeit sichtbar. Die Kommunikation mit dem Rechner geschieht mit Hilfe einer Maus und sogenannter Pull-down Menue Bedienung. Eine große Anzahl von Verarbeitungsmöglichkeiten steht zur Verfügung, z.B. Fensterung, Kantenanhebung, ROI, Vergrößerungen, Dokumentation usw.

Die Hardware des Bildverarbeitungssystems beinhaltet 34 MByte Halbleiterspeicher, 3 Mikroprozessoren, einen Hostrechner µVAX II, und eine optische Platte als Langzeitarchiv mit 2 GigaByte Speicherkapazität.

Dank der benutzerfreundlichen Software-Bedienoberfläche kann ein Anwender den Gebrauch der Anlage in wenigen Stunden erlernen. Es ist anzunehmen, daß die hochauflösenden Monitore, zusammen mit der sehr schnellen, interaktiven Bildverarbeitung und einfachen Bedienelementen, wie der hier verwendeten Maus, wesentlich zu einer breiten Akzeptanz eines solchen Systems beitragen.

Welche zukünftigen Entwicklungen auf dem Gebiet der Digitalen Radiographie zeichnen sich ab?

Wie Sie alle wissen, wird ein großer Teil der Zeit in der Röntgenabteilung für die Handhabung der Filmkassetten aufgewendet. Deswegen ist es von langfristigem Interesse, Geräte für die digitale Radiographie zu entwickeln, die keine Kassetten mehr benötigen. Man kann erwarten, daß in naher Zukunft mit Speicherfolien arbeitende Lungenstative oder Buckytische zu einem akzeptablen Preis auf dem Markt zu finden sind. Die digitale Röntgenaufnahme wird dann in nur wenigen Sekunden nach der Belichtung auf einem Monitor im Schaltraum dargestellt, bevor sie in das PACS gesendet wird.

So kann in der Radiographie erreicht werden, daß die Röntgenassistentin während der Untersuchung im Röntgenraum nahe bei dem Patienten bleiben kann, während die Bildinformation zur "Qualitätskontrolle" elektronisch zu ihr gebracht wird.

Folgende Arbeiten entfallen:

- Wiederholungsaufnahmen wegen falscher Generatoreinstellungen,
- Kassettentransport zur und von der Dunkelkammer,
- Sortieren und Verteilen von Filmtüten,
- Filme,
- Dunkelkammern und
- Archivräume

zugunsten einer leistungsfähigeren Abteilung, in der dem Patienten mehr Aufmerksamkeit gewidmet werden kann, während gleichzeitig Kosten gespart werden.

Wenn alle DR-Systeme direkt mit einem PACS kommunizieren, kann die digitalisierte "filmlose" Röntgenabteilung verwirklicht werden. Die ersten Pilotprojekte dieser Art sind bereits in Europa und USA in Betrieb. Die gewonnenen Erfahrungen sind positiv und bestätigen die mittelfristige Realisierbarkeit filmloser Röntgenabteilungen. Die Einführung der DR-Methode hat jedoch wesentliche Änderungen in der Organisation einer Röntgenabteilung und Änderungen in der Betracntungsweise "der Röntgenaufnahme" zur Folge. Potentielle Anwender dieser Methode sollten dies berücksichtigen.

Die Digitale Radiographie steckt, im Vergleich zur konventionellen Radiologie mit Filmen, noch im Anfangsstadium. Aber diese Technologie entwickelt sich weiter und mehr Erfahrungen werden gewonnen. Eine bessere Nutzung der Möglichkeiten, die in dieser Methode stecken, zeichnet sich ab. Speicherfolien-Systeme werden ein wichtiger Baustein in der Röntgenabteilung der Zukunft sein.

(1) Acta Radiologica 29 (1988), Fasc. 3, S. 267 - 271.

(2) Acta Radiologica 29 (1988), Fasc. 3, S. 277 - 284.

(3) C.F.C. Greinacher: System Architecture and Functionality of the Structured Siemens PACS. Proceedings of the 5th International Symposium on the planning of Radiological Department - ISPRAD V, Florence, April 20 - 23, 1988.

(4) Tateno, Y., T. Tinuma and M. Takano: Computed Radiography. Springer Verlag, 1987.

Qualitätssicherung in der digitalen Radiographie

H.P.Busch, K.J.Lehmann, M.Georgi (1)

Bildgebende Untersuchungsverfahren erfordern zur Sicherung einer gleichbleibend hohen Bildqualität eine kontinuierliche Überprüfung der Bildaufnahme- und Dokumentationsgeräte. Während für die konventionelle Röntgenbildradiographie Meßparameter und Meßvorschriften bereits in Normen (DIN 6868) festgelegt wurden, gibt es bisher nur wenig Erfahrung auf dem Gebiet der digitalen Radiographie.

Im Rahmen der Qualitätskontrolle soll der Benutzer mit Hilfe weniger Parameter die Bildqualität und evtl. eingetretene Veränderungen beurteilen können. Dies erfordert Parameter, welche mit geringem zeitlichem und apparativem Aufwand im Routinebetrieb gemessen werden können. Die digitale Form der Bildinformationen erlaubt neben einer optischen Auswertung von Testaufnahmen auch eine numerische Darstellung einzelner Parameter (z.B. Signal/Rausch Verhältnis). Die Ergebnisse können direkt gespeichert werden und stehen für Langzeitbeobachtungen zur Verfügung.

Die Durchführung der Qualitätskontrolle in der digitalen Radiographie soll an einem Bildaufnahmesystem beschrieben werden, welches seit Januar 1988 im Klinikum Mannheim sowohl zur digitalen Subtraktionsangiographie(DSA) als auch zur digitalen Projektionsradiographie eingesetzt wird (Abb.1). Das POLYTRON 1000 (SIEMENS) wird neben der DSA im Rahmen der Projektionsradiographie für Untersuchungen im Gastrointestinalbereich (Oesophagus, Magen, Dünndarm, Colon), zur Phlebographie, Arthrographie, Myelographie, Hysterosalpingographie und zur Kontrolle von Sonden und Kathetern benutzt(Abb.2). Mit einer Matrix von 1024x1024 und 1024 Grauwertstufen ist eine maximale Bildfrequenz von 6 B/Sekunde möglich. Auf einer Winchesterplatte können maximal 800 Bilder abgespeichert werden. Für die Archivierung steht ein Magnetband zur Verfügung.

(1) Institut für Klinische Radiologie (Dir.: Prof.Dr.M.Georgi)
Klinikum Mannheim der Universität Heidelberg,
6800 Mannheim

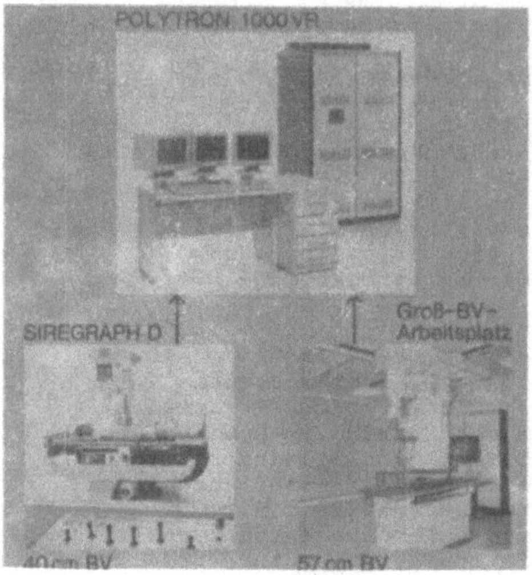

Abb.1: Systemkonfiguration

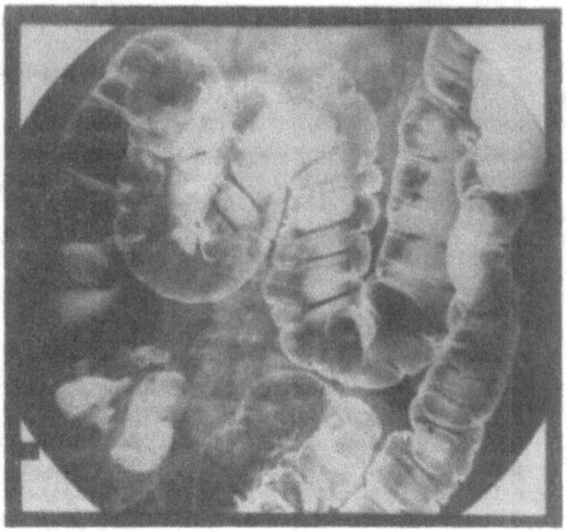

Abb.2: Colondarstellung mit der digitalen BV-Radiographie

Das Polytron ist sowohl an einen fernbedienten Durchleuchtungsarbeitsplatz(SIEMENS: SIREGRAPH D) mit einem BV-Durchmesser von 40 cm als auch an einen Großbildverstärker- Arbeitsplatz (SIEMENS: Optilux 57) mit einem BV-Durchmesser von 57cm angeschlossen.

Im Klinikum Mannheim werden an der beschriebenen Anlage zur digitalen Radiographie regelmäßig Messungen zur Qualitätskontrolle durchgeführt. Vergleichende Beobachtungen der Testbilder und Meßparameter sollen eine gleichbleibend hohe Bildqualität der digitalen Subtraktionsangiographie und der digitalen Projektionsradiographie garantieren.

Qualitätskontrolle bei der DSA

Parameter zur Qualitätskontrolle bei der DSA sind:

1. Örtliche Auflösung
2. Kontrasterkennbarkeit
3. Dosis

Die örtliche Auflösung wurde mit einem Bleistrichraster gemessen, welches auf dem Untersuchungstisch diagonal zu den Rasterlamellen und den Videozeilen angeordnet war. Zur Einstellung geeigneter Bildaufnahmeparameter wurde als zusätzliches Absorptionsmedium eine Kupferplatte (1mm) zwischen Bleistrichraster und Tischplatte gelegt. Die Aufnahmen erfolgten bei einer Aufnahmespannung von 70 kV, die Auswertung nach Bilddarstellung auf dem Monitor.

Die Kontrasterkennbarkeit wurde mit einem Phantom (General ELECTRIC) gemessen (Abb.3). In eine Absorptionstreppe wird eine Platte mit Gefäßmodellen eingeschoben. Die Gefäßmodelle mit einem Durchmesser von 8, 4, 2, 1 und 0,6mm sind in zwei Gruppen mit einer Jodkonzentration von 10 und 5 mgJ/ml angeordnet. Die Gefäßerkennbarkeit wurde als Darstellung des entsprechenden Gefäßdurchmessers über sämtliche Stufen der Absorptionstreppe definiert. Die Aufnahmen erfolgten bei einer Spannung von 81 kV und konstanter Dosis.

Für die Beurteilung der Bildqualität ist die Dosis ein wichtiger Parameter. Die Dosis wurde mit einer Ionisationskammer als Objekteintrittsdosis bei dem beschrieben Gefäßphantom bestimmt.

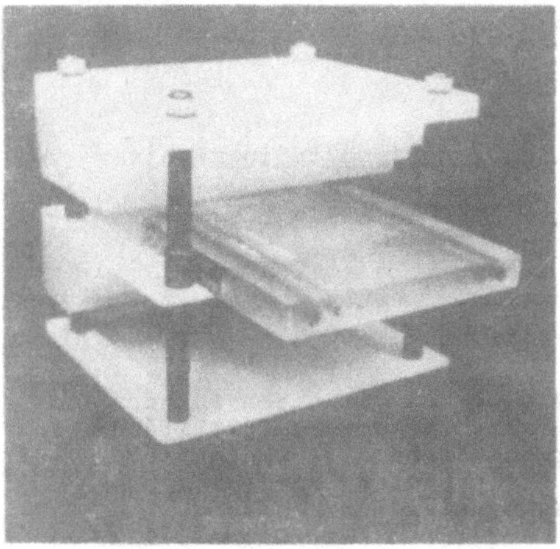

Abb.3a

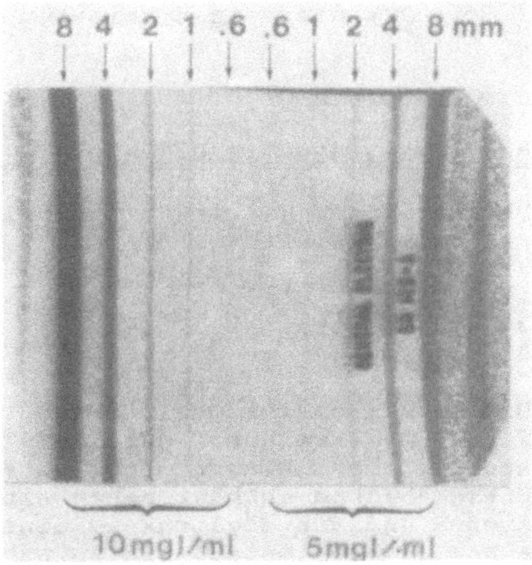

Abb.3b

Abb.3: Phantom zur Messung der Kontrasterkennbarkeit

Die Meßergebnisse über einen Zeitraum von 20 Wochen sind in Abbildung 4 dargestellt. Nach 5 Wochen wurden am Durchleuchtungsarbeitsplatz der BV mit einem Durchmeser von 33 cm gegen einen BV mit einem Durchmesser von 40 cm ausgewechselt und die Bildaufnahmeparameter neu eingestellt. Die Meßergebnisse zeigen Schwankungen, welche durch die Meßgenauigkeit bedingt sind. Systematische Abweichungen der Meßergebnisse konnten nicht festgestellt werden.

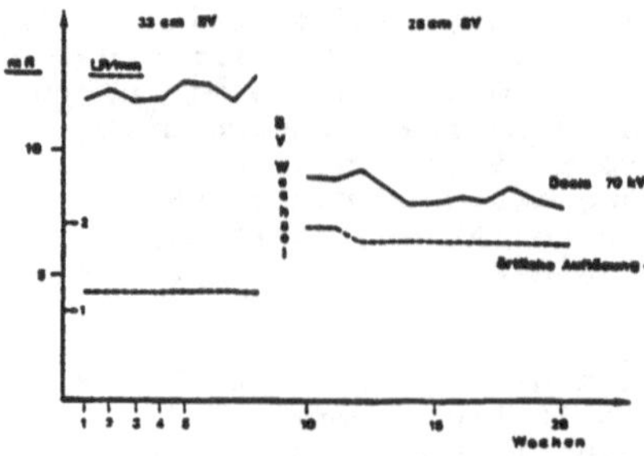

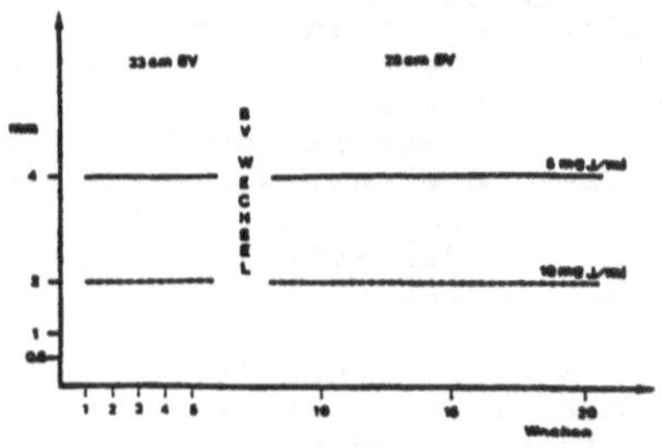

Abb.4a: Örtliche Auflösung

Abb.4b: Kontrasterkennbarkeit

Abb.4: Darstellung der Parameter zur Qualitätskontrolle bei der DSA über einen Zeitraum von 20 Wochen

Qualitätskontrolle bei der digitalen Projektionsradiographie

Parameter zur Qualitätskontrolle bei der digitalen Projektionsradiographie sind:

1. örtliche Auflösung
2. Dynamikbereich
3. Dosis

Die Messungen zur Qualitätskontrolle wurden mit einem Phantom der Firma PTW (Freiburg) durchgeführt, welches auch zur Qualitätskontrolle bei konventionellen Röntgenaufnahmen verwendet wird. Diese Phantom enthält neben einem Strichraster eine Absorptionstreppe und die Möglichkeit einer simultanen Dosismessung mit einem Stabdosimeter. Die Aufnahmen erfolgten bei 70 und 100 kV und definierter Dosis.

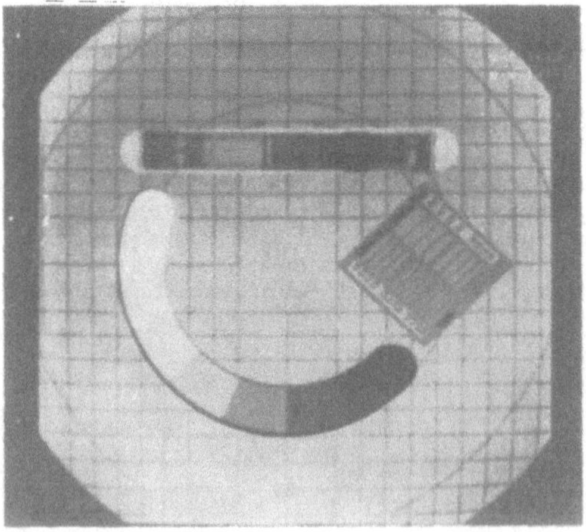

Abb.5: Aufnahme zur Qualitätskontrolle bei der digitalen Projektionsradiographie mit einem Phantom (PTW-Freiburg)

Die Auswertung der <u>örtliche Auflösung</u> erfolgte am Bildmonitor. Der <u>Dynamikbereich</u> der Abbildung wurde in numerischer Form durch den mittleren Grauwert der untersten und obersten Absorptionsstufe festgelegt. Die <u>Dosis</u> wurde mit einem Stabdosimeter gemessen.

In Abbildung 6 werden die Meßergebnisse über einen Zeitraum von 20 Wochen dargestellt. Bei den Ergebnissen lagen die Schwankungen im Bereich der Meßgenauigkeit. Systematische Abweichungen wurden nicht festgestellt.

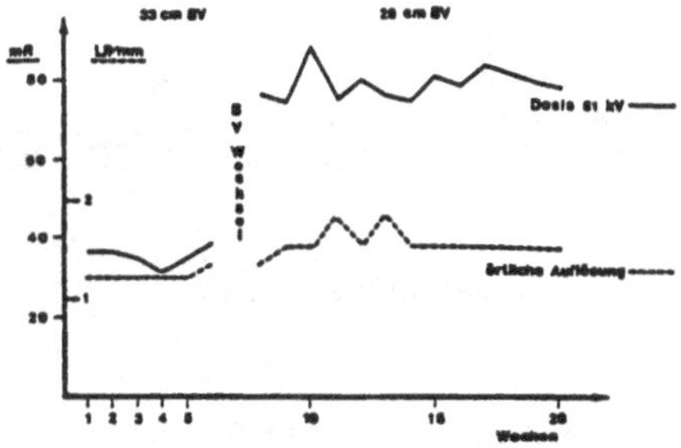

Abb.6a: Dosis/örtliche Auflösung

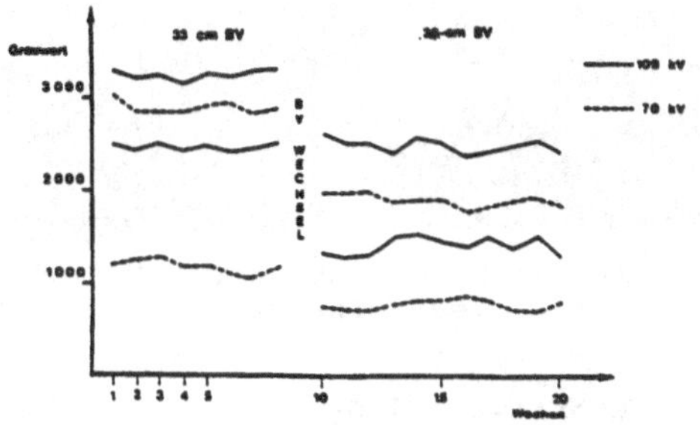

Abb.6b: Dynamikbereich

Abb.6: Darstellung der Parameter zur Qualitätskontrolle bei der digitalen Bildradiographie über einen Zeitraum von 20 Wochen

<u>Digitale Meßparameter zur Qualitätskontrolle</u>

Die digitale Radiographie bietet neue Möglichkeiten einer numerischen und damit objektiven Messung von Qualitätsparametern. Die folgenden Messungen wurden mit einem Bildcomputersystem (MIPD) der Firma KONTRON durchgeführt.

Nach Aufnahme eines Testbildes kann in einer definierten Region of Interest (ROI) das Signal/Rauschverhältnis direkt aus den digitalen Bilddaten errechnet werden. Das S/N Verhältnis berechnet sich aus dem Quotienten von Mittelwert und Standartabweichung.

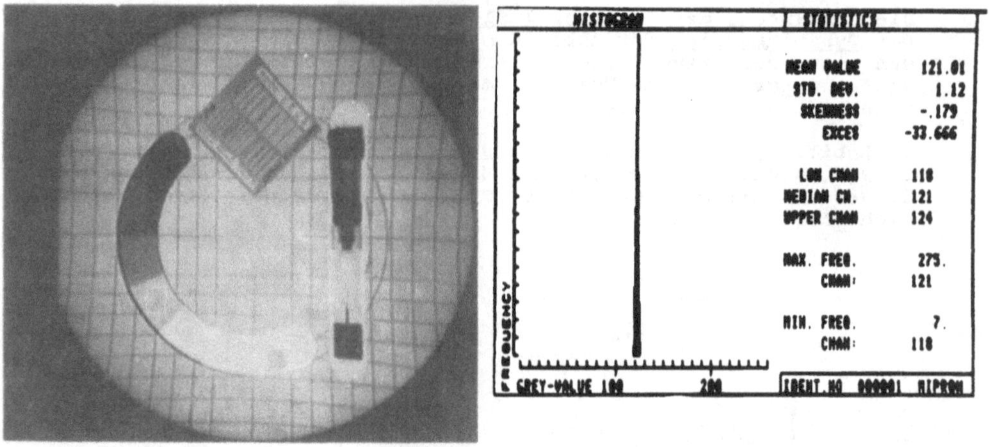

Abb.7: Berechnung des S/N Verhältnisses am Beispiel einer Testaufnahme mit dem PTW-Phantom

Kontrast und Dynamikbereich der Orginaldaten lassen sich bei digitalen Bildinformationen entlang einer gewünschten Linie halbautomatisch darstellen und numerisch erfassen.

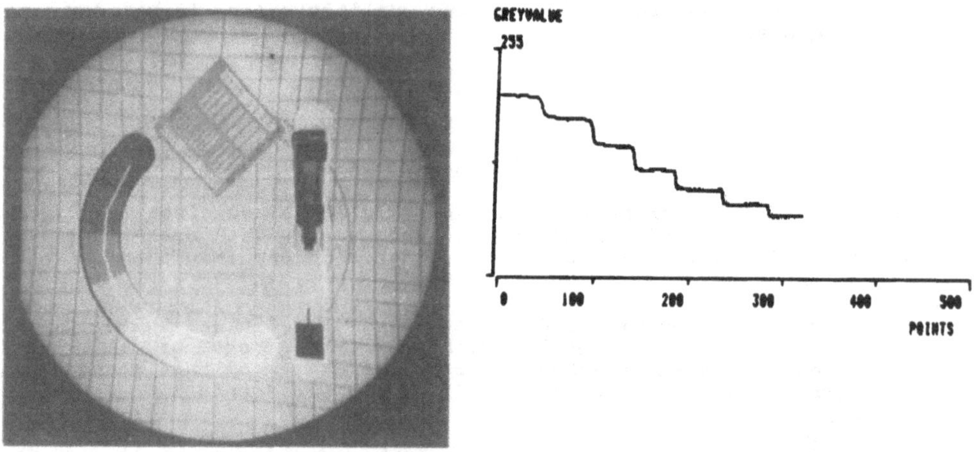

Abb.8: Darstellung von Kontrast und Dynamikbereich digitaler Bildaufnahmen

Auch die Kontrasterkennbarkeit kann entsprechend der vorhergehenden Darstellung im DSA-Betrieb mit einem Gefäßphantom gemessen werden. Die Erstellung einer Densitometriekurve führt durch entsprechende Definition von Kontrastschwellen zu einer Objektivierung der Kontrasterkennbarkeit.

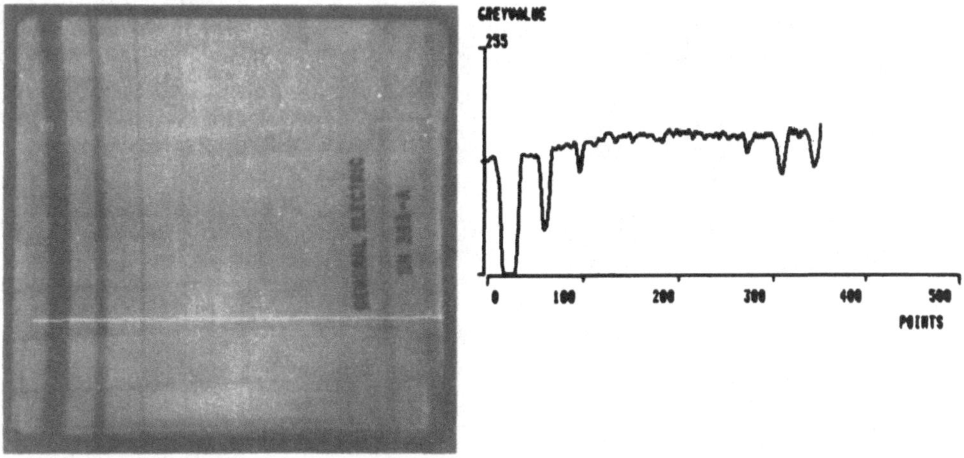

Abb.9: Densitometrische Darstellung der Kontrasterkennbarkeit

Bei der weiteren Entwicklung der digitalen Radiographie sollten die beschriebenen Messungen zur Qualitätskontrolle in das Gesamtkonzept integriert werden. Eine Speicherung der Meßergebnisse im Computer erlaubt eine direkte Kontrolle der Bildqualität. Die weitgehend automatische Erfassung und Auswertung der Bildparameter vermindert den zeitlichen und apparativen Aufwand und erhöht damit die Bereitschaft des Benutzers zu einer regelmäßigen Qualitätskontrolle.

Literatur:

1. H.P.Busch: Bilddosis und Abbildungseigenschaften von DSA-Anlagen. In: E.Zeitler, T.Schmidt: Strahlenexposition bei der digitalen Subtraktionsangiographie. Springer Verlag 1987

2. H.P.Busch: Digitale Bildverstärker-Radiographie: Eine kostengünstige Untersuchungsmethode mit geringer Strahlenbelastung. In: U.U.Lemke et al: Computer Assissted Radiology Springer Verlag 1987

3. H.P.Busch, K.J.Lehmann: Quality Assurance in Digital Radiography. British Journal of Radiology (1989)(im Druck)

4. H.P.Busch, K.J.Lehmann, M.Georgi: Digitale Bildverstärker-Radiographie * Abbildungseigenschaften,Anwendungsmöglichkeiten Qualitätskontrolle. In: H.E.Riemann, J.Kollath, O.Rienhoff: Digitale Radiographie - Referate und Vorträge 1988, Wissenschaftliche Buchreihe Byk Gulden, Konstanz 1988

5. H.P.Busch, L.G.Strauss: Comparison of Performance Characteristics of Different DSA-Installations. Europ.J. Radiol. 7(1987) 56 - 59

DISKUSSION

FISCHER, Berlin zu den Vorträgen GALANSKI, Hannover und BOCK, Hamburg:

Wiederholt wurde von Ihnen im Zusammenhang mit der digitalen Verarbeitung der Bilder das Prinzip der unscharfen Maske genannt.

- Bestehen dafür bei den hier vorgestellten Lösungen unterschiedliche Möglichkeiten zur Generierung der Maske, und welche Varianten werden dafür bevorzugt?
- Wie groß ist der Filterkern, insbesondere unter dem Aspekt der Echtzeitverarbeitung von Bildserien und angesichts der Tatsache, daß Sie große Masken verwenden?
- Benutzen Sie Gauß-Filter oder andere Verfahren?

GALANSKI, Hannover:

Wir arbeiten bisher mit einer Laboranlage für digitale Thoraxradiographie, die nicht für eine Routineanwendung ausgelegt ist. Deshalb sind manche Verarbeitungszeiten sicherlich noch länger als tatsächlich notwendig. In Zukunft soll mit einer vorgegebenen, noch festzulegenden Maske gearbeitet und das damit behandelte Bild sofort ausgegeben werden. Eine Nachverarbeitung mit anderen Masken wird die Ausnahme, nicht die Regel darstellen. Der Rechenprozeß beansprucht nur wenige Sekunden, und zwar selbst bei großen Filterkernen.

BOCK, Hamburg:

Wird das von mir erläuterte kardiologische Röntgenbildsystem im ganzen und als Einheit betrachtet, beginnend beim Generator und endend bei der Hardcopy-Einheit bzw. am Monitor, so gibt es nur eine festgelegte optimale Kerngröße. Sie ist in unserem System vom Bediener nicht anwählbar, kann jedoch auf Wunsch vom Hersteller verändert werden. Es handelt sich um eine Gauß-Filterung, letzten Endes eine zweidimensionale

Faltung des Bildes, durchgeführt von einem fest verdrahteten Rechnerteil. Die Zeit für das Gesamtprogramm der EF- und Wall Motion-Bestimmung liegt knapp unter 40 Sekunden zuzüglich der Zeit, die der Untersucher zur Auswahl der beiden, jeweils zu analysierenden Bilder (endsystolisch - enddiastolisch) benötigt. Die einzige Interaktion betrifft das Markieren der beiden Endpunkte an der Aortenklappe. Danach führt der Rechner eine Intervallschachtelung durch. Er erzeugt mehrere Ventrikelkonturen außerhalb und innerhalb des eigentlichen Ventrikels und erkennt dann die definitive Kontur nach Erreichen einer Standardabweichung. Dieser automatische Zyklus kann interaktiv unterbrochen und korrigiert werden.

GALANSKI, Hannover:

In unserem System für die Thoraxradiographie verwenden wir neben Gauß-Filtern auch Rechteck- und Dreieck-Filter. Nach bisherigen Erfahrungen resultiert daraus kein wesentlicher Unterschied. Gegenwärtig läßt sich noch nicht genau sagen, welche Filterkerne für welche diagnostische Fragestellungen optimal sind. Man kann sich aber vorstellen, daß Unterschiede bestehen. Die Antwort muß künftig aus der weiteren experimentellen und klinischen Prüfung abgeleitet werden.

RICHTER, Berlin:

An alle anwesenden Experten möchte ich die Frage richten, wie sie zur Zeit die nebeneinander entwickelten digitalen Bilderzeugungssysteme über Bildverstärkerfernsehkette und über die Luminiszenzradiographie bezüglich ihrer Chancen für die Zukunft beurteilen? Beide Systeme haben ihre physikalisch bedingten Grenzen, z. B. auch für die Ortsauflösung. Wie wird hier die Konkurrenzstellung der beiden Methoden eingeschätzt?

BUSCH, Mannheim:

Unsere Erfahrungen beziehen sich bisher vor allem auf die der digitalen Radiographie mit Bildverstärkerfernsehtechnik. Diese Methode ist zweifellos hervorragend für alle jene Untersuchungen geeignet, die eine hohe Frequenz von Bildern in Serien verlangen und bei denen hinsichtlich der örtlichen Auflösung auch Kompromisse eingegangen werden können. Als charakteristisch dafür ist der Magen-Darm-Trakt zu nennen. Durch Umschalten auf kleine Bildverstärkereingangsformate läßt sich hier eine Auflösung bis zu 3,5 Linienpaaren erreichen. Allerdings ist dann das Eingangsfeld entsprechend verringert. Für den Thorax liegen die Bedingungen anders. Hier handelt es sich in der Regel um Einzelbilder oder um einige wenige Bilder pro Patient. Die örtliche Auflösung ist aber hier außerordentlich anspruchsvoll. Zusammengefaßt möchte ich beide methodische Richtungen als sich ergänzende Verfahren bezeichnen, jedes mit eigenen speziellen Indikationen.

HIECKEL, Berlin:

Die Röntgenuntersuchung des Thorax kann wohl als eine große Herausforderung an die Leistungsfähigkeit der digitalen Radiographie angesehen werden. Wie beurteilen Sie unter diesem Gesichtspunkt die Mindestauflösung? Ihre vorgelegten Untersuchungen führten zu einer Auflösung von 3 Linienpaaren pro mm bei hohem Kontrast, es wurde die 2000er Matrix verwendet. Sind Sie der Meinung, daß für die Perspektive diese Matrixgröße ausreicht, oder bedarf es noch der weiteren Klärung, inwieweit damit alle kritischen Strukturen erfaßt werden können, z. B. auch Pleurastrukturen und interstitielle Septumlinien.

GALANSKI, Hannover:

Ich habe Zweifel daran, daß die Sichtbarkeit aller kritischen Strukturen letzten Endes den Ausschlag gibt für die Durchsetzung des Verfahrens. Nach meiner Meinung sind vielmehr 3 Fakten für die medizinische Akzeptanz entscheidend, nämlich

- 1. die Bildqualität, welche Sie mit den Kriterien der Bildauflösung angesprochen haben. Sind die Qualitätsansprüche hoch, so bildet die 2000er Matrix die untere Grenze.
- 2. die Möglichkeit einer zweckmäßigen Einbindung in ein digitales Bildarchivierungs- und Kommunikationssystem und
- 3. die unkomplizierte Bedienbarkeit der Bildbearbeitung. Letztere muß einfach und arbeitserleichternd erfolgen können, sie darf auf keinen Fall den Auswerteprozeß verlängern oder komplizieren.

Bei den Anforderungen an die Qualität sollte man sich darüber hinaus immer auch vor Augen führen, welche diagnostischen Fragen beantwortet werden sollen. Unter diesem Aspekt sehe ich die Hochauflösung nicht als kompromißlose Forderung an. Vielmehr steht doch oft die Entscheidung an, ob mit der Projektionsradiographie überhaupt die jeweilige Fragestellung ausreichend beantwortet werden kann, oder ob man rasch zu anderen Verfahren übergehen sollte, z. B. zu Schnittbildmethoden. Die Frage der Digitalisierung des Bildes ist dieser strategischen Entscheidung unterzuordnen.

COBET, Berlin:

In diesem Zusammenhang ist unbedingt hinzuzufügen, daß bei der Anwendung der Projektionsradiographie der Thoraxorgane in zahlreichen Fällen die Fragestellungen sehr allgemeiner Natur sind und nicht von vornherein gesagt werden kann, was gefunden wird. Unter diesem Aspekt kommt für die medizinische Akzeptanz der Abbildungsgüte zweifellos eine große, wenn auch nicht die alleinige Bedeutung zu. Indessen werden sich zweifellos für die strategische Entscheidung des weiteren Vorgehens im Untersuchungsablauf durch die digitale Projektionsradiographie sicherlich keine von den bisherigen Vorgehensweisen abweichenden Empfehlungen ergeben.

FORTSCHRITTE UND NEUE WEGE FÜR DIE BILDGEBUNG

Vorsitzende:	V. Boewer	Berlin
	U. Speck	Berlin (West)
	G. Laub	Erlangen
	J. H. Peregrin	Prag

Kontrastmittel für bildgebende Methoden - neue Entwicklungen für Ultraschall, Röntgen, Magnetresonanz

U. Speck *

Kontrastgebende Substanzen sind wesentliche Werkzeuge der bildgebenden Diagnostik. Sie können helfen, feine anatomische Strukturen sichtbar zu machen. Gleichzeitig geben sie in vielen Fällen Auskunft über die Funktion von Organen, Blutgefäßen, Membranen und anderen Bestandteilen des Organismus. Gerade die Funktion läßt sich ohne die Zufuhr einer Substanz in der Regel nicht im Bild erkennen. Sie wird erst durch die Verfolgung von Verteilungsvorgängen (z.B. die Passage durch die Blut-Hirn-Schranke) oder die Ausscheidung eines Kontrastmittels sichtbar. Es ist also nicht überraschend, daß Kontrastmittel unabhängig von der Art der bildgebenden Technik nützliche zusätzliche Informationen liefern.

Besser verträgliche Röntgenkontrastmittel

Ausgangspunkt für die Entwicklung neuer Röntgenkontrastmittel waren die gebräuchlichen Salze der Trijodbenzoesäurederivate, die seit dem Beginn der fünfziger Jahre eine ständig wachsende Bedeutung in der Urographie, vielen angiographischen Untersuchungen, in der Computertomographie, der Magen-Darmdarstellung, der lumbalen Myelographie und vielen anderen Indikationen gefunden hatten. Die weite Verbreitung und die lange Lebensdauer dieser Produkte ist auf ihre zweifelsfreien Vorteile, wie gute Kontrastdichte, ausreichende Verträglichkeit auch bei sehr hoher Dosierung und geringe Kosten zurückzuführen. Andererseits bereiteten kaum dosisabhängige, unvorhersehbare allergieartige sogenannte "Kontrastmittelreaktionen", Herz-Kreislaufwirkungen, eine sehr mäßige Gefäßverträglichkeit bei der Angiographie und die völlig unbefriedigende Verträglichkeit bei direktem Kontakt mit dem Zentralnervensystem Probleme.

Ein Teil dieser Nebenwirkungen - nämlich die Gefäßreaktionen und die Effekte auf das Herz-Kreislaufsystem ließen sich größtenteils durch die hohe Osmolalität der notwendigerweise konzentrierten Kontrastmittellösungen zurückführen. Da der Zusammenhang zwischen der Osmolalität der Lösungen und der chemischen Struktur der in der Lösung enthaltenen Kontrastmittel bekannt und weitgehend vorhersagbar ist, konnten - nachdem das Problem erkannt war - Wege zur

*Schering AG Berlin (West)

Minderung der Osmolalität der Kontrastmittellösungen entwickelt werden, die nicht gleichzeitig zu einer Verminderung der Jodkonzentration führten (1). Dabei hat sich die direkte und kovalente Bindung der (organischen) Kationen an die Kontrastmittelsäuren am besten bewährt. Die daraus resultierenden nichtionischen Kontrastmittel (Abb. 1a, b) weisen nicht nur die erwünschte niedrigere Osmolalität auf. Es wurde sehr bald gefunden, daß sie im Vergleich zu niederosmolaren, aber ionischen Kontrastmitteln (Abb. 2) wesentlich weniger epileptogen wirken (2) und daher für die Myelographie, aber auch die cerebrale Angiographie und die Anwendung bei Patienten mit Blut-Hirn-Schranken-Störungen sehr viel geeigneter sind. Schließlich fiel auf, daß nichtionische Kontrastmittel auch die keinesfalls osmotisch bedingten Nebenwirkungen, wie Übelkeit, allergieartige Reaktionen und bestimmte Kreislaufreaktionen weniger häufig verursachen (3, 4). Die neuen nichtionischen Produkte sind daher in vielen Ländern auf dem Wege, die konventionellen ionischen Kontrastmittel abzulösen, obwohl die Produktionskosten und Preise deutlich höher liegen.

Wegen der leichteren Zugänglichkeit und der geringeren Viskosität hat sich die Entwicklung der nichtionischen Substanzen zunächst auf die "einkernigen", trijodierten Moleküle konzentriert, obwohl deren Lösungen bei mehr als 150 mg Jod/ml immer noch hyperton sind.

Kürzlich ist das erste nichtionische dimere Kontrastmittel eingeführt worden. Blut- und Liquor-Isotonie bis zu ca. 300 mg Jod/ml (Abb. 3) verbunden mit der ohnehin ausgezeichneten Verträglichkeit der nichtionischen Substanzen machen es auch für besonders anspruchsvolle Untersuchungen, wie die Myelographie oder kritische Anwendungen in der Pädiatrie oder bei schwerstkranken Patienten zu einer Alternative zu allen bisher bekannten Präparaten (5).

Gas als Kontrastmittel für die Ultraschalldiagnostik

Der Ultraschall ist ein jüngeres Diagnoseverfahren, das sich erst im Laufe der Jahre zu einer bildgebenden Technik entwickelt hat. Bisher sind keine fertigen Kontrastmittel für den Ultraschall verfügbar, obwohl erste Beobachtungen und Versuche bis in die sechziger Jahre zurückreichen. Die Ursache liegt unter anderem darin, daß sich Ultraschallkontrastmittel nicht mit den gebräuchlichen Methoden der synthetischen Chemie oder auch Pharmazie herstellen lassen. Als bei weitem am wirksamsten haben sich feinst verteilte Gasbläschen erwiesen, die bei intravasaler Anwendung in ihrer Größe den Durchmesser von Kapillaren nicht überschreiten sollten. Die geringe in-vitro-Stabilität von Gasbläschen in niedrig viskösen, verträglichen Flüssigkeiten, ihre Tendenz aufzusteigen und zusammenzufließen und ihre kurze in-vivo-Lebensdauer wegen der raschen Löslichkeit von Gasen in Körperflüssigkeiten machen die Suche nach standardisierten und haltbaren Präparationen zu einer schwierigen Aufgabe. Inzwischen ist die Lösung einiger Probleme gelungen (5). Der Name des ersten Präparates ist Echovist. Die Unterlagen wurden kürzlich zur Zulassung eingereicht.

Echovist ist ein besonders zubereitetes Galaktose-Mikronisat, das beim Suspendieren in einem wässrigen Medium eine Vielzahl feinster Gasbläschen freisetzt und gleichzeitig stabilisiert. Die Suspension ist für einige Minuten stabil, so daß die Injektion ohne Zeitdruck vorgenommen werden kann. Die Kontraste sind sehr gut reproduzierbar und eindeutig über die Konzentration und Dosis der verwendeten Suspension steuerbar. Die Gasbläschen machen beispielsweise nach intravenöser Injektion das Blut stark echogen, werden aber bereits in der Lunge vollständig aufgelöst (Abb. 4). Eine weitere, neu entwickelte Präparation passiert auch die Lungenkapillaren und kann daher zusätzliche Anwendungen finden (7). Wegen der starken Wirksamkeit von Gasbläschen und den vielseitigen Verarbeitungsmöglichkeiten der Signale ist eine sehr breite Anwendung von Kontrastmitteln in der Ultraschalldiagnostik denkbar.

Magnetische Substanzen in der Kernspintomographie

Wenn auch der physikalische Hintergrund vollständig unterschiedlich ist, die Kernspintomographie hat viele Ähnlichkeiten mit der Röntgencomputertomographie. Auch das erste Kontrastmittel für die Kernspintomographie, Magnevist[R], weist in der Anwendung und den Ergebnissen Ähnlichkeiten mit den Röntgenkontrastmitteln für die CT auf. In der Zusammensetzung und im Wirkprinzip zeigen sich aber deutliche Unterschiede: Es enthält als wirksames Prinzip den DTPA-Komplex des Gadolinium-Ions in Form des Meglumin-Salzes. Das Gadolinium verkürzt als stark paramagnetische Substanz die Relaxationszeiten T_1 und T_2 der direkt abgebildeten Protonen. Es führt daher bei den klinisch angewendeten Dosierungen und Konzentrationen in der Regel zu einer Signalverstärkung, d.h. Aufhellung des Bildes. Gadolinium ist selbst nicht sichtbar, es wirkt ähnlich einem Katalysator in einer chemischen Reaktion, so daß mehr Signal der Protonen in kürzerer Zeit verfügbar wird. Magnevist ist deshalb wirksamer als Röntgenkontrastmittel in der Computertomographie. 20 ml der allerdings ebenfalls hochkonzentrierten Lösung genügen im allgemeinen für einen Patienten.

Die Verteilung des Kontrastmittels im Körper, Ausscheidungsweg und Ausscheidungsgeschwindigkeit entsprechen weitgehend denen der urographischen Röntgenkontrastmittel. Magnevist ist daher auch in den meisten Indikationen für Kontrastmittelanwendung in der CT nützlich, in einigen Fällen sogar deutlich wirksamer (8). Allerdings kommt es nur unter sehr speziellen Bedingungen zu einem Signalenhancement (einer hellen Darstellung) des schnellfließenden Blutes in den großen Gefäßen. In dieser Hinsicht besteht ein deutlicher Unterschied zur kontrastverstärkten CT. Gadolinium DTPA kann wie Röntgenkontrastmittel in verdünnter Form und mit bestimmten Zusätzen versehen zur Markierung des Magen-Darm-Traktes genutzt werden. Es ist in dieser Anwendung ebenfalls sehr nützlich.

Zusammenfassung und Ausblick

Die vergangenen 20 Jahre haben gezeigt, daß Kontrastmittel in ihrer Zusammensetzung sehr viel physiologischer gestaltet und in ihrer Verträglichkeit sehr stark verbessert werden können. Das Prinzip "Kontrastmittel" hat sich an die neuen in der Medizin angewandten bildgebenden Verfahren anpassen lassen, obwohl deren physikalischer Hintergrund von der Röntgendiagnostik vollständig verschieden ist. Es wird sich in den kommenden Jahren zeigen, ob stärker als bisher gewebs-, organ-, prozess- oder pathologiespezifische Kontrastmittel mit ausreichender Verträglichkeit entwickelt werden können.

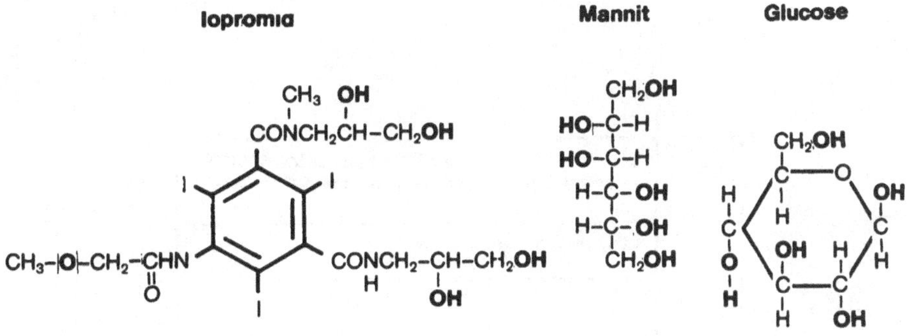

Abb. 1a: Nichtionische Kontrastmittel enthalten wie Zucker oder Zuckeralkohole eine Anzahl von Hydroxylgruppen (-OH), die die gute Löslichkeit in Wasser bewirken.

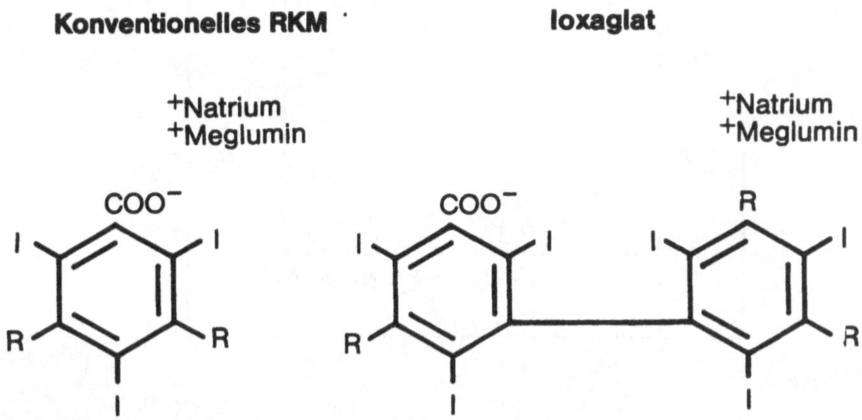

Abb. 1b: Ionische Kontrastmittel sind nur als Salz löslich. Die Kationen Natrium bzw. Meglumin und die Säurefunktion der jodierten Moleküle kommen als Ursache für Nebenwirkungen in Frage.

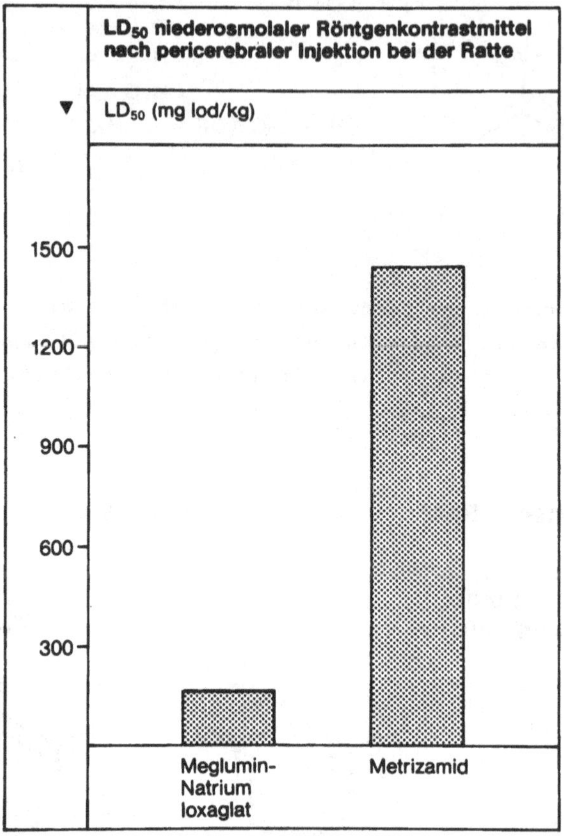

Abb. 2: Trotz gleicher Osmolalität ist die neurale Verträglichkeit ionischer und nichtionischer niedermolekularer Kontrastmittel sehr unterschiedlich.

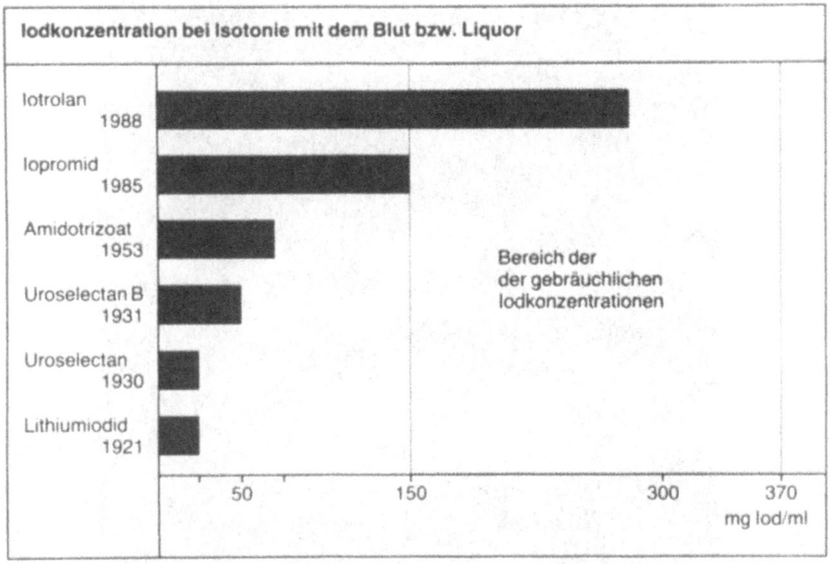

Abb. 3: Mehr als 60 Jahre Kontrastmittelentwicklung waren notwendig bis das erste blutisotone Kontrastmittel für die Urographie und Angiographie klinisch erprobt werden konnte.

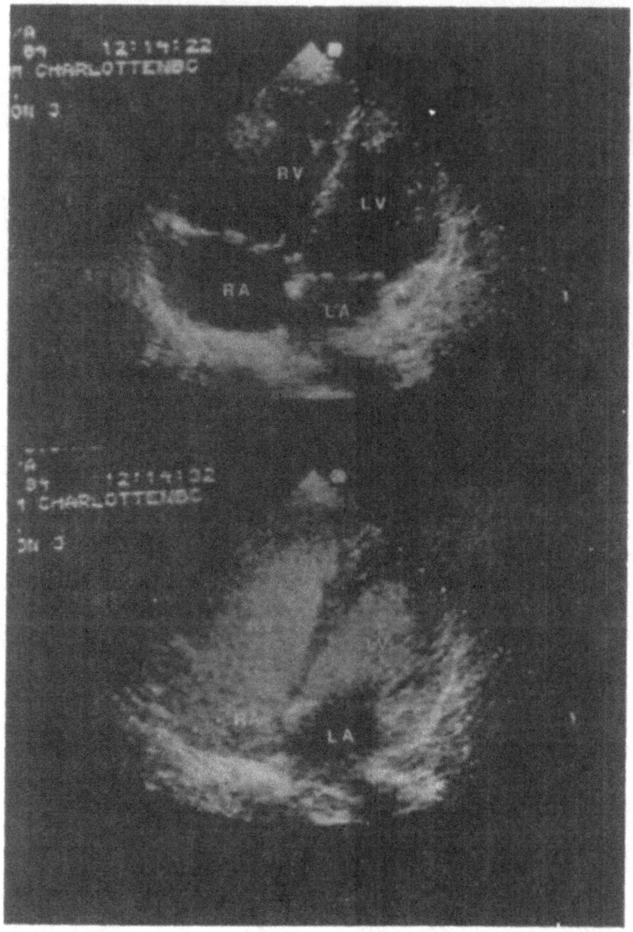

Abb. 4: Darstellung eines Ventrikelseptumdefektes vor und nach i.v. Injektion von Echovist. Das Kontrastmittel gelangt nicht durch die Lunge in das linke Herz, sondern nur durch den Septumdefekt.

Kontrastmittel für die Kernspintomographie

Injektionspräparat

SHL 451 A Schering AG

Zusammensetzung

469 g GdDTPA/Dimegluminsalz
0,13 g DTPA

Aqua pro injectionem ad 1000 ml

Viskosität: 2,9 mPa · s (= cP) bei 37 °C

Osmolalität: 1940 mosm/kg Wasser bei 37 °C

pH: 6.5 – 7.5

Anwendung

intravenöse Injektion

Dosis: 0.1 mmol/kg Körpergewicht
= 0.2 ml
SHL 451 A/kg Körpergewicht

Niere:
0.05 mmol/kg Körpergewicht
= 0.1 ml
SHL 451 A/kg Körpergewicht

Abb. 5: Zusammensetzung von Magnevist[R].

Literatur

(1) Almen, T.: Contrast agent design. J. Theoret. Biol. 24 (1969) 216-226.

(2) Almen, T.: Experience from 10 years of development of water-soluble nonionic contrast media. Invest. Radiol. 15 (1980) 6, 283-288.

(3) Schott, K. M., Behrends, B., Clauß, W., Kaufmann, J., Lehnert, J.: Iohexol in der Ausscheidungsurographie. Fortschr. Med. 7 (1986) 153-156.

(4) Keysser, B.: Survey of the clinical trial programme with Ultravist®. Contrast Media from the Past to the Future. Georg Thieme Verlag Stuttgart (1987) 41-51.

(5) Wenzel-Hora, B.I.: Iotrolan, nichtionisch, dimer: eine neue Generation der Röntgenkontrastmittel. Jahrbuch der Radiologie 1987, Regensberg & Biermann Münster FRG 195-203.

(6) Schlief, R.: Echovist: physikalisch-pharmakologische Eigenschaften, Ergebnisse klinischer Prüfungen und Anwendungspotential eines neuartigen Ultraschall-Kontrastmittels. Jahrbuch der Radiologie 1988, Regensberg & Biermann Münster FRG 163-170.

(7) Fritzsch, T., Mützel, W., Lange, L.: Aktueller Stand der Entwicklung von Kontrastmitteln für die Echokardiographie. Fortschritte der Echokardiographie. Herausgegeben von R. Erbel, J. Meyer, R. Brennecke. Springer Verlag 1985 117-125.

(8) Niendorf, H.P.: Gadolinium-DTPA: ein neuartiges Kontrastmittel für die bildgebende Protonenkernspintomographie. Jahrbuch der Radiologie 1986, Regensberg & Biermann Münster FRG 255-264.

Magnetresonanz-Angiographie: Entwicklung, aktueller Stand und Erwartungen

G. Laub

Zusammenfassung:

Die Magnetresonanz bietet die Moeglichkeit, Blutgefaesse nichtinvasiv und ohne Kontrastmittel darzustellen. 3D-Abbildungstechniken auf der Basis von Gradientenechosequenzen erlauben die Messung von bis zu 128 Schichten in maximal 21 Minuten mit einer Ortsaufloesung von ca. 1mm. Damit ist eine Darstellung der wichtigsten Blutgefaesse, insbesondere auch der hirnzufuehrenden Gefaesse bis in den Bereich intracerebraler Gefaessstrukturen moeglich. Aus dem gemessenen 3D Datensatz der Gefaesse lassen sich Projektionsbilder beliebiger Orientierung berechnen. Diese Technik ist sehr hilfreich bei der eindeutigen Zuordnung von raeumlich komplizierten Gefaessstrukturen und bei der Identifikation von Gefaesserkrankungen.
Nach einer raschen methodischen Entwicklung der MR-Angiographie muss nun deren klinische Bedeutung geprueft werden. Dazu zaehlt die Erkennung von arteriosklerotischen Stenosen, Aneyrismen und AV-Missbildungen. Die bisherigen Erfahrungen haben gezeigt, dass die dreidimensionale MR-Angiographie wegen ihrer hohen Sensitivitaet fuer spezielle Fragestellungen als Screening-Methode eine klinische Bedeutung erlangen kann.

Einleitung:

Seit der Einfuehrung der Magnetresonanztomographie stellt die Erforschung von Flussphaenomenen ein wichtiges Gebiet bei der Entwicklung von neuen Verfahren dar. Zum einen sind Flussphaenomene die Ursachen fuer vielfaeltige Bildartefakte, die unter Umstaenden eine klinische Diagnose erschweren oder gar verfaelschen koennen, und andererseits besteht die Hoffnung, dass diese Flussphaenomene dazu benutzt werden koennen, eine nichtinvasive und ohne Kontrastmittel arbeitende Gefaessdiagnostik zu realisieren. Es gibt also zwei Zielsetzungen bei der Entwicklung von neuen Methoden in der MR-Bildgebung: Reduktion der Flussempfindlichkeit und Darstellung von fliessendem Material. Waehrend die Reduktion der Flussempfindlichkeit von herkoemmlichen Bildgebungssequenzen sehr effek-

----

1) Dr. G. Laub
Siemens AG, UB Med, STME 64
Henkestr. 127
D-8520 Erlangen

tiv mit Hilfe von Flusskompensation und speziellen Saettigungspulsen realisiert werden kann /1,2/, ist die Darstellung von Blut immer noch Gegenstand aktueller Forschungen, und wird wohl auch in naher Zukunft noch einigen Aenderungen und Weiterentwicklungen unterworfen sein.
Im folgenden wird ein Verfahren zur MR-Angiographie vorgestellt, das nach der bisherigen Erfahrung die Chance hat, in der klinischen Routine als Screening-Verfahren eingesetzt zu werden.

Physikalische Grundlagen

Die meisten der bisher realisierten Methoden zur Abbildung von Blutgefaessen basieren auf zwei physikalischen Flussphaenomenen. Zum einen sind es sog. Inflow-Effekte, die prinzipiell geeignet sind, das Lumen eines Blutgefaesses darzustellen /3,4/. Auf der anderen Seite entstehen durch die Bewegung von angeregten Spins entlang von Magnetfeldgradienten stets auch zusaetzliche Phasenterme, die dazu genutzt werden koennen, Information ueber die Bewegung zu erhalten /5,6/. Beide Effekte sind in der Literatur vielfach beschrieben und sollen hier der Vollstaendigkeit halber nur kurz beschrieben werden. Abb. 1 zeigt eine prinzipielle Anordnung zur Demonstration von Inflow-Effekten. Die Richtung des Blutflusses ist senkrecht zur Bildebene. Fuer Repetitionszeiten kleiner als die Relaxationszeit T1 des Gewebes beobachtet man eine Saettigung der Spinmagnetisierung mit einer entsprechenden Abnahme des MR-Signals aus dieser Schicht. Durch Transport von ungesaettigten Spins innerhalb des Gefaesses gelangt Blut mit einer dem statischen Gleichgewicht entsprechenden Laengsmagnetisierung in die angeregte Schicht. Das MR-Signal wird somit durch den Blutfluss deutlich angehoben im Vergleich zum umgebenden stationaeren Gewebe. Dieser Effekt wird in der Literatur auch als "Entry slice Phaenomen" bezeichnet.

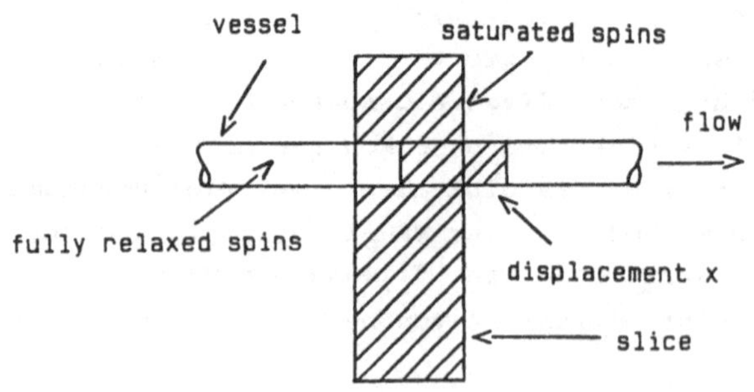

Abb. 1:

Prinzipielle Anordnung zur Demonstration des Inflow-Effektes.

Der zweite physikalische Effekt beruht auf der Phasenempfindlichkeit des MR-Systems. Aufgrund der Bewegung von Spins mit transversaler Magnetisierung entlang von Magnetfeldgradienten, die fuer die Bildgebung immer verwendet werden, entstehen zusaetzliche, bewegungsabhaengige Phasenterme, die im allgemeinen die Ursache fuer vielfaeltige Flussartefakte darstellen. Die physikalische Ursache dieser Flussphasen ist die Tatsache, dass sich bewegte Spins zu verschiedenen Zeiten an verschiedenen Stellen innerhalb des Magneten befinden, die bei eingeschalteten Magnetfeldgradienten eine unterschiedliche Induktionsflussdichte aufweisen. Eine quantitative Beschreibung dieser Flussphasen basiert deswegen auf der Auswertung der Larmorgleichung

$$\omega(t) = \gamma B(x,t) \tag{1}$$

wobei γ das gyromagnetische Verhaeltnis und B die magnetische Induktionsflussdichte darstellen. Daraus erhaelt man die akkumulierte Phase eines Spins durch Integration von ω ueber der Zeit

$$\begin{aligned} \phi(t) &= \int_0^t \omega(t')\, dt' \\ &= \gamma \int_0^t B(x,t')\, dt' \end{aligned} \tag{2}$$

wobei

$$B(x,t) = B_0 + G(t) \cdot x(t)$$

Der Ortsvektor x(t) beschreibt die im allgemeinen zeitabhaengige Position eines Spins. Fuer den Fall einer gleichfoermigen Bewegung mit der Geschwindigkeit v erhaelt man

$$x(t) = x_0 + v \cdot t$$

so dass sich insgesamt folgender Phasenverlauf ergibt

$$\phi(t) = \gamma \int_0^t (B_0 + G(t')\, x_0 + G(t') \cdot v \cdot t')\, dt' \tag{3}$$

Der bewegungsabhaengige Teil dieser Phase ist somit durch

$$\phi_v(t) = \gamma\, v \int_0^t G(t')\, t'\, dt' \tag{4}$$

gegeben. Dieses Integral wird vielfach auch als erstes Moment der Gradientenverteilung bezeichnet.

Einige Verfahren zur MR-Angiographie nutzen nun speziell diese Flussphase aus, um eine Darstellung von Blutgefaessen zu ermoeglichen. Zusaetzlich erlaubt Gl. (4) auch eine quantitative Analyse der Stroemung innerhalb von Blutgefaessen, sofern die Zeitabhaengigkeit des Magnetfeldgradienten explizit bekannt ist /7/.

Ein wesentliches Problem all dieser Verfahren liegt aber gerade in dieser Phasenempfindlichkeit. Die Phase des MR-Signals wird naemlich nicht nur durch die Bewegung von Spins veraendert, sondern auch durch eine Reihe von apparativen Effekten, wie z.B. Grundfeldinhomogenitaeten, Suszeptibilitaetsunterschieden und Wirbelstroemen, die sich in der Praxis nicht vollstaendig vermeiden lassen.

Darueberhinaus ist es aber auch moeglich, die in Gl. (4) angegebene Flussphase durch zusaetzliche Gradientenpulse zu kompensieren /8/. Dies geschieht, indem das Integral in Gl. (4) zum Echozeitpunkt zu Null gesetzt wird, d.h.

$$\phi_V(t=TE) = \gamma \cdot v \int_0^{TE} G(t) \cdot t \cdot dt = 0 \qquad (5)$$

Aus dieser Gleichung kann eine Reihe von Loesungen fuer den zeitlichen Verlauf des Magnetfeldgradienten abgeleitet werden. Eine dieser Losungen is in Abb. 2 dargestellt. Man erkennt, dass alle Phasenverlaeufe, die zu verschiedenen Geschwindigkeiten gehoeren, sich in einem Punkt, dem Echozeitpunkt, schneiden, und dort den Wert Null annehmen. Der in Abb. 2 gezeigt Gradientenverlauf entspricht dem Auslesegradienten einer Gradientenechosequenz (z.B. FLASH oder FISP), und man spricht in diesem Fall dann von einer flusskompensierten Gradientenechosequenz. Mit dieser Flusskompensation lassen sich die normalerweise vorhandenen Flussartefakte zum groessten Teil eliminieren.

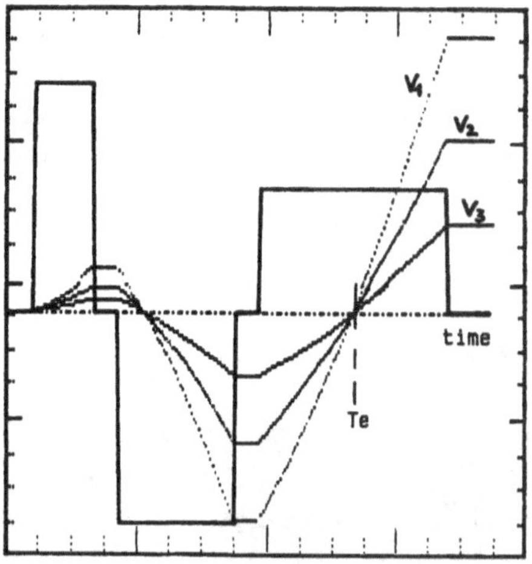

Abb. 2:
Zeitlicher Verlauf der bewegungsabhaengigen Phase der transversalen Magnetisierung fuer drei verschiedene Geschwindigkeiten. Mit drei Gradientenpulsen koennen alle Spins - unabhaengig von ihrer Geschwindigkeit - im Echozeitpunkt Te rephasiert werden.

Die anfangs erwaehnten Inflow-Phaenomene koennen nur dann fuer eine Darstellung von Blutgefaessen eingesetzt werden, wenn Phaseneffekte aufgrund von Bewegung moeglichst vollstaendig kompensiert sind. Dies ist deutlich in Abb. 3 demonstriert. Man erkennt einen axialen Schnitt durch die Halsgefaesse ohne (a) und mit (b) Flusskompensation. In beiden Faellen ist eine erhebliche Signalzunahme durch das Einfliessen von ungesaettigten Spins zu beobachten. Ohne Flusskompensation treten allerdings die bereits erwaehnten Flussartefakte auf, die sich in diesem Fall in Form von mehr oder weniger periodischen Geisterbildern bemerkbar machen. Erst die zusaetzliche Flusskompensation in Schichtselektionsrichtung macht eine eindeutige Interpretation des Gefaesslumens moeglich.

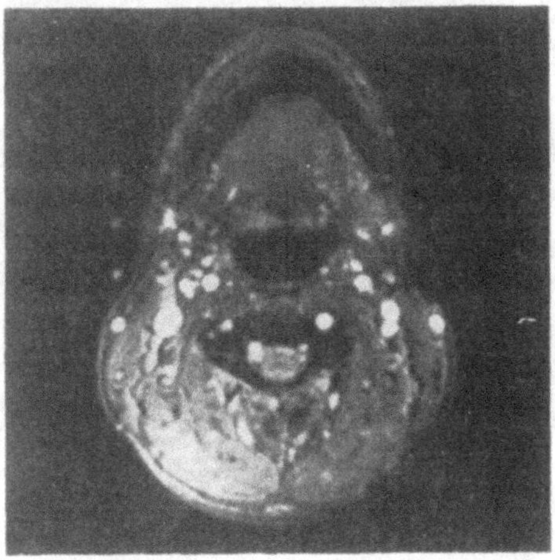

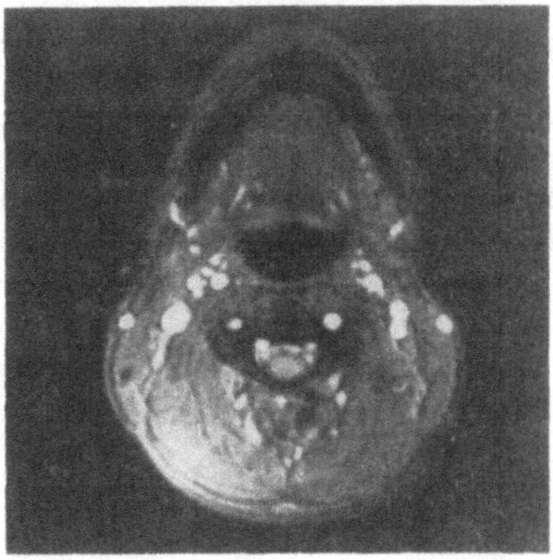

Abb. 3: Axiales Schnittbild durch die Halsgefaesse.
links: ohne Flusskompensation, rechts: mit Flusskompenastion.

Mit dieser Technik ist es prinzipiell moeglich, einen beliebigen Gefaessabschnitt darzustellen. Dazu muss dieser Gefaessabschnitt jeweils senkrecht zur Flussrichtung abgebildet werden. Durch wiederholte Messung an verschiedenen Positionen laesst sich so ein vollstaendiger Gefaessbaum rekonstruieren. Diese Methode ist somit insbesondere fuer relativ gerade verlaufende Gefaessabschnitte geeignet. Fuer eine gute Aufloesung sollten zudem duenne Schichten verwendet werden. Dies scheitert in der Praxis allerdings am Signal-Rausch-Verhaeltnis (SNR), da bei kleiner werdenden Voxeln die Signalstaerke entsprechend abnimmt. Durch Mittelung der Messdaten laesst sich ein gewisser Ausgleich schaffen, allerdings nur auf Kosten der Messzeit. Es hat sich gezeigt, dass mit dieser 2D-Technik Schichtdicken von ca. 4 mm bei einer Pixelgroesse von 1 x 1 mm moeglich sind.

Eine Verbesserung der oertlichen Aufloesung ohne Reduktion des SNR ist - bei sonst gleichen Parametern - unter Verwendung einer 3D-Abbildungstechnik moeglich. Auch hier muss dafuer gesorgt werden, dass Phaseneffekte moeglichst vollstaendig kompensiert werden, um Flussartefakte in Form von Signalverlust und Geisterbildern zu vermeiden. Zu diesem Zweck wird die bereits erwaehnte Gradientenbewegungskompensation in Verbindung mit moeglichst kurzen Echozeiten angewandt, um Phaseneffekte aufgrund von Geschwindigkeitsaenderungen zwischen HF-Puls und Auslesen des Echos gering zu halten. Ein typisches Sequenzdiagramm ist in Abb. 4 dargestellt. Es handelt sich um eine FISP-Sequenz mit Flusskompensation in der Auslese- und Schichtselektionsrichtung. Bei einem Gradientensystem von maximal 10 mT/m lassen sich Echozeiten von 8 msec realisieren.

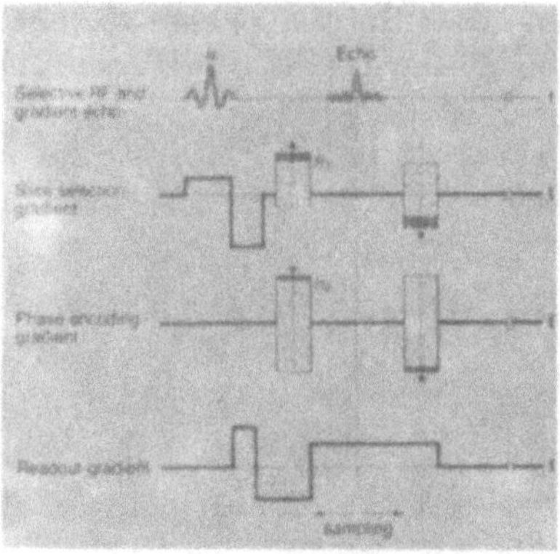

Abb. 4:
Sequenzdiagramm einer 3D-FISP-Sequenz mit Flusskompensation. n1 und n2 sind die Anzahl der Phasencodierschritte entlang der Schichtselektions- und Phasencodierachse.

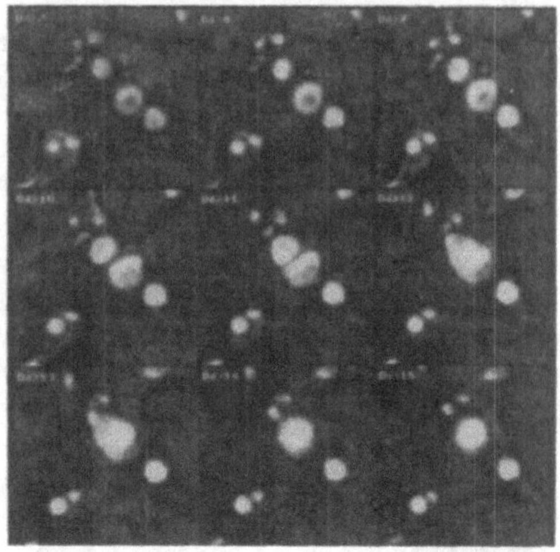

Abb.5:
3D-Datensatz der Carotisbifurkation. Dargestellt sind 9 Ausschnitte aus insgesamt 64 Schnittbildern mit jeweils 1.0 mm Schichtdicke. Die Messzeit fuer diesen Datensatz betraegt 11 Minuten (TR = 40 msec).

In gleicher Weise wie bei 2D-Sequenzen beobachtet man auch bei einer 3D-Sequenz eine Signalanhebung durch das Einfliessen ungesaettigter Spins in das Abbildungsvolumen, allerdings jetzt mit sehr viel besserer raeumlicher Aufloesung. So zeigt z.B. Abb. 5 eine Abbildung der Carotis-Bifurkation mit einer Schichtdicke von 1.0 mm und einer Pixelgroesse von 0.8 x 0.8 mm. Die Orientierung der Einzelbilder ist in diesem Fall axial. Das gesamte Volumen, das mit dem 3D-Verfahren abgebildet wurde, betraegt ca. 64 x 200 x 200 mm, wobei eine Bildmatrix von 256 x 256 Pixeln zugrundegelegt wurde, und insgesamt 64 Schichten gemessen wurden. Der gesamte Datensatz wurde in knapp 11 Minuten aufgenommen.

Nachverarbeitung von 3D-Datensaetzen

Die einzelnen Schichten einer 3D-Messung liegen als raeumliche Bildfolge vor und enthalten somit die Information ueber die 3D-Struktur des abgebildeten Objekts. Ihre Erschliessung ist dem Menschen jedoch nur ueber ein besonderes Vorstellungsvermoegen und grosse Erfahrung moeglich. Es liegt daher nahe, mit geeigneten Nachverarbeitungsmethoden der digitalen Bildverarbeitung bestimmte Aspekte (z.B. den vollstaendigen Gefaessbaum) aus diesem 3D-Volumen auf eine Bildebene zu projizieren.
Der raeumliche Eindruck wird auf unterschiedliche Weise erzeugt: Entweder durch eine Folge von Projektionen mit unterschiedlichen Winkeln, oder durch Codierung der raemlichen Tiefe von Objektoberflaechen /9/.

Da die Oberflaechen von Gefaessen relativ klein sind, hat sich das erstgenannte Verfahren - die Darstellung von Projektionen mit verschiedenen Winkeln - in der Praxis besser bewaehrt. Ausgangspunkt fuer dieses Verfahren ist ein Datensatz, bei dem sich die zu projizierenden Strukturen eindeutig durch ihre Intensitaetswerte kennzeichnen lassen. In diesem Fall wird aus dem gesamten 3D Datensatz ein Projektionsbild berechnet, indem man das abzubildende Volumen mit einer Schar paralleler Strahlen durchsetzt. Entlang jedes Projektionsstrahles wird nur derjenige Punkt akzeptiert, der die maximale Intensitaet hat. Durch die physikalischen Gegebenheiten (Inflow, Flusskompensation und Sequenzparameter) ist gewaehrleistet, dass dieser Punkt maximaler Intensitaet mit einem Gefaess verknuepft ist, sofern der entsprechende Projektionsstrahl ein Gefaess schneidet. Dieser Sachverhalt ist in Abb. 6 beispielhaft fuer zwei Strahlen dargestellt, wobei der eine ein Gefaess trifft, und der zweite lediglich eine Hintergrundintensitaet liefert. Fuehrt man die Projektion vollstaendig durch, so erhaelt man das in Abb. 7 dargestellte Gefaessbild. Durch Variation des Winkels, unter dem die Projektionsstrahlen durch das Volumen hindurchgehen, werden verschiedene Projektionen erzeugt, die dem Betrachter einen raeumlichen Eindruck des Objekts vermitteln. Eine Moeglichkeit dafuer bietet die Stereobildtechnik. Dabei wird dem rechten und dem linken Auge mit geeigneten Hilfsmitteln jeweils ein Projektionsbild mit leicht voneinander verschiedenen Projektionswinkeln gezeigt. Das menschliche Erkennungssystem ist dann in der Lage, daraus einen raeumlichen Eindruck abzuleiten. Ein entscheidender Vorteil der 3D MR-Angiographie ist aber die Tatsache, dass Projektionsbilder beliebiger Richtung berechnet werden koennen. Bei einer schnellen Darstellung von aufeinanderfolgenden Projektionen mit Winkeldifferenzen von etwa 1 Grad verschmelzen die einzelnen Projektionen zu einer vollkommenen 3D-Illusion.
Vier Bilder aus einem solchen Satz von Projektionen sind in Abb. 8 dargestellt. Es sind die Carotiden sowie die Vertebralen eines gesunden Probanden zu erkennen. Die Messzeit fuer diesen Datensatz betraegt 11 Minuten fuer insgesamt 64 Schichtbilder mit jeweils 256x256 Bildpunkten. Die Berechnung der Projektionsbilder erfolgt auf einer speziellen Workstation (Siemens VISION 3D) und erfordert ca. 10 sec je Projektion.

Diskussion:

Im Gegensatz zu konventionellen Angiographietechniken besitzt die MR-Angiographie den Vorteil der Nichtinvasivitaet und erfordert keine intravasale Kontrastmittelapplikation. Mit einem Zeitaufwand von ca. 20 Minuten fuer die gesamte Untersuchung (Messdauer ca. 10-15 min) ist die hier vorgestellte 3D MR-Angiographie fuer routinemaessige klinische Anwendungen geeignet. Ein wesentlicher Vorteil ist die Moeglichkeit zur Nachverarbeitung des Datensatzes, wodurch der Gefaessbaum in jeder gewuenschten Projektion dargestellt werden kann. Erste klinische Studien haben gezeigt, dass auch pathologische Veraenderungen wie Erweiterungen, Verengungen, Verschluesse und Aneyrismen erkannt werden koennen.

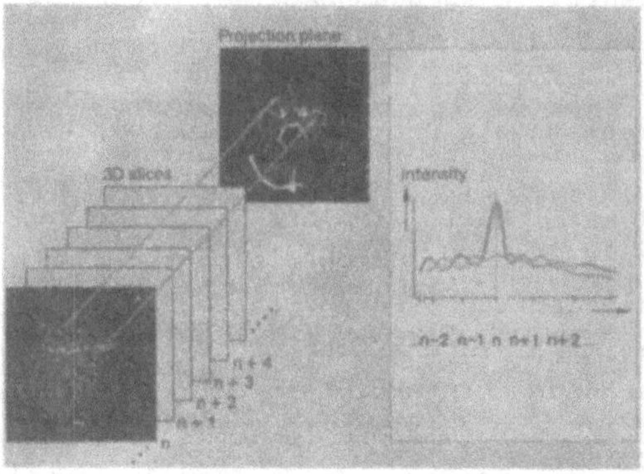

Abb. 6: Prinzip der maximalen Intensitaets-Projektion.

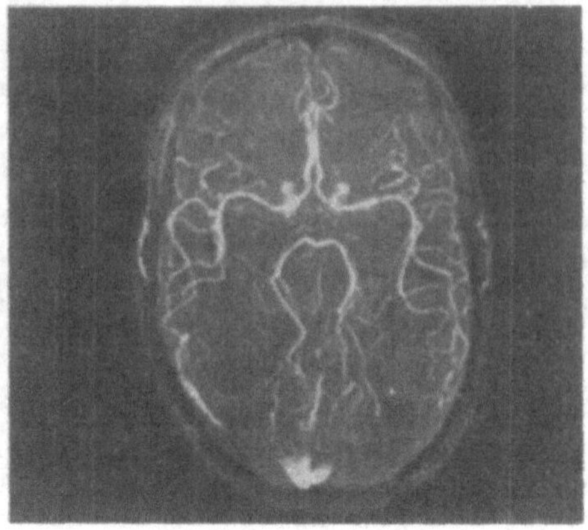

Abb. 7: Berechnetes Projektionsbild der intrakranialen Gefaesse.

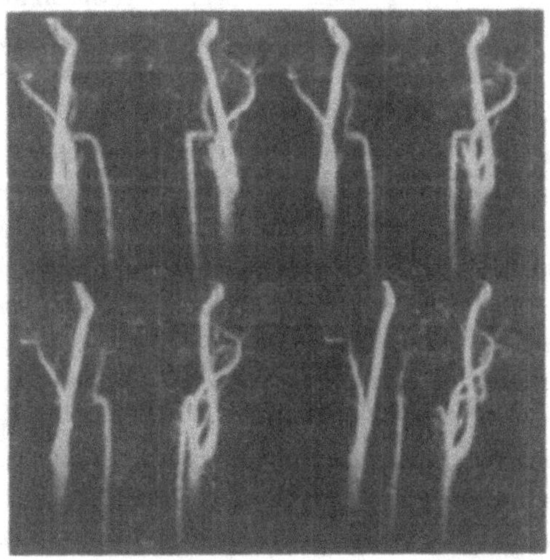

Abb. 8:
Vier Projektionen aus einem 3D-Datensatz eines gesunden Probanden im Bereich der Carotis-Bifurkation.

Literatur:

/1/ P.M. Pattany, J.J Phillips, et al, J. Comp. Ass. Tom. 11: 369 (1987)
/2/ R.R. Edelman, D.J. Attkinson, et al, Radiology 166, 231-236 (1988)
/3/ D.G. Nishimura, A. Macovski, et al, IEEE Trans.Med.Im. 5,140 (1986)
/4/ F.W. Wehrli, A. Shimakawa, et al, Radiology 160, 781-785 (1986)
/5/ P.R. Moran, R.A. Moran, Radiology 154, 433-441 (1985)
/6/ C.L. Dumoulin, H.R. Hart, Radiology 161, 717-720 (1986)
/7/ G.L. Nayler, D.N. Firmin, et al, J. Comp. Ass. Tom. 10, 715 (1988)
/8/ G.A. Laub, W.A. Kaiser, J. Comp. Ass. Tom. 12, 377-382 (1988)
/9/ H.A. Koenig, G.A.Laub, Electromedica 56, 2, 42-49 (1988)

DISKUSSION

BIAMINO, Berlin (West) zum Vortrag SPECK, Berlin (West):
Im Hinblick auf die geringeren Nebenwirkungen haben wir bei der Ventrikulographie unsere Methodik auf nichtionische Kontrastmittel generell und problemlos umgestellt. Bei der Koronarographie indessen entstand für uns häufig der Eindruck einer nicht genügend homogenen Füllung der Gefäße mit dem Kontrastmittel, wenn wir anstelle ionischen Kontrastmittels - wir verwendeten Urografin - nichtionisches Kontrastmittel applizierten - wir verwenden Omnipaque. Wiederholt entstand der irrtümliche Eindruck von Gefäßstenosen, die sich im Verlaufe der Untersuchung aber als nur vorgetäuscht herausstellten. Nach unserer Auffassung ist die Verweildauer des Kontrastmittels in den Gefäßsegmenten verlängert, und der Bolus weist nicht immer einen genügenden Zusammenhang auf. Das ist besonders bei PTKA nachteilig und unangenehm. Worin sehen Sie die Ursache für diese Erscheinung? Gibt es Unterschiede in den Fließeigenschaften der Kontrastmitteltypen?

SPECK, Berlin (West):
Als Ursache kann dafür nur die Viskosität in Betracht kommen, denn alle anderen Eigenschaften sind gleich. Bei Omnipaque, das Sie erwähnen, ist die Viskosität tatsächlich etwas höher als bei Urografin oder Visotrast. Bei Ultravist dürfte die Differenz hingegen nicht zutage treten. Sollten Ihre Erfahrungen auch mit Ultravist reproduzierbar sein, so schlage ich vor, daß wir die Fließcharakteristica nochmals vergleichend prüfen um sicher ausschließen zu können, daß Merkmalsunterschiede bestehen, die mit der gebräuchlichen Viskositätstestung unter Umständen nicht erfaßt werden.

STEINHART, Hradec Králové zum Vortrag SPECK, Berlin (West):
Sie haben unter den Kontrastmitteln für die Magnetresonanzbildgebung Gadolinium DTPA genannt. In letzter Zeit gibt es Mitteilungen über biomimetische Substanzen, die spezifisch an zelluläre und subzelluläre Elemente adressiert werden, markiert durch Eisen. Wie schätzen Sie in dieser Hinsicht die zukünftige Entwicklung ein?

SPECK, Berlin (West):

Leider mußte ich aus Zeitgründen auf einige Aspekte verzichten. Es trifft zu: Man kann unter allen bildgebenden Systemen der Kernspintomographie die größte Chance einräumen, daß Kontrastmittel mit Organ-, Gewebe- oder Pathologie-Spezifik erfolgreich entwickelt und eingesetzt werden. Nach Gadolinium DTPA wird als nächstes ein Kontrastmittel verfügbar, welches Eisenpartikel enthält. Es ist für Leberuntersuchungen gedacht. Das Kontrastmittel wird vom retikoloendothelialen System aufgenommen und verweilt dort. Für weitere zur Diskussion stehende Substanzen besteht das Hauptproblem darin, daß die Toxizität zu bedenken und zu bearbeiten ist. Hier sind wir von der klinischen Prüfbarkeit noch relativ weit entfernt. Dennoch bin ich insgesamt zuversichtlich, daß man mittels Kernspintomographie mit geeigneten Kontrastmitteln mehr als nur extrazelluläre Informationen wird erzielen können.

WAIGAND, Berlin zum Vortrag SPECK:

Bekanntlich gibt es einen beträchtlichen Unterschied im Preis der nichtionischen und der konventionellen ionischen Kontrastmittel. Sind Sie der Meinung, daß es unbedingt erforderlich ist, bei jeder Angiographie die relativ teuren nichtionischen Kontrastmittel anzuwenden?

SPECK, Berlin (West):

Der höhere Preis der nichtionischen Kontrastmittel wird durch den aufwendigeren Herstellungsprozeß verursacht. Es sind einmal die zur Synthese verwendeten Ausgangsmaterialien teurer. Weiterhin ist die Zahl der Syntheseschritte höher und drittens ist die Reinigung dieser extrem gut löslichen Substanzen aufwendiger und komplizierter. Mit dem höheren Preis wird man sich also auf die Dauer abfinden müssen. Unter Berücksichtigung des begrenzten Budgets der medizinischen Einrichtungen sollte man die Indikationen differenziert vornehmen. Es gibt Indikationen, bei denen auf jeden Fall nichtionische Kontrastmittel einzusetzen sind, z. B. die Myelographie. Daneben existiert eine Reihe von Kontrastmittelanwendungsgebieten, bei denen eine solche Vorgehensweise wünschenswert erscheint, z. B. bei zerebraler Angiographie. Drittens lassen sich Indikationen zusammenfassen, bei denen man durchaus auch nichtionische Kontrastmittel einsetzen kann. Wir haben versucht, diesbezüglich Indikationspläne auszuarbeiten. Diese stehen auf Anforderung zur Verfügung. Unabhängig von der Art der Untersuchung sollte man jedoch immer zu den nichtionischen Kontrastmitteln greifen, wenn befürchtet werden muß, daß beim Patienten allergieartige Reaktionen auftreten können.

BAARS, Halle zum Vortrag SPECK:
Sie haben die Wasserverschiebungen bei Anwendung ionischer Kontrastmittel erwähnt. Nach unserer Kenntnis finden sich über zwei Drittel der Kontrastmittelmenge im Extravasalraum extrazellulär wieder. Die Blutplasmakurven sind doch wohl vorwiegend durch den Abstrom in den Extravasalraum charakterisiert? Oder liegt hier eine Verdünnung infolge der Wasseraufnahme im Intravasalraum vor? Welche Rolle spielt außerdem Ihrer Meinung nach die Kontrastmittelbindung an die Erythrozyten?

SPECK, Berlin (West):
Wenn Kontrastmittel injiziert wird, fällt der Hämatokritwert sofort gravierend ab. Das ist ein Zeichen dafür, daß sich der Plasmaraum entsprechend vergrößert. Die Erythrozyten bleiben ja erhalten und verschwinden nicht. Vielmehr vergrößert sich der Plasmaraum. Dieser Prozeß ist dem Wesen nach ein hochdramatisches Ereignis. Wenn man etwa 100 ml Kontrastmittel injiziert hat, nimmt der Blutraum beim Patienten um etwa 1 l zu. Eine weitere Volumenvergrößerung ist wahrscheinlich nicht möglich, und das Kontrastmittel strömt dann in den interstitiellen Raum der Gewebe ab. Es erfolgt ein osmotischer Ausgleich zwischen Plasmaraum und interstitiellem Raum der Gewebe, letzten Endes auch der Zellen. Verblüffend ist dabei, daß dieser dramatische Effekt von den Patienten in der Regel toleriert und nicht einmal empfunden wird.
Was die Frage nach der Rolle der Erythrozyten anbetrifft, so ist zu sagen, daß die roten Blutkörperchen Kontrastmittelmoleküle zwar binden, jedoch in ganz geringem Maße. Untersucht ist dieser Effekt quantitativ nicht. Er ist jedoch bekannt von der Bindung der Kontrastmittelmoleküle an das Albumin, ein Effekt, den wir zur Beantwortung der Frage als Modell heranziehen möchten. Es handelt sich hierbei um eine Interaktion mit Proteinen im allgemeinen. Diese Bindung ist graduell gering. Sie beträgt beispielsweise bei Hexabrix 7 bis 8 %, bei Urographin und Visotrast etwa 4 bis 5 % und liegt bei nichtionischen Kontrastmitteln in der Größenordnung von einem Prozent.

STEINHART, Hradec Králové zum Vortrag LAUB:
Ist die Qualität der Bilder Ihrer Meinung nach von der Magnetfeldstärke abhängig oder erhält man gute Bilder z. B. auch mit 0,3 oder 0,5 Tesla?

LAUB, Erlangen:
Der wesentliche Unterschied zwischen den einzelnen Feldstärken 0,5 und 1,5 Tesla ist das verfügbare Signal zu Rausch-Verhältnis. Es wächst End zu End mit steigender Feldstärke. Da wir isotrope Auflösung im Bereich von einem Millimeter erreichen möchten, müssen wir ein System mit hohem End zu End verwenden. Bisher haben wir die Messungen ausschließlich an einer 1,5 Tesla-Anlage durchgeführt. Erste Messungen an einem 1,0 Tesla-System zeigen, daß es dort mit einigen Einschränkungen ebenfalls gelingt.

LEHMANN, Berlin zum Vortrag LAUB:
Sie haben eindrucksvoll gezeigt, daß in gewisser Weise die Flußrichtungen bestimmt werden können. Gibt es auch schon Ansätze für die Messung der Flußgeschwindigkeit, und wo würden Sie heute das erreichbare Auflösungsvermögen für Gefäße sehen?

LAUB, Erlangen:
Die Quantifizierung von Flußgeschwindigkeiten ist prinzipiell mit einer Vielzahl von Verfahren versucht worden. Ich kann auf die Einzelheiten in diesem Rahmen nicht eingehen. Wir selbst versuchen, ein spezielles Verfahren zu entwickeln und haben den Eindruck, daß sich dies realisieren läßt. Dafür ist eine Kombination vorgesehen von Gefäßdarstellung und Quantifizierung mittels ein und desselben Meßdurchlaufs.

KARDIOVASKULÄRE INTERVENTIONSRADIOLOGIE

T e i l 1

Vorsitzende:	W. Münster	Berlin
	E. Zeitler	Nürnberg
	B. Meier	Genf
	P. Romaniuk	Berlin

Entwicklungsstand und Therapiemöglichkeiten bei peripherer arterieller Verschlußkrankheit (PTA - Laser, Aspirations-Embolektomie, Rotator-PTA, perkutane Endoprothesen)

E.Zeitler

aus dem Radiologischen Zentrum, Abteilung Diagnostik, Klinikum Nürnberg

Die wesentliche Form der Behandlung der peripheren arteriellen Verschlußkrankheit unter Röntgen-Durchleuchtungskontrolle sind die Verfahren der perkutanen transluminalen Angioplastie.

Es ist dies die Erweiterung der diagnostischen Katheterangiographie zur Therapie.

Ihr wesentliches Ziel ist es, ohne Narkose über perkutan eingeführte Katheter arterielle Obliterationen zu beseitigen oder in ihrem Wirkungsgrad wesentlich zu reduzieren. Allerdings wird dabei nur die für die Symptomatik entscheidende Komplikation der Arteriosklerose - ein Verschluß oder eine Stenose -, nicht jedoch die generalisierte Grunderkrankung beseitigt. Sie ersetzt die allgemeinmedizinische Behandlung nicht, sondern verhilft ihr in kürzerer Zeit zu höherer Effektivität.

Das von Dotter inaugurierte und durch Einführung der Ballon-Katheter-Technik von Grüntzig wesentlich weiterentwickelte Behandlungsverfahren stellt eine kontrollierte bewußte Traumatisierung der Intima und Media dar und hat ihre Grenzen bei Verkalkungen.(Abb.1)

Ausgehend von der Anwendung an den Beinarterien wird dieses Behandlungsprinzip in nahezu allen Gefäßprovinzen und insbesondere den Koronararterien angewandt.

Die 3 wesentlichen Stufen dieser Behandlung sind:

1. die sichere Passage eines Führungsdrahts durch die Obliteration,

2. die Plazierung des Ballon-Katheters am Ort der Obliteration und

3. die manometerkontrollierte Druckausübung auf die Obliteration und Arterienwand. Morphologisch kommt es dabei zu Intima- und Mediaeinrissen und zu einer Überdehnung der Arterie.

War 1982 noch eine kooperative Studie von 14 internationalen Kliniken erforderlich, um die Ergebnisse an mehr als 5000 Angioplastien der Beinarterien zu beurteilen, so liegen heute Erfahrungen in angiologischen Zentren von mehreren tausend Patienten vor. Im Klinikum Nürnberg haben wir in 12 Jahren 5.032 Angioplastien mit der Ballon-Katheter-Technik ausgeführt.

1982 konnte bereits in einer prospektiven Studie gezeigt werden, daß Primärergebnisse und patency rates von der Lokalisation, der Art der Obliteration und dem klinischen Stadium abhängen. Stenosen und kurzstreckige Segmentverschlüsse der A.femoralis superficialis konnten primär in 90% erfolgreich behandelt werden. Dagegen waren die primären Behandlungsergebnisse bei Femoralisverschlüssen länger als 10 cm geringer; nur 65% im Stadium II und 50% im Stadium III/IV, und bei Iliaca-Verschlüssen nur 35%.

In der Zwischenzeit bestätigten die 5-Jahres-Ergebnisse (Abb.2) von 1771 Patienten die Abhängigkeit vom Stadium, der Ausdehnung der Obliteration und dem Zustand der Unterschenkelarterien.

Eine Verbesserung der Primärergebnisse konnte in der Zwischenzeit durch die digitale Subtraktionsangiographie (DSA) erzielt werden. Mit Hilfe der Pfadfindertechnik ("road mapping") der DSA ist die Sondierbarkeit von Stenosen verbessert worden, und die Plazierung des Ballonkatheters und damit die Kontrolle seiner Effektivität konnte erhöht werden (Abb.3).

Dies trifft insbesondere auch für die Dilatation von Iliaca- und infrarenalen Aortenstenosen zu. Auch die Rekanalisationsquote von Segmentverschlüssen der A.iliaca communis und externa wurde erhöht. In einer Studie von Cumberland liegt sie bei 60%. Koaxiale Katheter und lange Schleusen haben dies mitbewirkt.

Die Kontrolle des Behandlungsergebnisses im Aorten- und Beckenbereich erfolgt dabei nicht nur angiographisch, sondern auch hämodynamisch durch eine gleichzeitige Druckmessung.

Die sicher kontrollierte Sondierbarkeit von Stenosen mit DSA hat auch zu einer Verbesserung der Behandlungsergebnisse bei Rezidivstenosen und postoperativen Stenosen geführt.

Bei Rezidivstenosen ist dabei streng zu unterscheiden von Stenosen am Ort der ersten Dilatation und solchen, die an anderen Stellen auftreten.

Daraus läßt sich die Konsequenz ableiten: bei einer Reduktion der Gehstrecke oder des Doppler-Druckgradienten durch Duplex oder Kontrollangiographie zu klären, wo die Obliteration sitzt.

Schließlich ist die perkutane transluminale Angioplastie heute nicht mehr nur eine Therapie von isolierten Stenosen, sondern es können im Rahmen einer Behandlung mehrere Obliterationen der gleichen Extremität, aber auch unterschiedlicher Gefäßprovinzen therapiert werden. Zunehmend ist die PTA von Unterschenkelarterien neben proximalen Obliterationen für das langfristige Ergebnis von Bedeutung (Abb.4).

Unsere Auswertung von 266 im Jahre 1981 behandelten Patienten, die nicht in einer prospektiven Langzeitstudie waren, zeigt, daß mit zunehmendem Alter die Zahl an Obliterationen pro Bein zunimmt und jenseits des 70.Lebensjahres Obliterationen sowohl an Becken-, Oberschenkel- als auch an Unterschenkelarterien häufiger sind.

5 Jahre später waren 21,8% verstorben und 3,5% mußten operiert werden. Den Wandel der klinischen Stadien zeigt Abb.5. Mehrere neue Wege wurden in der Zwischenzeit beschritten, um die Ergebnisse der PTA zu verbessern (Tab.1).

Tab.1:

Neue PTA-Techniken

	N	Primär-erfolg	Patency 0-12 Mon.
Laser-PTA:			
Neodym-YAG-L. (Medilas 40) Glasfaser	19	17	15
Saphir-Spitze	17	12	10
Argon-L. (Lastac)	23	17	17

Neue mechanische Instrumente:

Kensey-K.	27	24	19
Atherektomie	5	4	4
Endoprothese	2	2	2

Radiologisches Zentrum Nürnberg 1988

Thrombolyse mit Katheter und Perkutane Aspirations-Embolektomie

Im Zusammenhang mit Thrombolyse und Ballon-Dilatation waren periphere Embolien keine seltene Komplikation. Um diese Embolien perkutan zu beseitigen und zur Therapie akuter spontaner Embolien hat Starck die perkutane Thrombusaspiration oer Embolektomie entwickelt. Von ihm und von Schneider wurden spezielle perkutane Absaugkatheter entwickelt, die zu einer Verbesserung der primären und Langzeitergebnisse der intraarteriellen Thrombolyse geführt haben. Mit der zunehmenden Verschlußlänge sinkt die Zahl erfolgreicher Rekanalisationen.

Bei derben und kalzifizierten Gefäßen ist das Ausmaß der Stenose-Dilatation reduziert; bei langstreckigen Stenosen die Rethromboserate höher als bei kurzen und dadurch die Restenosierung häufiger als bei kurzstreckigen Obliterationen.

Laser-Angioplastie

Die Laser-Angioplastie hat das Ziel, in langstreckigen Verschlüssen einen zentralen Weg für den Führungsdraht freizuschießen, um anschließend über diesen die Ballon-Dilatation durchführen zu können. Ein weiter gestecktes Ziel der Laser-Angioplastie ist die vollständige Vaporisation (Vergasung des Verschlußmaterials), was jedoch spezielle, noch nicht verfügbare Laser-Katheter-Systeme voraussetzt. Die Kontrolle des Laser-Vorgangs kann allein unter Röntgen-Durchleuchtungskontrolle erfolgen oder zusätzlich endoskopisch beobachtet werden. Das größte publizierte Kollektiv stammt aus der Kooperation von Cumberland und Sanborn(1), die über mehr als 250 Patienten mit der Laser-Angioplastie berichteten und eine 82%ige primäre gute Rekanalisationsquote hatten. Wir haben Erfahrungen mit 3 Techniken der Laser-Angioplastie an einem begrenzten Kollektiv sammeln können. Es wurden nur Patienten behandelt, bei denen eine primäre mechanische Rekanalisation nicht erfolgreich war oder die eine Rezidivobliteration aufwiesen (Abb.6).

Bei Verwendung des Neodym-YAG-Lasers mit der Saphirspitze ist eine Energie von 30 - 40 Watt anwendbar, bei Verwendung des Argon-Lasers eine Energie von 10 Watt. Beide Laser-Typen wurden von uns gepulst zur Anwendung gebracht (8,10,18). Sehr derbe Rezidivstenosen und langstreckige Verschlüsse konnten rekanalisiert werden, bedurften jedoch anschließend der Ballon-Dilatation.

Bei Verwendung des Lastac-Katheters mit optischer Linse und dem Argon-Laser-System ist die Laserfaser primär mit einem Ballonkatheter zur Dilatation gekoppelt, wodurch die Verwendung eines zusätzlichen Dilatations-Ballonkatheters überflüssig wird.

Die Ergebnisse einer kooperativen Studie anläßlich des 3.PTA-Symposiums in Nürnberg im März 1988 gibt Tab.2 wieder. Die Primärergebnisse variieren dabei zwischen 70 und 85%. Die Zahl der Ergebnisse mit dem Excimer-Laser, der im UV-Licht arbeitet, ist noch zu gering. Auffällig ist, daß bereits nach einem Jahr die patency rate nur noch 70% beträgt. Es erfolgte keine Antikoagulation.

Tab.2:

Laser-PTA

	N	Primärerfolg	Patency nach 1 Jahr
Neodym-YAG	192	85%	75%
Argon-Trimedyn	173	68%	75%
Argon-Lastac	59	88%	79%
Excimer	24	100%	80%
	448	85%	70%

Nürnberg, Koop.Studie, März 1988

Dynamische PTA

Ein weiteres Prinzip stellen die Rotationskatheter dar. Im Rahmen der dynamischen Angioplastie mit dem Kensey-Katheter-System (7) wird eine Metallspitze am Ende des Katheters in hohe Rotationsgeschwindigkeit versetzt und gleichzeitig von einer Flüssigkeit durchspült. Das Obliterationsmaterial wird mikropartikularisiert und durch die Spülflüssigkeit mit einem Fluß von 1/2 - 1ml/Sek. in die Peripherie abtransportiert. Die Zugabe von Heparin, Urokinase und einer rheologisch wirksamen Substanz soll dabei den Abstrom und die mögliche Auflösung von Restthromben beeinflussen.

Unter Durchleuchtung ist ein rasches Vordringen der Katheterspitze erkennbar, Perforationen werden nicht beobachtet, jedoch sind Mikroembolien klinisch und im Experiment an Amputationsstümpfen dokumentiert worden. Vereinzelt wird auch die paravasale Kontrastmittelansammlung und der sofortige Abtransport über die Venen gesehen, was überraschenderweise keinen Einfluß auf das Behandlungsergebnis hat. Nachuntersuchungen erfolgten alle mit i.v.DSA und Doppler-Technik.

Bei annähernd gleicher Indikationsstellung wie sie für die Laser-Angioplastie besteht, liegen die Primärergebnisse (Tab.3) zwischen 75 und 85% und die einjährige kumulative patency rate liegt bei 85%. In einer hohen Zahl dieser Patienten erfolgte eine AntiKoagulantien-Behandlung während der ersten 6 Monate.

Im eigenen Kollektiv ohne Antikoagulation lediglich mit Zusatztherapie durch Aggregationshemmer ist die patency rate weniger günstig.

Tab.3: Rotierende Katheter

	N	Primär-erfolg	Patency nach 1 Jahr
Kensey Motarjeme	92	78%	85%
Wholey Vallbracht	31	82%	85%

Nürnberg, Koop.Studie März 1988

Perkutaner Simpson-Atherektomie-Katheter (P-SAC)

Ein anderes Therapiekonzept ist die perkutane Entfernung des intraluminal die Stenosen verursachenden Atheroms. Hierfür hat Simpson (15) einen speziellen Katheter mit einem rotierenden Messer, das in einer nach einer Seite offenen Kammer verläuft, entwickelt. Ein von der Gegenseite aufblasbarer Ballon drückt das Atherom in die Kammer, welches dann durch das rotierende Messer abgeschnitten wird. Von besonderem Vorteil ist dieses Behandlungsprinzip bei exzentrischen isolierten Stenosen. Von Schwarten und Simpson (13) wurden auch ausgedehntere Obliterationen und kurzstreckige Verschlüsse Stück für Stück intraluminal abgetragen und dadurch ein freies Lumen erzielt. Die Zahl der Behandlungen ist ebenfalls noch begrenzt, die Ergebnisse sind jedoch erstaunlich gut, die Wandläsion der Arterie sehr gering (Tab.4).

Tab.4:

Atherektomie

	N	Primär-erfolg	Patency nach 1 Jahr
P-SAC	90	92%	98%

Nürnberg, Koop.Studie März 1988

Perkutane Endoprothesen

Ein letztes, wenn auch nicht ganz neues Behandlungsprinzip, auf das schon Dotter 1969 (2) hingewiesen hat, stellt die perkutane Applikation von Endoprothesen - im Amerikanischen auch "stents" genannt - dar. Dabei werden gewebte Metallspiralen über einem Ballonkatheter in das arterielle Gefäßsystem eingebracht und dann entweder mit dem Druck des Ballons an der inneren Gefäßwand fixiert oder sie haben eine eigenexpansive Kraft und dehnen sich dann auf ihren vorbestimmten äußeren Durchmesser gegen die Obliteration an der Arterienwand (11). Diese Endoprothesen wurden bereits im Bereich der Iliaca, der Femoralis und an den Koronararterien zum Einsatz gebracht. Am häufigsten wurde klinisch der Walstent durch Sigwart (14), Joffre und Triller sowie der Palmaz-Stent (9) angewandt (Tab.5). Wir selbst haben den von Strecker (17) aus Karlsruhe entwickelten Stent appliziert.

Tab.5:

Endoprothesen (Palmaz/Strecker/Walstent)

	N	Primär-erfolg	Patency nach 5 Mon.
Iliaca	47	100%	100%
Fem.-pop.	60	87%	76%

Das Beispiel (Abb.6) zeigt das 2.Rezidiv einer Iliaca-communis-Stenose rechts bei anhaltender Claudicatio intermittens eines Polizeibeamten. Nach der Applikation der Endoprothese konnte die Iliaca-Stenose bisher über ein Jahr durchgängig gehalten werden. Auffällig ist jedoch, daß sich innerhalb des Stent zumindest in den ersten 6 Monaten einer Intima-Hyperplasie entwickelt, die auch mit Hilfe der Atherektomie als solche histologisch in einzelnen Beobachtungen gesichert werden konnte. Der Strecker-Stent wurde bisher bei 10 Patienten erfolgreich appliziert (11).

Während die klinischen Ergebnisse bei Anwendung einer Endoprothese im Bereich der Beckenstrombahn sehr gut sind, läßt sich bereits sagen, daß es häufiger zu einer frühen Restenosierung und Reokklusion kommt, wenn Endoprothesen auf langer Strecke im femoropoplitealen Bereich benutzt werden.

Diskussion

Die Ergebnisse im Radiologischen Zentrum (20) haben gezeigt, daß in Ergänzung zur Ballon-Angioplastie derzeit für sehr langstreckige Obliterationen oder sehr derbe Rezidivstenosen zusätzliche Behandlungsmöglichkeiten bestehen, um die Früh-ergebnisse zu verbessern und längere patency rates zu erzielen. Darüber hinaus kann insbesondere durch die Laser- und Rotator-Angioplastie die Indikation auf längerstreckige Obliterationen und die Unterschenkelarterien ausgedehnt werden. Stents und Atherektomie verbreitern das Behandlungsspektrum - aber weitere Untersuchungen sind notwendig.

Unter Berücksichtigung der bisherigen begrenzten Kenntnisse ist trotz des berechtigten Optimismus davon auszugehen, daß die Ballon-Angioplastie das wirtschaftlichste perkutane Rekanalisations- und Dilatationsverfahren im Rahmen der peripheren arteriellen Verschlußkrankheit zunächst bleibt. Die Verwendung des Laser-Systems, aber auch die Verwendung von Endoprothesen macht die Behandlung wesentlich teurer. Der Vorteil eines wirtschaftlichen Behandlungsverfahrens mit 2 - 5 Tagen stationärer Verweildauer geht bei zusätzlichem technischen Aufwand zum Teil verloren. Aber es bleiben die Vorteile aller perkutanen Behandlungsverfahren:

- eine Allgemeinnarkose ist nicht notwendig,

- Kollateralgefäße werden nicht verletzt,

- die natürliche Progression geht weniger schnell in die Peripherie als nach einem Bypass-Reverschluß.

Wenngleich Langzeitergebnisse über 1 Jahr hinaus noch fehlen, so ist mit einer weiteren Verbesserung der Primärergebnisse durch den systematischen Einsatz der digitalen Subtraktionsangiographie zu rechnen. Mit der DSA kann bei Stenosen mit größerer Sicherheit die Sondierbarkeit erzielt werden und mit ihr ist das Ausmaß der efektiven Dilatation in Zukunft sicher günstiger zu kontrollieren.

Unklar bleibt, welches die optimale medikamentöse Zusatzbehandlung zur Verbesserung der Langzeitergebnisse ist (patency rate, Sekundärprophylaxe). Die in der Bundesrepublik laufenden Multi-Center-Studie wird hoffentlich in mehreren Jahren hierüber mehr Aufschluß geben.

Die Sicherheit der Langzeitprognose wird wesentlich von zusätzlichen Faktoren beeinflußt (Tab.6).

Tab.6:

Sicherheit und Einfluß auf die Prognose
durch Behandlung und Prophylaxe

- Prämedikation
- Medikation während der PTA
- Prophylaxe von Spasmen
- Nachbehandlung
- Behandlung von Risikofaktoren
- Langzeitnachbehandlung
- Gehtraining

Zusammenfassung

Es werden die neuen technischen Möglichkeiten und Früh- sowie ersten Spätergebnisse dargestellt, welche die Ballon-PTA in ihren Ergebnissen positiv beeinflussen sollen. Obwohl die Ballon-PTA weiterhin die Basis ist, so ist eine weitere Verbesserung von Früh- und Spätergebnissen durch Laser-PTA und die weiteren Techniken zu erwarten.

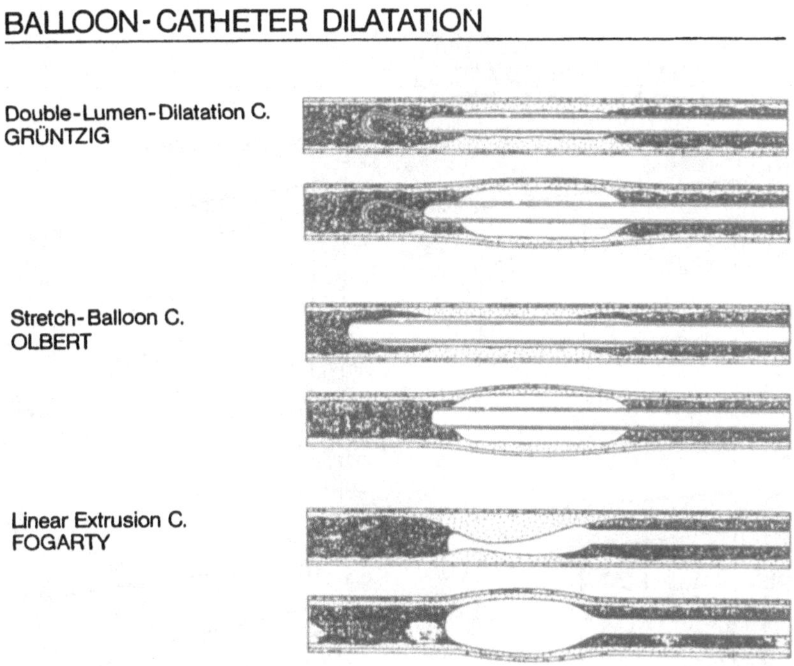

Abb.1

Unterschiedliche Angioplastie-Techniken.

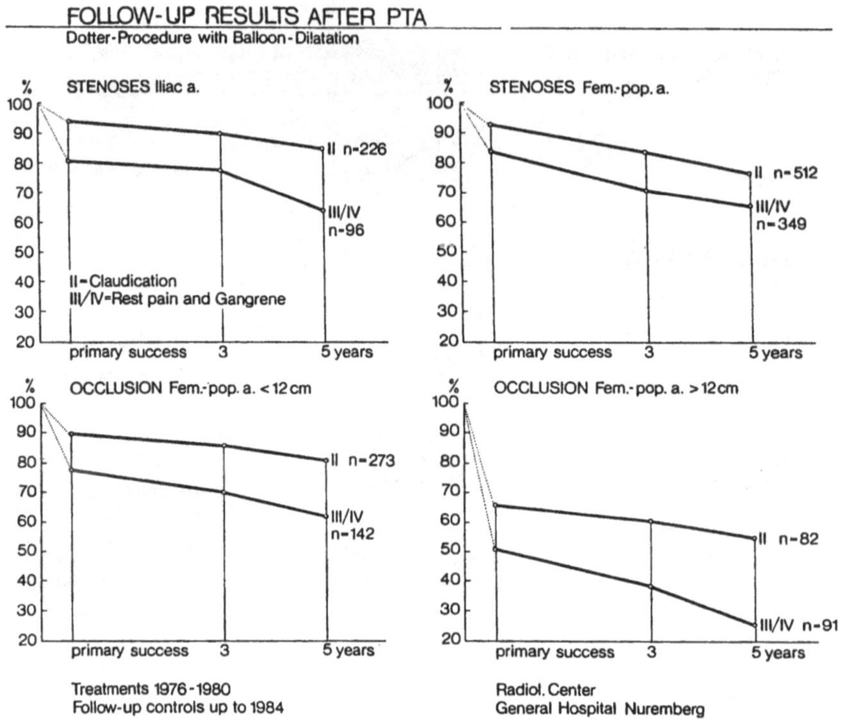

Abb.2:

Langzeitergebnisse nach PTA bei 1771 Patienten.

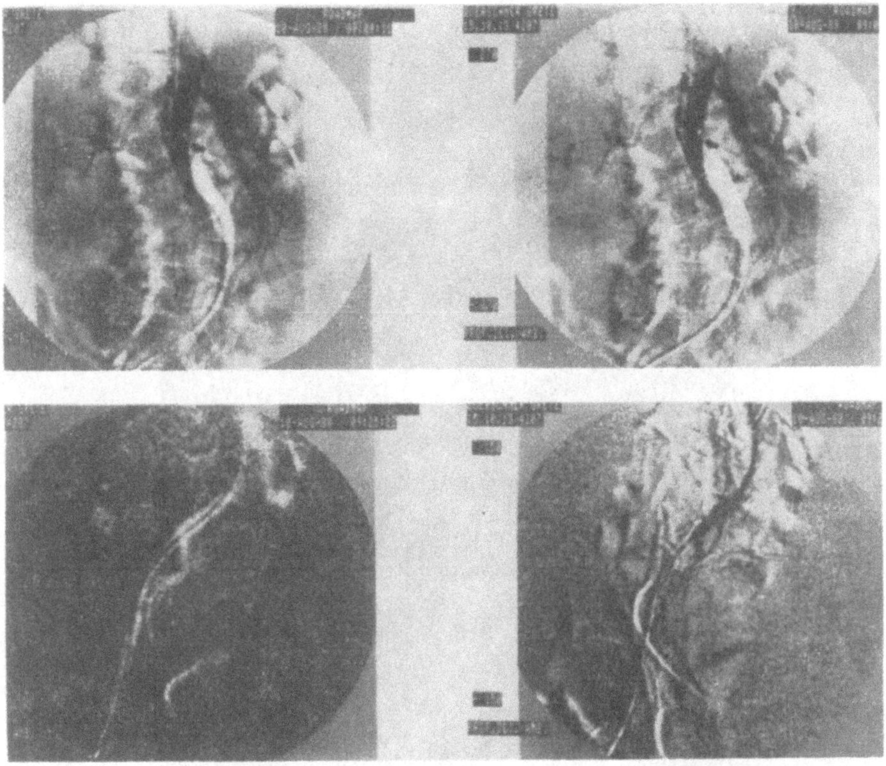

3 A

Abb.3:

Aortenstenose, Sondierung und Dilatation erfolgte mit road-mapping-Technik. Zur Dilatation wurde ein Ballonkatheter mit 12 mm Durchmesse und 3 cm Länge verwendet.

A: Serie von Aufnahmen während der Sondierung und Dilatation.

B: Angiographie vor und

C: nach Dilatation.

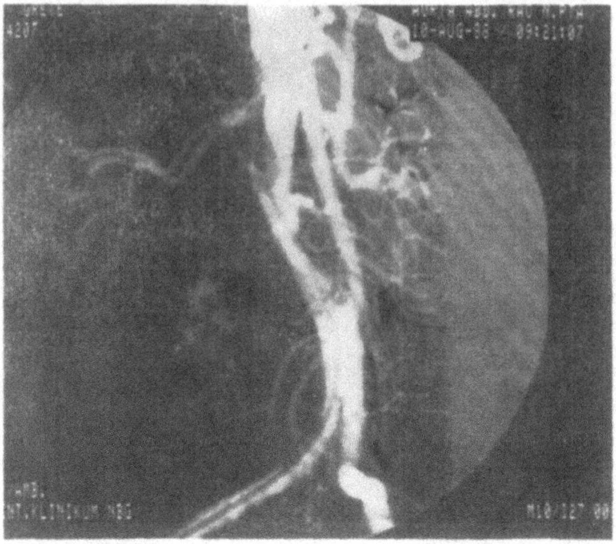

3 B

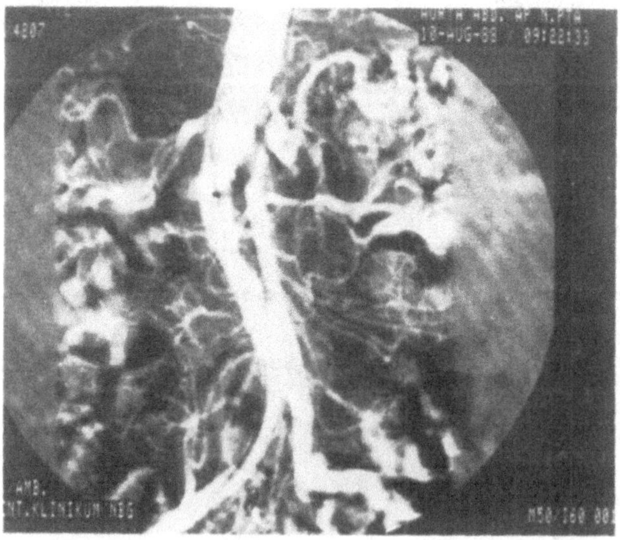

3 C

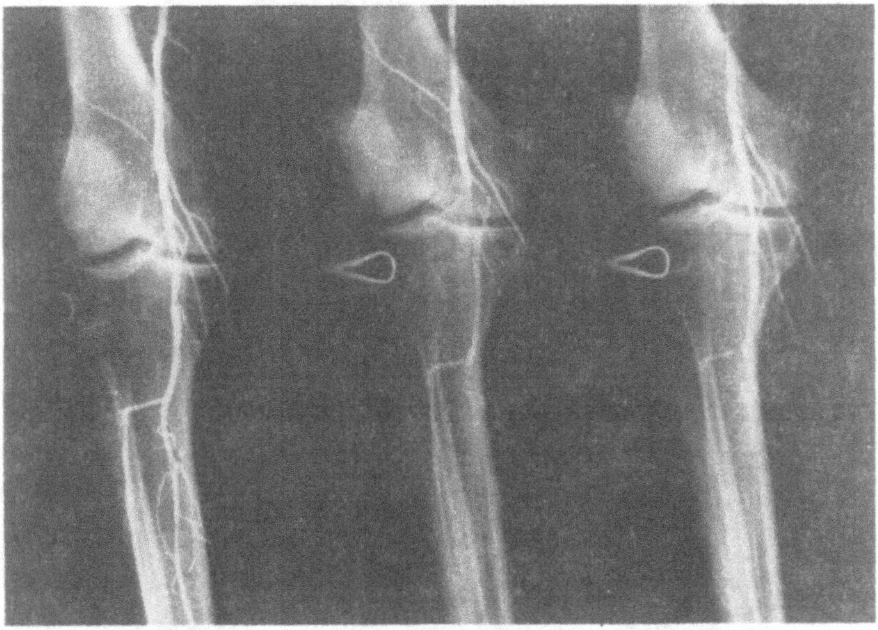

Abb.4 A:

Angiographie vor und nach dynamischer Angioplastie mit erfolgreicher Rekanalisation eines Poplitea-Verschlusses rechts und Unterschenkelarterienembolien.

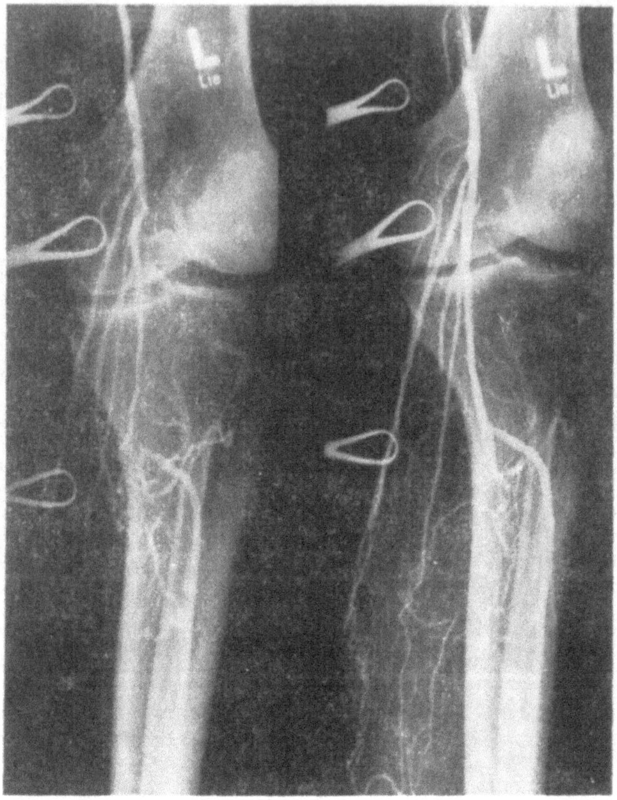

Abb.4 B:

Angiographie nach erfolgreicher dynamischer Angioplastie von 2 Popliteastenosen links.

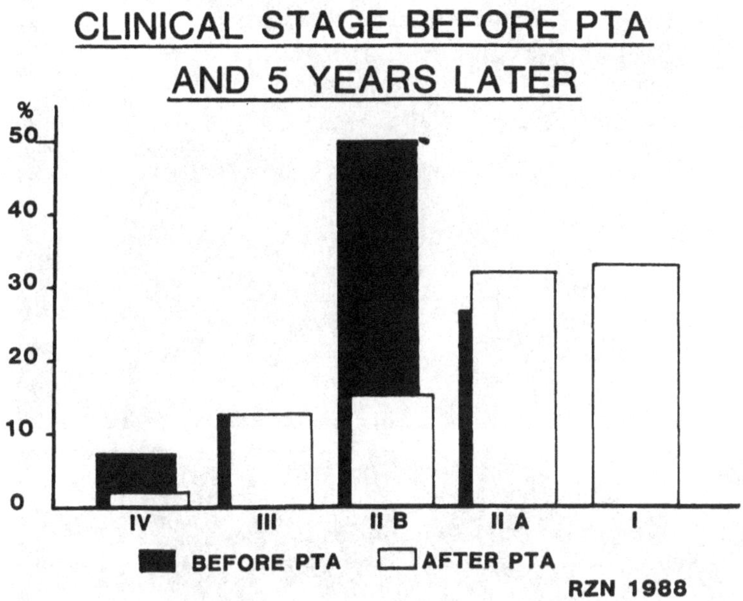

Abb.5:

Klinische Stadien vor und 5 Jahre nach Angioplastie.

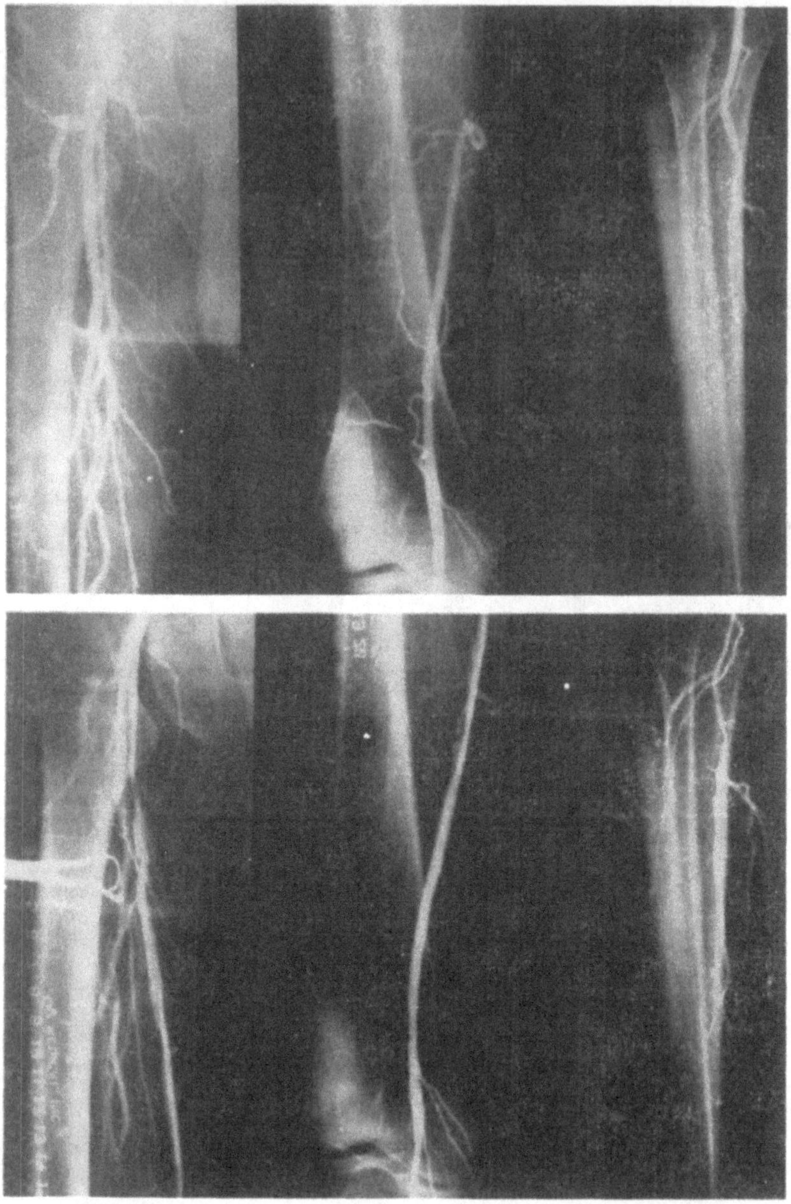

A

B

Abb.6: Laser-Angioplastie bei Verwendung der Saphir-Spitze mit einem Neodym-YAG-Laser.

A: Angiographie vor und

B: nach erfolgreicher Angioplastie.

Literatur:

1. Cumberland,D.C., T.A.Sanborn, D.I.Taylor, D.J.Moore, C.L.Welsh, A.J.Greenfield, J.K.Guben, T.J.Ryan, Percutaneous laser thermal angioplasty: Initial clinical results with a laser probe in total peripheral artery occlusions. Lancet 1986,I: 1457-59

2. Dotter,C.T., Transluminally-placed coilspring endarterial tube grafts: longterm patency in canine popliteal artery. Invest.Radiol. 1969,S.327-332

3. Dotter,C.T., A.R.Grüntzig.W.Schoop,E.Zeitler (eds), Percutaneous Transluminal Angioplasty, Technique, Early and Late Results, Springer-Verlag, Berlin, Heidelberg, New York, Tokyo 1983

4. Doubilet,P., H.L.Abrams, The Cost of Underutilization Percutaneous Transluminal Angioplasty for Peripheral Vascular Disease. New Engl.J.Med. 310 (1986) 95-102

5. Günther,R.W., M.Thelen (Hrsg.),Interventionelle Radiologie, G.Thieme-Verlag, Stuttgart, New York 1988

6. Hess, H., A.Mietaschk, R.Brückl, Peripheral Arterial Occlusions: A 6-year Experience with Local Low-Dose Thrombolytic Therapy. Radiology 163, 3, June 1987, 753-758

7. Kensey,K.,J.E.Nash, C.Abrahams, C.K.Zarins, Recanalization of Obstructed Arteries with a Flexible, Rotating Tip Catheter. Radiology 1987, 165: 387-389

8. Klepzig,M.,Neubauer,T.,B.E.Strauer, E.I.Richter, E.Zeitler, Transfemorale periphere Laserangioplastie, DMW 1987,112.Jg.,Nr.8, S.324

9. Palmaz,J.C., G.M.Richter, G.Noeldge, R.A.Schatz, P.D.Robison, G.A.Gardiner, G.J.Becker, G.K.McLean, D.F.Denny, J.L.Lammer, R.M.Paolini, C.R.Rees, R.Alvarado, H.W.Heiss, H.D.Root, W.Rogers, Intraluminal Stents in Atherosclerotic Iliac Artery Stenosis, Preliminary Report of a Multicenter Study. Radiology 168,Nr.3 September 1988, S.727-731

10.Richter,E.-I., E.Zeitler, M.Klepzig, T.Neubauer, B.E.Strauer, Perkutane transluminale Laser-Angioplastie bei peripherer arterieller Verschlußkrankheit. Röntgen-Berichte 16, 1987, S.65-70

11.Rollins,N., K.C.Wright, C.Charsangavej, S.Wallace, C.Gianturco, Self-expanding metallic stents: Preliminary Evaluation in an Atherosclerotic Model. Radiology 163,3, June 1987, 739-742

12.Schneider,E., Lokale Thrombolyse und PTA bei akuten und subakuten Arterienverschlüssen. Berichtsband des 21. Angiologischen Symposiums in Kitzbühel, 29.5.-31.5.1996

13.Schwarten,D.E.,J.Simpson,A.van Breda,B.T.Katzen, Percutaneous Atherectomy.In: Meeting of the European and American Societies of Cardiovascular and Interventional Radiology, Porto Cervo, Sardinien, May 1987,S.61

14.Sigwart,U., J.Puel, V.Mirkovitch, F.Joffre, L.Kappenberger, Intravascular Stents to Prevent Occlusion and Restenosis after Transluminal Angioplasty. New Engl.J.Med. 316 (1987) 701-706

15.Simpson,J.B.,J.J.Zimmermann, M.R.Shelmon, P.M.Shoor, P.R..Cipriano, F.Martin, B.J.McAuley, T.J.Fogarty, W.G.Hayden, Transluminal Atherectomy: Initial clinical results in 27 patients. Circulation 74 (supp.2):II-203

16.Starck,E.E.,J.C.McDermott,A.B.Crummy, W.D.Turnispeed, C.W. Acher, J.H.Burgess, Percutaneous aspiration thromboembolectomy, Radiology 156(1985), 61

17.Strecker,E.P.,P.Romaniuk, B.Schneider, M.Westphal, E.Zeitler, H.R.D.Wolf, N.Freudenberg, Perkutan implantierbare, durch Ballon aufdehnbare Gefäßprothese, DMW 113 (1988), 538-542

18.Zeitler,E. Laser-Angioplasty and Dynamic PTS in Comparison to Balloon-Dilatation. In: Biamino,G.,Müller G.J.(eds.), Laser-Medicine I, First German Symposium On Laser-Angioplasty, Berlin 9.-11.11.1987; Landsberg/Lech ecomed 1988,S.1-9

19.Zeitler,E., Dynamische Angioplastie und Atherektomie. In: Günther,R.W., M.Thelen (Hrsg.), Interventionelle Radiologie, Georg Thieme-Verlag, Stuttgart, New York 1988,S.117-124

20.Zeitler,E.,G.Feng,M.Oldendorf, E.-I.Richter, W.Ritter, W.Seyferth, Die Ergebnisse der Perkutanen Transluminalen Angioplastie, Zeitschrift "Herz" 1988, im Druck

DIE PERKUTANE TRANSLUMINALE KORONARE ANGIOPLASTIE

B. Meier[1)]

Vor 12 Jahren wurde die perkutane transluminale koronare Angioplastie anhand vielversprechender Hundeexperimente vorgestellt [7]. Es handelt sich um eine Technik, die Koronarstenosen mittels eines Ballons aufdehnt, der am Ende eines Katheters angebracht ist. Im Jahre 1977 wurde sie in Zürich durch Andreas Grüntzig, einen aus Dresden stammenden Arzt, in die Humanmedizin eingeführt [5]. Beim ersten Patienten handelte es sich um einen 38-jährigen Mann mit einer isolierten Stenose im Ramus interventricularis anterior. Seit dem Eingriff ist dieser Patient beschwerdefrei und jährliche Belastungsversuche blieben negativ. Am 10. Jahrestag des Eingriffes wurde eine Kontrollkoronarographie durchgeführt, die ein ausgezeichnetes Langzeitresultat aufzeigte. Es wird geschätzt, dass 1988 weltweit gegen 300'000 Koronarangioplastien durchgeführt werden, wovon etwa zwei Drittel in den Vereinigten Staaten von Amerika.

Indikationen

Eine gut abgrenzbare Einzelstenose im proximalen Drittel einer grossen Koronararterie stellt nach wie vor die Hauptindikation zur Koronarangioplastie dar. Seit der Einführung der steuerbaren Dilatationssysteme (drehbarer, vorgekrümmter Führungsdraht) [6], hat die Lokalisation der Stenose kein wesentliches Gewicht mehr bei der Indikationsstellung. Wesentlich ist indes weiterhin, dass die Stenose Ischämie verursacht, die allerdings auch stumm sein kann. Nicht geeignet sind Stenosen, von denen ein derart grosses Myokardgebiet abhängt, dass bei seinem Ausfall der hämodynamische Tod des Patienten zu befürchten ist. Beispiele hiefür sind Stenosen des linken Hauptstammes, Stenosen in Gefässen, die über Kollateralen zusätzliche Myokardareale speisen oder Stenosen im einzigen Gefäss, das noch vitales Myokard versorgt. Relative Kontraindikationen stellen sehr lange oder exzentrische Stenosen, solche in starken Krümmungen und exulzerierte Plaques dar [13]. Verengungen, die hauptsächlich durch einen frischen Thrombus verursacht werden, sollten nur bei dringender klinischer Indikation angegangen werden.

Liegen mehrere Stenosen vor (in einem oder mehreren Gefässen), sollte eine Koronarangioplastie nur versucht werden, wenn die Aussicht besteht, eine komplette oder zumindest der chirurgischen Behandlung ebenbürtige Revaskularisierung zu erreichen. Die Anzahl Stenosen, die vernünftigerweise in einer Angioplastiesitzung angegangen werden kann, ist beschränkt dadurch, dass mit einem gleichzeitigen akuten Verschluss aller angegangenen Gefässe zu rechnen ist. In anderen Worten, nichtangegange Arterien sollten eine Myokarddurchblutung gewährleisten, die ausreicht, den Kreislaufkollaps bis zu einer eventuellen Notoperation zu verhindern. Ueberdies gilt es, das kumulative Rezidivrisiko zu beachten, das bei den üblicherweise beobachteten 33% pro dilatiertem Segment für 2 Stenosen mathematisch auf 56%, für 3 Stenosen auf 70%, für 4 Stenosen auf 80%, für 5 Stenosen auf 87%, usw. zu veranschlagen ist [17]. Bei Patienten hohen Alters oder in reduziertem Allgemeinzustand, bei hochinstabiler Angina pectoris und während des akuten Infarktes genügt es häufig auch bei Mehrgefässerkrankung, nur die wesentlichste Koronarläsion anzugehen, um zumindest zweitweilig eine bedeutende Verbesserung der Situation zu bewirken [27].
Im Falle chronischer Totalverschlüsse der Koronararterien [11,26] kann eine Angioplastie indiziert sein, wenn das betreffende Herzmuskelareal ganz oder teilweise erhalten ist, was Kollateralen voraussetzt. Bei dieser Indikation sind das Alter und die Länge des Verschlusses von grosser Bedeutung für das Gelingen des Eingriffes. Kurze Verschlüsse von weniger Wochen Dauer sind technisch nicht wesentlich schwieriger zu beheben als Stenosen. Lange Verschlüsse von mehr als 3 Monaten Dauer haben hingegen mit gegenwärtig üblichem Material eine Erfolgschance von weniger als 50%. Trotz reduzierter Erfolgsaussicht können die Indikationen relativ freizügig gestellt werden, da das Risiko eines solchen Eingriffes sehr gering ist. Die meistgefürchtete Komplikation der Koronarangioplastie, der akute Gefässverschluss, kann nicht eintreten oder führt bei Fällen, bei denen zunächst die Rekanalisierung gelungen war, lediglich wieder den Vorzustand herbei.

Beim akuten Herzinfarkt hatte die Koronardilatation vorübergehend die intrakoronare Fibrinolyse verdrängt [8,29]. Neulich wurde ihre Bedeutung aber wieder drastisch eingeschränkt durch gute Resultate der weniger aufwendigen intravenösen

1) PD Dr. Bernhard Meier, Centre de Cardiologie, Hôpital Cantonal Universitaire, 1211 Genf 4, Schweiz

Fibrinolyse, die nicht in allen Fällen durch eine Angioplastie vervollständigt werden muss [36]. Zumindest im Falle des Gewebsplasminogenaktivators (rt-PA) hat sich gezeigt, dass mit der Koronarangioplastie falls möglich zumindest einige Tage zugewartet werden sollte [33,31].

Stenosen in Venenbrücken [3] oder Mammariaimplantaten [32] stellen oft eine gute Angioplastieindikation dar, unterliegen aber den gleichen Einschränkungen wie Stenosen in nativen Koronargefässen. Die intraoperative Ballonangioplastie bleibt auf die extrem seltenen Koronarien beschränkt, die wichtig erscheinen, aus technischen Gründen jedoch nicht chirurgisch überbrückt werden können [14].

Technik

Der perkutane femorale Zugang wird dem inzisionellen oder perkutanen brachialen [2] meistenorts bevorzugt. Eine Lokalanästhesie der Eintrittsstelle genügt. Viele Zentren legen eine zusätzliche venöse Schleuse, um im Bedarfsfalle schnell einen provisorischen Herzschrittmacher einlegen zu können. Als behelfsmässige Herzschrittmacher kommen auch das Dilatationsbesteck (metallener Draht in der Koronarie oder im linken Ventrikel [25]) oder extrathorakale Plattenelektroden [4] in Frage.

Als Führungskatheter für den Dilatationsballon werden 9 French, 8 French und neuerdings auch 7 French Katheter mit von der Diagnostik bekannten Formen verwendet. Der koronare Führungsdraht (etwa 0.4 mm Durchmesser) wird unter Durchleuchtung mit gelegentlicher Kontrastmittelinjektion und unter Vergleich mit einem Videostandbild der Koronarie in der betreffenden Projektion über die Stenose in den distalen Teil des Kranzgefässes geschoben. Dann wird der Ballonkatheter über diese Schiene in die Koronarie eingeführt und in der Stenose plaziert. Die korrekte Lage muss in mindestens 2 stark divergierenden Ebenen verifiziert werden, um die versehentliche Dilatation eines parallel verlaufenden Gefässes zu verhindern. Falls die verwendete Technik es erlaubt, wird der transstenostische Druckgradient während der intrakoronaren Phase des Eingriffes überwacht und zur Erfolgsbeurteilung herangezogen. Der Ballon wird unter Druck mit kontrastmittelhaltiger physiologischer Flüssigkeit gefüllt, bis keine Eindellung mehr sichtbar ist. Moderne Ballone tolerieren Drucke bis zu 20 Atmosphären. Sie vergrössern mit steigendem Druck ihren Durchmesser leicht, was therapeutisch verwendet werden kann. Die Dauer einzelner Dilatationen wird den Symptomen des Patienten angepasst und beträgt in der Regel zumindest 45 Sekunden. Neben dem Druckgradienten werden auch Kontrastmittelinjektionen zur laufenden Ueberwachung des Ergebnisses verwendet. Gibt der Patient während des Dilatationsvorganges Beschwerden an, sollte er gefragt werden, ob diese seinen üblichen Beschwerden entsprechen. EKG-Veränderungen werden ständig überwacht mittels Standardableitungen oder auch mittels einer intrakoronaren Ableitung über den koronaren Führungsdraht [22]. Der an der Ballonspitze während der Koronarokklusion gemessene Druck gibt Auskunft über den Kollateralisierungsgrad des Gefässes distal der angegangenen Läsion [24]. Nach Enfernen des Dilatationskatheters wird das Resultat in mehreren Projektionen gefilmt. Die für den Eingriff notwendige hochdosierte intravenöse Antikoagulation (10'000 bis 15'000 Einheiten Heparin) wird an einigen Zentren zumal bei Patienten mit zweifelhaftem Resultat während einiger Stunden oder Tage weitergeführt. Die arterielle Einführschleuse wird zumeist bis zum Ausklingen der Heparinwirkung belassen. Bei gutem Ergebnis ohne Komplikationen kann der Patient die Klinik am Tage nach dem Eingriff verlassen und unmittelbar sein normales Leben aufnehmen. Wir führen vor dem Spitalaustritt einen Belastungsversuch durch. Neben dem Heparin haben Vasodilatantien (Nitrate, Kalziumantagonisten) zur Verhütung mechanisch induzierter Spasmen und Azetylsalizylsäure während des Eingriffes ihre feste Rolle. Nach dem Eingriff wird lediglich Azetylsalizylsäure fast überall verordnet, obwohl selbst diese Substanz bislang den Beweis der Wirksamkeit gegen Rezidive schuldig geblieben ist.

Akutresultate

Akutresultate einzelner Zentren sind nur beschränkt vergleichbar, da sie stark von der Indikationsstellung abhängen. Grosse Zentren mit viel Erfahrung handhaben die Indikation üblicherweise grosszügiger als kleine Zentren und haben deshalb nicht zwangsläufig bessere Akuterfolgsraten. Im Verlaufe der Jahre haben sich die Resultate trotz Ausweitung der Indikation global verbessert [19,28]. Die folgende Tabelle vergleicht die Resultate einer französischen Sammelstatistik, die die Anfangserfahrung bis 1983 einer Vielzahl von Operateuren zusammenfasst [34], mit unseren Resultaten in 1000 konsekutiven Patienten ab 1983.

Akutresultate der Koronarangioplastie

	Frankreich (17 Zentren, bis 1983)	Genf (ab 1983)
Patienten	1247 (100%)	1000 (100%)
Akuterfolg	855 (69%)	853 (85%)
Misserfolg ohne Komplikation	215 (17%)	99 (10%)
Misserfolg mit Komplikation	177 (14%)	48 (5%)
z.B. - Tod vor Entlassung	11 (0,9%)	7 (0,7%)
- Notoperation	107 (9%)	26 (3%)
- Infarkt ohne Notoperation	73 (6%)	33 (3%)

Komplikationen

Die hauptsächlichen Komplikationen der Koronarangioplastie hatten sich zwar initial entscheidend veringert, blieben aber in letzter Zeit weitgehend konstant. Der grundsätzliche Mechanismus der Koronardilatation beruht auf einer Sprengung der atherosklerotischen Plaque, was stets einen intimalen und meist auch einen medialen Wandeinriss verursacht. Dies kann direkt zu einer mechanischen Lichtungsverlegung und/oder zu okklusiven Parietalthromben und intramuralen Blutergüssen führen. Eine derartige Flussbehinderung tritt in etwa 6% der Fälle auf und ist häufiger bei den eingangs als relative Kontraindikationen beschriebenen Stenosemerkmalen (Länge, Exzentrizität, Krümmung, vorbestehender Thrombus). Ein Gefässverschluss ist glücklicherweise nicht immer von einer Ischämie begleitet, da je nach Krankheitsdauer bis zu einem Drittel der Koronarien die Kollateralen ausreichen, um eine Nekrose zu verhindern. Damit ist die Komplikation verhindert oder vermindert, nicht aber das Grundproblem gelöst, da der Patient weiterhin einem (oftmals aggraviertem) Belastungsschmerz unterworfen sein wird. Sind keine Kollateralen vorhanden, leitet ein akuter Gefässverschluss einen Infarkt ein, der bei Unmöglichkeit, das Gefäss durch einen erneuten Kathetereingriff oder durch ein Fibrinolytikum wieder zu öffnen, nur durch eine Notoperation zum Stillstand gebracht werden kann. Dies unterstreicht die Notwendigkeit einer einsatzbereiten Chirurgieequipe während der Koronarangioplastie, will man sich nicht beschränken auf chronisch verschlossene Gefässe und kleine Myokardgebiete, die einer chirurgischen Revaskularisierung nicht würdig sind. Zur Ischämieverminderung während der Vorbereitung zur Notoperation stehen mehrere Möglichkeiten offen, die indes mit Ausnahme der intraaortalen Ballonpumpe nur zur Anwendung gelangen können, wenn das akut verschlossenen Gefässegment noch durch den koronaren Führungsdraht überbrückt ist oder erneut passiert werden kann. Durch den Ballonkatheter oder einen speziellen Perfusionskatheter kann arterielles Blut ins distale Gefässgebiet gebracht werden mittels einer Pumpe [20], durch Handinjektion [12], oder durch einen Autoperfusionskatheter mit mehreren Seitenlöchern proximal und distal der Okklusion [9]. Neuerdings stehen auch Metallstützkorsette (Stents) zur Verfügung, die transluminal in die Koronarie eingepflanzt werden können, um einen das Lumen versperrenden Dissektionslappen an die Wand zu heften. Im Gegensatz zu den übrigen Massnahmen handelt es sich dabei um eine Dauertherapie, die häufig die Notoperation umgehen kann [30].

Langzeitresultate

In der Literatur findet man Rezidiveraten nach erfolgreicher Koronarangioplastie von 12% bis 34%, wobei die erste Zahl die Ausnahme und die zweite die Regel darstellt [17]. Fast alle Rückfälle treten in den ersten Monaten auf. Rückfälle nach mehr als 1 Jahr sind extrem selten. Mehrere Faktoren, die mit erhöhtem Rezidivrisiko einhergehen, wurden festgehalten, z.B. männliches Geschlecht, Stenose im Ramus interventricularis anterior, kurze Anginaanamnese, mässiges Dilatationsresultat (hoher verbleibender transstenotischer Druckgradient oder bedeutende angiographische Reststenose) und gute Kollateralisierung. Keines der bis anhin kontrolliert getesteten Medikamente erwies sich als wirksam gegen Rückfälle.

Die Mehrzahl der Patienten mit einem Rückfall kann erneut einer Koronarangioplastie zugeführt werden. Zweiteingriffe sind erfolgreicher und weniger gefährlich als Ersteingriffe [16]. Dies erklärt sich durch das andersartige anatomische Substrat der Restenose (Bindegewebs- und Myozytenproliferation und organisierte Thromben) und durch die Tatsache, dass es sich um eine Patientengut handelt, das bereits zumindest eine erfolgreiche und komplikationslose Angioplastie hinter sich hat. Die Rückfallrate nach erneuter Angioplastie beträgt indessen wiederum etwa 30%. Die folgende Abbildung zeigt, dass man damit rechnen kann, dass etwa 80% eines gemischten Krankengutes mit initial erfolgreicher Koronarangioplastie langfristig ohne Operation gebessert bleiben [23], wobei ein wesentlicher Teil dieser Patienten sich im ersten Jahr mehr als einer Angioplastie unterziehen muss.

Langzeitverlauf von konsekutiven Patienten mit initial erfolgreicher Koronarangioplastie

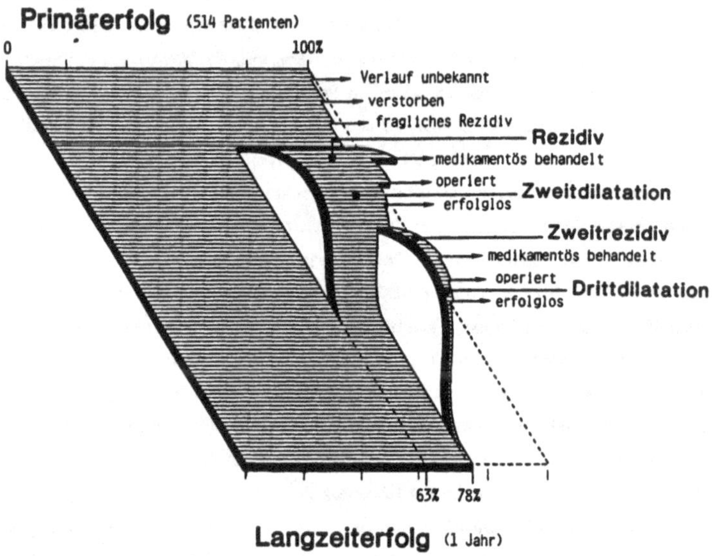

Gewisse Spezialindikationen wie die Rekanalisierung von chronischen Totalverschlüssen [26], und die Mehrstenosen- und Mehrgefässangioplastie [1,35] haben weniger günstige Langzeitresultate.

Die funktionellen Langzeitresultate der Koronarangioplastie sind bezüglich Belastungsversuche [10,15,21] und Arbeitsfähigkeit [18] denen der Koronarchirurgie vergleichbar.

Zukunftsaussichten

Man sollte die Möglichkeiten der Koronarangioplastie nicht überschätzen. Es ist anzunehmen, dass die Indikationen auf etwa 30% bis 40% der Patienten, die einer koronaren Revaskularisierung bedürfen, beschränkt bleiben. Dazu kommen Fälle, die nicht operationsbedürftig oder inoperabel sind. Selbst im Rahmen der allgemein akzeptierten Indikationen kennt die Koronarangioplastie einen signifikanten Prozentsatz von Misserfolgen und Komplikationen, über die der Patient und seine Familie vorzeitig ins Bild zu setzen sind. Eine Koronaroperation kann nach misslungener Koronarangioplastie zwar in vielen Fällen elektiv und unter unkompromittierten Bedingungen durchgeführt werden. Muss sie aber notfallmässig angeschlossen werden, da durch den Angioplastieversuch eine akute Ischämie eingetreten ist, dann ist ein gewisser Myokardschaden nicht zu vermeiden, sind die Operationsmorbidität und Hospitalisationsmortalität erhöht und können oft die Arteriae mammariae nicht wunschgemäss verwendet werden im Bestreben, die Ischämiedauer kurz zu halten. Dies hat einen ungünstigen Einfluss auf das Langzeitresultat der Operation.

Eine gewisse Verbesserung der Akutergebnisse zumal bei den Versuchen chronische Verschlüsse zu rekanalisieren kann erwartet werden mit der zunehmenden Verfügbarkeit neuer Methoden wie Laser, Spezialdrähte und Rotationsinstrumente. Eine Verminderung der Restenosen kann vielleicht durch noch zu definierende pharmazeutische Mittel erreicht werden. Das Entfernen von Material anlässlich der Angioplastie (Atherektomie) und das Einsetzen von Endoprothesen (Stents) zwecks Restenoseverminderung werden derzeit untersucht, sind aber nicht vielversprechend. Schliesslich ist es wichtig, dass alle Patienten, die sich einem solchen Eingriff unterziehen, ein Institut vorfinden mit Geräten auf dem neuesten Stand und gut ausgebildeteten Fachleuten. Leider sind entsprechende Ausbildungsstätten rar. Immerhin steht eine Vielzahl von Fortbildungsveranstaltungen zur Verfügung.

Vernünftiger als die Anwendung der Koronardilatation bei Patienten mit fortgeschrittener Koronarerkrankung ist die Früherfassung der Koronaropathie. Das Frühstadium stellt häufig eine gute Situation für die Koronarangioplastie dar. So können im Laufe der Jahre oder Jahrzehnte Einzelgefässe relativ risikoarm dilatiert werden, da sich die Krankheit oft langsam und sukkzessive bis zum Mehrgefässbefall entwickelt. Selbst wenn die Patienten schliesslich doch noch eine Operation benötigen, hat man vielleicht einer Zweitoperation und der vorzeitigen Verwendung des besten Brückenmaterials (Arteriae mammariae) vorgebeugt.

Während wir nach einer wirksamen Prophylaxe und einer nichtinvasiven Therapie der koronaren Herzkrankheit suchen, bietet uns die Koronarangioplastie eine zwar palliative aber effektive und wenig invasive Handhabe gegen die tödlichste Krankheit der industrialisierten Völker. Sie teilt diese Rolle mit der Koronarchirurgie, der sie nicht als Konkurrenz gegenübergestellt sondern vielmehr als Partner zugesellt werden sollte.

Literatur

[1] Cowley, M. J., G. W. Vetrovec, G. DiSciascio, S. A. Lewis, P. D. Hirsh und W. C. Wolfgang. Coronary angioplasty of multiple vessels: short-term outcome and long-term results. Circulation 72 (1985) 1314-1320.

[2] Dorros, G., S. H. Stertzer, M. S. Bruno, M. Kaltenbach, R. K. Myler und D. A. Spring: The brachial artery method to transluminal coronary angioplasty. Cathet. Cardiovasc. Diagn. 8 (1982) 233-242.

[3] Douglas, J. S. Jr., A. R. Gruentzig, S. B. King III, J. Hollman, T. Ischinger, B. Meier, J. H. Craver, E. L. Jones, J. L. Walter, D. K. Bone und R. Guyton: Percutaneous transluminal coronary angioplasty in patients with prior coronary bypass surgery. J. Am. Coll. Cardiol 2 (1983) 745-754.

[4] Falk, R. H., P. M. Zoll und R. H. Zoll: Safety and efficacy of noninvasive cardiac pacing. N. Engl. J. Med. 309 (1983) 1166-1168.

[5] Gruentzig, A.: Transluminal dilatation of coronary-artery stenosis. Lancet 1 (1978) 263.

[6] Gruentzig, A. und B. Meier: Current status of dilatation catheters and guiding systems Am. J. Cardiol. 53 (1984) 92C-93C.

[7] Grüntzig, A., H. H. Riedhammer, M. Turina und W. Rutishauser: Eine neue Methode zur perkutanen Dilatation von Koronarstenosen – tierexperimentelle Prüfung. Verh. Dtsch. Ges. Kreislaufforschg. 42 (1976) 282-285.

[8] Hartzler, G. O., B. D. Rutherford, D. R. McConahay, W. L. Johnson Jr., B. D. McCallister, G. M. Gura, R. C. Conn and J. E. Crockett: Percutaneous transluminal coronary angioplasty with and without thrombolytic therapy for treatment of acute myocardial infarction. Am. Heart J. 103 (1983) 965-973.

[9] Hinohara, T., J. B. Simpson, H. R. Philips, V. S. Behar, R. H. Peter, Y. Kong, E. B. Carlson und R. S. Starck: Transluminal catheter reperfusion: a new technique to reestablish blood flow after coronary occlusion during percutaneous transluminal coronary angioplasty. Am J. Cardiol. 57 (1986) 684-686.

[10] Hirzel, H. O., K. Nuesch, A. R. Gruentzig und U. M. Luetolf: Short- and long-term changes in myocardial perfusion after percutaneous transluminal coronary angioplasty assessed by thallium-201 exercise scintigraphy. Circulation 63 (1981) 1001-1007.

[11] Holmes, D. R. Jr., R. E. Vlietstra, G. S. Reeder, J. F. Bresnahan, H. C. Smith, A. A. Bove und H. V. Schaff: Angioplasty in total coronary artery occlusion. J. Am. Coll. Cardiol. 3 (1984) 845-849.

[12] Hopf, R., B. Kunkel, M. Schneider und M. Kaltenbach: Koronarperfusion bei akutem Gefässverschluss im Rahmen der transluminalen Koronarangioplastik (TCA). Z. Kardiol. 74 (1985) 580-584.

[13] Ischinger, T., A. Gruentzig, B. Meier und K. Galan: Coronary dissection and total coronary occlusion associated with percutaneous transluminal coronary angioplasty: significance of initial angiographic morphology of coronary stenoses. Circulation 74 (1986) 1371-1378.

[14] Jones, E. L. und S. B. King: Intraoperative angioplasty in the treatment of coronary artery disease. J. Am. Coll. Cardiol. 1 (1983) 970-971.

[15] Kent, K. M., R. O. Bonow, D. R. Rosing, C. J. Ewels, L. C. Lipson, C. L. McIntosh, S. Bacharach, M. Green und S. E. Epstein: Improved myocardial function during exercise after successful percutaneous transluminal coronary angioplasty. N. Engl. J. Med. 306 (1982) 441-446.

[16] Meier, B: Redilatation von Koronarstenosen. Herz 6 (1985) 321-326.

[17] Meier, B.: Restenosis after coronary angioplasty: review of the literature. Eur. Heart. J. 9 (suppl. C) (1988) 1-6.

[18] Meier, B., V. Chaves, L. Von Segesser, B. Faidutti und W. Rutishauser: Vocational rehabilitation after coronary angioplasty and coronary bypass surgery. In: Walter, P. J. (Ed.): Return to Work after Coronary Artery Bypass Surgery. Springer, Berlin (1984) 171-176.

[19] Meier, B. und A. R. Gruentzig: Learning curve for percutaneous transluminal coronary angioplasty: skill, technology, or patient selection. Am J. Cardiol. 53 (1984) 65C-66C.

[20] Meier, B., A. R. Gruentzig, R. H. Dekmezian und J. E. Brown: Percutaneous perfusion of occluded coronary arteries with blood from the femoral artery: a dog study. Cathet. Cardiovasc. Diagn. 11 (1985) 81-87.

[21] Meier, B., A. R. Gruentzig, W. E. Siegenthaler und M. Schlumpf: Long-term exercise performance after percutaneous transluminal coronary angioplasty and coronary bypass grafting. Circulation 68 (1983) 796-802.

[22] Meier, B., J. P. Killisch, J. J. Adatte, P. Casalini und W. Rutishauser: Intrakoronares Elektrokardiogramm während transluminaler Koronarangioplastie. Schweiz. med. Wschr. 115 (1985) 1590-1593.

[23] Meier, B., S. B. King III, A. R. Gruentzig, J. S. Douglas, J. Hollman, T. Ischinger, K. Galan und R. Tankersley: Repeat coronary angioplasty. J. Am. Coll. Cardiol. 3 (1984) 463-466.

[24] Meier, B., P. Luethy, L. Finci, G. D. Steffenino und W. Rutishauser: Coronary wedge pressure in relation to spontaneously visible and recruitable collaterals. Circulation 75 (1987) 907-913.

[25] Meier, B. und W. Rutishauser: Coronary pacing during percutaneous transluminal coronary angioplasty. Circulation 71 (1985) 557-561.

[26] Melchior, J. P., B. Meier, P. Urban, L. Finci, G. Steffenino, J. Noble und W. Rutishauser: Percutaneous transluminal coronary angioplasty for chronic total coronary arterial occlusion. Am. J. Cardiol. 59 (1987) 535-538.

[27] Meyer, J., H. Schmitz, R. Erbel, T. Kiesslich, B. Boecker-Josephs, W. Krebs, P. C. Braun, P. Bardos, C. Minale, J. Messmer und S. Effert: Treatment of unstable angina pectoris with percutaneous transluminal coronary angioplasty (PTCA). Cathet. Cardiovasc. Diagn. 7 (1981) 361-371.

[28] Mock, M. B., K. M. Kent, L. G. Bentivoglio, P. C. Block, M. Bourassa, M. J. Cowley, K. Detre, G. Dorros, J. Gosselin, A. Gruentzig, R. K. Myler, J. Simpson, S. H. Stertzer, D. O. Williams, S. M. Mullin, C. H. Mitchell und participating medical centers: The National Heart, Lung, and Blood Institute Percutaneous Transluminal Coronary Angioplasty Registry: the first 1116 cases. In: Kaltenbach, M., A. R. Gruentzig und K. Rentrop (Ed.): Transluminal Coronary Angioplasty and Intracoronary Thrombolysis – Coronary Heart Disease IV, Springer, Berlin (1982), 11-19.

[29] O'Neill, W., G. C. Timmis, P. D. Bourdillon, P. Lai, V. Ganghadarhan, J. Walton Jr., R. Ramos, N. Laufer, S. Gordon, M. A. Schork und B. Pitt: A prospective randomized clinical trial of intracoronary streptokinase versus coronary angioplasty for acute myocardial infarction. N. Engl. J. Med. 314 (1986) 812-818.

[30] Sigwart, U., J. Puel, V. Mirkovitch, F. Joffre und L. Kappenberger: Intravascular stents to prevent occlusion and restenosis after transluminal angioplasty. N. Engl. J. Med. 316 (1987) 701-706.

[31] Simoons, M. L., A. E. R. Arnold, A. Betriu, D. P. De Bono, J. Col, F. C. Dougherty, R. von Essen, H. Lambertz, J. Lubsen, B. Meier, P. L. Michel, P. Raynaud, W. Rutsch, G. A. Sanz, W. Schmidt, P. W. Serruys, C. Thery, R. Uebis, A. Vahanian, F. Van der Werft, G. M. Willems, D. Wood und M. Verstraete: Thrombolysis with tissue plasminogen activator in acute myocardial infarction: no additional benefit from immediate percutaneous coronary angioplasty. Lancet 1 (1988) 197-203.

[32] Steffenino, G., B. Meier, L. Finci, L. Von Segesser und V. Velebit: Percutaneous transluminal angioplasty of right and left internal mammary artery grafts. Chest 90 (1986) 849-851.

[33] Topol, E., R. Califf, B. George, D. Kereiakes, C. Abbottsmith, R Candela, K. Lee, B. Pitt, R. Stack, W. O'Neill und the Thrombolysis and Angioplasty in Myocardial Infarction Study Group: A randomized trial of immediate versus delayed elective angioplasty after intravenous tissue plasminogen activator in acute myocardial infarction. N. Engl. J. Med. 13 (1987) 581-588.

[34] Valeix, B., P. Labrunie, J. Marco, F. Cherrier, M. Cuillière, M. Bertrand, R. Schmitt, M. Sabatier, P. Gaspard, J. L. Guermonprez, P. Besse, A. Chousset, D. Crochet, J. Puel, M. Bory, J. Sainsous, A. Heitz, J. P. Monassier, J. Machecourt, J. P. Bassand, C. Bourdonnec und L. Guarino: Complications de l'angioplastie coronaire transluminale. Etude multicentrique française 1983. Arch. Mal. Coeur 78 (1985) 331-338.

[35] Vandormael, M. G., B. R. Chaitman, T. Ischinger, U. T. Aker, M. Harper, J. Hernandez, U. Delingonul und H. L. Kennedy: Immediate and short-term benefit of multilesion coronary angioplasty: influence of degree of revascularization. J. Am. Coll. Cardiol. 6 (1985) 983-991.

[36] Verstraete, M.: Intravenous administration of a thrombolytic agent is the only realistic therapeutic approach in evolving myocardial infarction. Eur. Heart J. 6 (1985) 586-593.

PERKUTANE TRANSVASALE VALVULOPLASTIE

W. Münster, P.Romaniuk,*

Die katheterinstrumentelle, perkutane transvasale Valvuloplastie (PTV) ist definiert als nichtchirurgische dilatative Sprengung angeborener oder erworbener Herzklappenstenosen mit Ballonkathetern, die unter röntgenologischer Kontrolle transvenös, transarteriell oder transseptal in die Herzklappen eingeführt werden. Je nach betroffener Herzklappe unterscheidet man die pulmonale, aortale, mitrale oder tricuspidale Valvuloplastie, die als Einklappen- oder Mehrklappen-PTV sowie in Kombination mit anderen Verfahren der kardiologischen Interventionsradiologie (Koronar-, Pulmonal-, Aortenangioplastie, Atrioseptostomie) bei Patienten aller Altersgruppen praktiziert wird.

Die kurativ, präoperativ, postoperativ oder palliativ eingesetzte PTV hat seit ihrer Praxiseinführung 1982 hinsichtlich der Methodologie, Indikationen, Anwendungshäufigkeiten und Resultate eine rapide Entwicklung erfahren.

1. Allgemeine Methodologie

Das notwendige Instrumentarium der unter Lokalanästhesie (Lidocain 1%) oder (bei Kindern) in Neuroleptanalgesie, Heparinisierung (100 - 200IE/kg) und möglichst biplaner Durchleuchtung (gegebenenfalls mit digitaler Bildtechnik und road mapping) angewandten PTV besteht aus:

- Ballonkathetern unterschiedlicher Gestaltung hinsichtlich des Umfangs (5 - 30 mm) und der Länge (2 - 8 cm) der unter Überdruck (3 - 12 atü) entfaltbaren, gegebenenfalls zweistufigen ("stepped") Ballons, der Zahl parallel angeordneter Ballons (Mono- Bi- oder Trefoil) an einem Schaft, der Durchmesser (5 F - 9 F) und Gesamtlänge der Katheter, der Katheterspitzenkonfiguration (gestreckt, pigtail, Ballon) sowie der Anzahl von Katheterlumina,
- Führungsdrähten, die den Katheterlumina angepaßt, in ihrem Verlauf versteift ("back up wires"), an ihrem vorderen Ende sehr flexibel und für evtl. Kathetertausch gegebenenfalls überlang (250 - 400 cm) sind,

* Humboldt-Universität Berlin, Bereich Medizin (Charitè), Institut für kardiovaskuläre Diagnostik

- Dilatatoren zur Erweiterung von Punktionskanälen, um den ballontragenden Katheter selbst (oder eine Katheterhülse für diesen Katheter) in die Arterie oder Vene einführen zu können,
- Konnektoren und Mehrwegehähne mit Luer-Lock- oder Luer-Linden-Ansätzen zur Dichtung und Spülung, falls
- dünnwandige Einführungshülsen zur transvenösen (Pulmonal- und Tricuspidalklappe), transarteriellen (Aorten- und Mitralklappe) oder transseptalen (Mitral- und Aortenklappe) PTV genutzt werden,
- Spezialspitzen mit und ohne Manometer sowie
- Zubehör für Spezialmethoden: Schwemmballonkatheter, Fang- und Extraktionsinstrumentarium.

Die Kaliber von Arterien und Venen, durch welche die Katheter transfemoral, transaxillär, transbrachial oder transjugular eingeführt werden, limitieren besonders bei Säuglingen und Kindern die anwendbare Katheterschaftdicke (5 F - 9 F) und damit auch die potentiell mögliche Weite der entfaltbaren Ballons: Bei Diskrepanz zwischen Gefäßlumen und jeweiligem Klappendurchmesser müssen gegebenenfalls zwei Katheter durch unterschiedliche Gefäße eingeführt und nebeneinander in der stenosierten Herzklappe plaziert werden (Abb. 4, 7, 8). Die vorherige Entlüftung der dem Katheterschaft eng anliegenden Ballons erfolgt innerhalb des peripheren Gefäßsystems.

Die dilatativ wirksamen Ballondurchmesser werden nach dem Klappenringdurchmesser, jedoch hinsichtlich der betroffenen Herzklappen unterschiedlich gewählt. Der Klappenring (Durchmesser, Fläche) muß angiokardiografisch unter Berücksichtigung unterschiedlicher Eichverfahren oder/und kardiosonografisch bestimmt werden. Die Gesamtdurchmesser simultan angewandter Mehrfachballons (mehrere Einzelballonkatheter oder Mehrballonkatheter) resultieren nicht-additiv aus der geometrischen Gesamtkalkulation der Einzelballons und sind meist tabellarisch erfaßt.

Während einer PTV besteht eine komplette Perfusionsblockade, die je nach Art der betroffenen Herzklappe und Anwender auf 10 - 30 sec. ausgedehnt wird. Der morphologische Sprengungs- oder Dilatationseffekt ist am irreversiblen Verschwinden der Ballonkerbung im Stenosebereich (Abb. 3, 4, 8, 9) während der Balloninflation erkennbar. Notwendig schnelle Ballonfüllung mit verdünntem Röntgenkontrastmittel und Entleerung erfolgen deshalb unter Kontrolle von arteriellem (und rechtsventrikulärem) Blutdruck und EKG; sie sind hauptsächlich abhängig von den Ballonweiten und den Lumina der PTV-Katheter (Schneider-Shily, Medi tech). Mehrfachballons an einem Katheterschaft (Bifoil, Trefoil; 9,10) sollen wie zwei Ballonkatheter nebeneinander, eine Restperfusion mit geringerer arterieller Drucksenkung während der Dilatation ermöglichen, haben jedoch den Nachteil englumiger Katheterkanäle und damit längerer Inflations- und Deflationszeiten.

Sofortige funktionelle Resultatkontrollen erfolgen durch Messung und Vergleich der Druckgradienten, Berechnung der Klappenöffnungsflächen (Thermodilution, modifizierte Gorlinformel), mittels Kardiosonografie und eventuelle Herzkatheterisierung mit oder ohne Angiokardiografie. Sie bewirken gegebenenfalls eine erneute PTV. Die unmittelbare Nachsorge beinhaltet die zeitweilige Kompression und Beobachtung sondierter Gefäße sowie EKG- und Blutdruckkontrolle und Echokardiografie vor Entlassung in Dispensaire-Betreuung.

2. Perkutane transvasale pulmonale Valvuloplastie (PTPV)

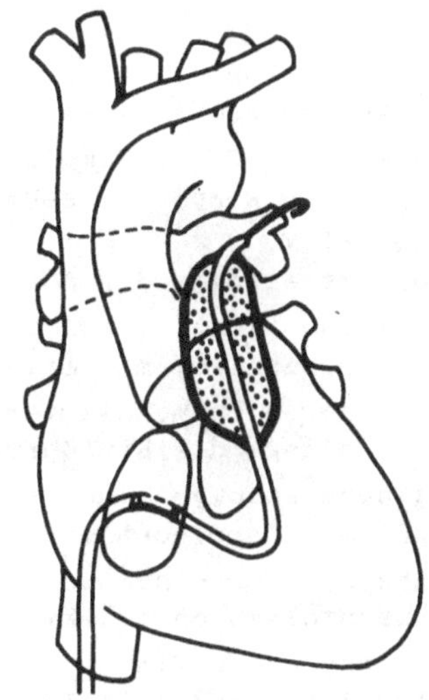

Abb. 1
Prinzip der pulmonalen Valvuloplastie. Der am vorderen Ende sehr flexible Führungsdraht soll den Ballonkatheter weit überragen, um Verletzungen des Tr. pulmonalis oder der Aa. pulmonales während der Ballondilatation zu vermeiden. Der Ballon darf keinen Kontakt mit der Tricuspidalklappe haben.

2.1. Indikationen. Spezielle Methodik

Die potentielle PTPV rechtfertigt die diagnostische Rechts-Herzkatheterisierung mit biplaner Angiokardiografie bei isolierter valvulärer Pulmonalstenose (PSt). Die PTPV (wie die chirurgische Valvulotomie) erfolgt beim Nachweis eines Druckgradienten von mehr als 40 Torr, sofern eine typische kuppelförmige PSt mit Verschmelzung der Kommissuren (Abb. 2), eine sanduhrförmige PSt oder eine eine membranöse subvalvuläre PSt nachweisbar und eine Hypoplasie des Klappenrings ausgeschlossen sind. Ihre Indikation bei dysplastischen Klappen ist umstritten (3,4,11,12,17,21,24,27,28).

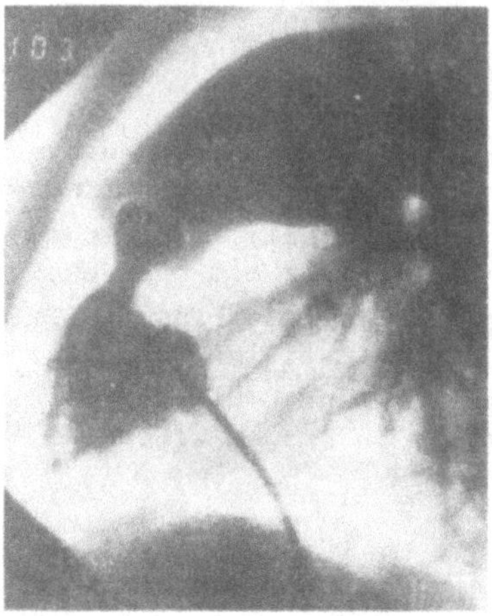

Abb. 2
Valvuläre Pulmonalklappenstenose: Kuppelbildung der Klappe, zentraler Preßstrahl, poststenotische Dilation des Tr. pulmonalis, mäßige subvalvuläre (systolische) Ausflußtraktstenose bei erheblicher Hypertrophie der rechten Herzkammer. (Seitliches Kinematogramm).

Begleitende muskuläre subvalvuläre Stenosen (Abb. 2) sind nach PTPV rückbildungsfähig und bedeuten heute nur noch bei exzessiver Ausprägung eine Kontraindikation gegen die PTPV. Komplexe Herzfehler (z.B. Morbus Fallot) verlangen die komplette segmentanalytische Herzfehlerdiagnostik vor der PTPV.
Nach Bestimmung des Klappenringdurchmessers erfolgt der Austausch des im Lungengefäßsystem befindlichen Diagnostikkatheters gegen einen Valvuloplastiekatheter über einen speziellen, mit seiner sehr flexiblen Spitze weit in einer peripheren Pulmonalarterie verbleibenden Führungsdraht (Abb. 3,4). Gelingt die Einführung des adäquaten Ballons in die Pulmonalklappe infolge einer exzessiven Stenose zunächst nicht, so muß das Klappenostium entweder mit einem Koronarangioplastiekatheter oder einem schmaleren PTV-Katheter vordilatiert werden. Zur nachfolgenden effektiven Stenosesprengung, die an der Pulmonalklappe nahezu immer von Einrissen der Stenose (meist in den Kommissuren) begleitet ist, dient dann entweder ein entsprechend großer Ballon (Abb. 3) oder ein möglichst gleichgroßer zweiter, parallel applizierter Ballonkatheter (Abb. 4).

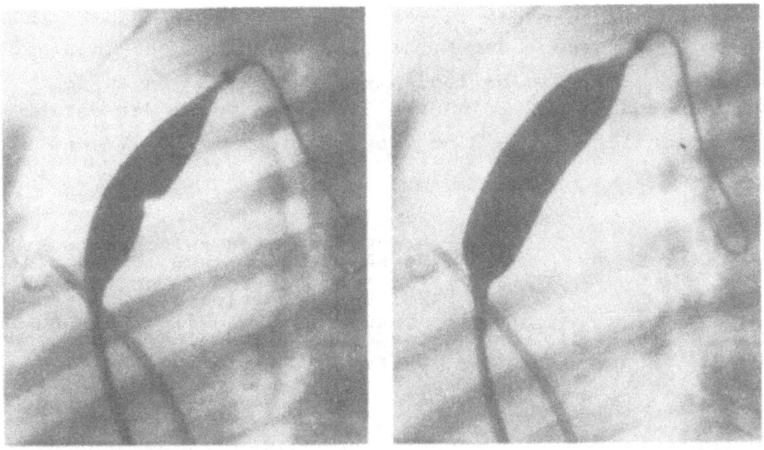

Abb. 3
Dilatationskatheter bei Pulmonalvalvuloplastie eines Kindes: Bei Beginn der Klappensprengung (Kerbe im Stenosebereich) = links; Verschwinden der Einkerbung nach der Sprengung = rechts. Seitliches Kinomatogramm.

Der Gesamt-Ballondurchmesser soll bei der PTPV (!) den Klappenringdurchmesser um mindestens 20 % überschreiten: Ballon / Klappenringrelation = 1,2 - 1,4. Das Ausmaß der unmittelbaren Druckgradientensenkung (Abb. 5) ist sowohl von dieser "Überdilatation" als auch von zunächst verbleibenden subvalvulären Muskelhypertrophien im Ausstromtrakt der rechten Kammer abhängig (6,15,16, 19,20,23).

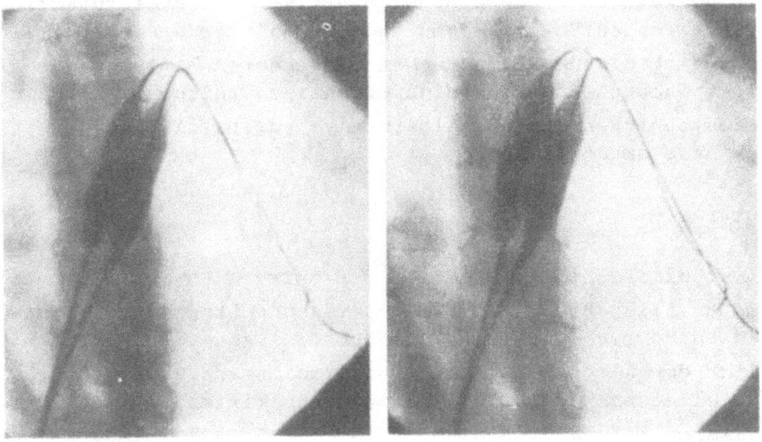

Abb. 4
Zwei Dilatationskatheter bei PTPV eines Säuglings: Links bei Sprengung, rechts nach Sprengung. Beachte: Führungsdrähte weit peripher.

Eine ungenügende Senkung des valvulären (oder membranösen) Druckgradienten erfordert den Katheteraustausch gegen einen grösseren Ballonkatheter. Die Ballonlängen sind mit 2 - 4 cm dem Lebensalter angepaßt; auf keinen Fall sollten wegen der Gefahr einer Tricuspidalläsion 6 - 8 cm lange Ballons zur PTPV genutzt werden.

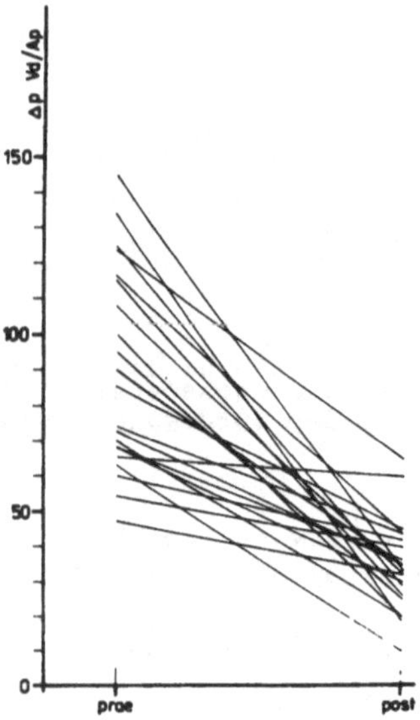

Abb. 5
Druckgradienten zwischen rechter Herzkammer (Vd) und Tr. pulmonalis (Ap) vor (45 - 148) und nach PTPV. Bei der ausbleibenden Gradientensenkung in einem Fall bestand eine postoperative Rezidivstenose nach chirurgischer Valvulotomie.

Bei Kontraindikationen gegen eine sofortige oder spätere Korrektur von begleitenden Ventrikelseptumdefekten oder des Morbus Fallot kann nach eigenen Erfahrungen und anderen Mitteilungen die beabsichtigt inkomplette PTPV eine effektive Steigerung der Lungenperfusion bewirken und als Alternative zur palliativen arteriopulmonalen Anastomose dienen.

2.2 Resultate

Die PTPV ist eine echte Alternative der chirurgischen Valvulotomie bei Patienten aller Lebensalter. Die Früh-und Langzeitresultate beinhalten chirurgieäquivalente und zum Teil günstigere Ergebnisse hinsichtlich der Klappenöffnung, Druckgradientensenkung (Abb. 5) und potentiellen postoperativen Klappeninsuffizienz. Die anfänglichen primären Erfolgsquoten von 65 % - 86 % (4,7,27,28) stiegen nach Einführung der "Überdilatation" auf etwa 95% (6,9,15-21,23). Die Effektivität ist bei den weniger häufigen dysplastischen Pulmonalklappen jedoch begrenzt (3,4,11,12,17,21,24,27,28).

2. Perkutane transvasale Mitralvalvuloplastie (PTMV)

Die zwischen1984 -1986 eingeführte PTMV (30,32,42,44,51) beruht auf der venös-transseptalen oder der komplizierteren retrograd-transarteriellen Applikation (Abb. 6) von Ballonkathetern oder scharfen Instrumenten zur Herzklappensprengung.

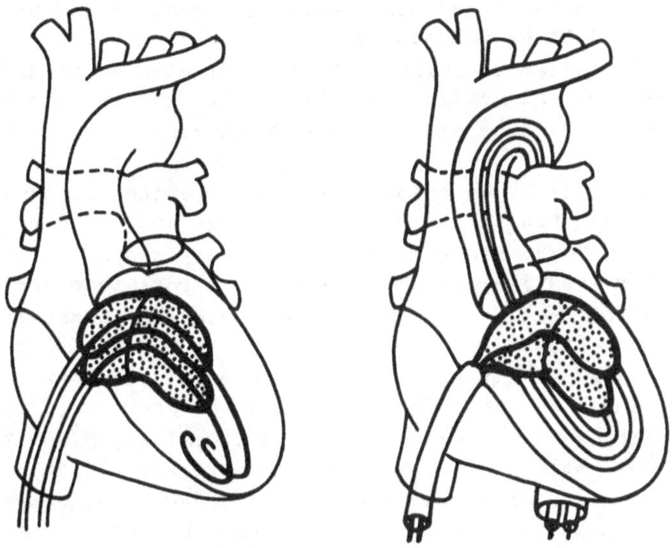

Abb. 6
Prinzipien der mitralen Valvuloplastie. Links: transeptale (antegrade) Einführung der Ballonkatheter via linken Vorhof in die Mitralklappe. Rechts: transarterielle (retrograde) Einführung der Ballonkatheter via linken Ventrikel über Führungsdrahtschlingen, die vorher mit Hilfe von Fangmaneuvern transvenös-transseptal-transventrikulär-transarteriell appliziert wurden.

2.1. Indikationen. Spezielle Methodik

Die Meinungen über die Indikationen zur PTMV sind bis heute geteilt: vom allenfalls palliativen Einsatz bei Kontraindikationen gegen chirurgische Eingriffe oder Operationsablehnung durch den Patienten bis zur effektiven Alternative der geschlossenen Kommissurotomie: "I am sure that there will be no more closed commissurotomies for cardiac surgeons in the years to come" (Carpentier 1985).
Auf jeden Fall nimmt die Häufigkeit der PTMV-Anwendung - vor dem Hintergrund günstiger Langzeitresultate der geschlossenen

chirurgischen Mitralkommissurotomie (43) - bei nichtverkalkten und verkalkten Mitralstenosen unterschiedlicher, meist rheumatischer Ätiologie erheblich zu (29,31,32,33,35,38,39,46,47, 48,50,52).

Als morphologisch-funktionelle Indikation gilt heute nahezu einheitlich eine Mitralstenose, deren Öffnungsfläche kleiner als 0.8-1.0 cm^2 ermittelt wurde, die nicht mit extremen kardiosonographisch feststellbaren Sklerosierungen und Verkürzungen der Sehnenfäden einhergeht und deren eventuell begleitende Mitralinsuffizienz nicht größer als Grad II ist. Die Resultate werden von diesen Kriterien beeinflußt. Kontraindikationen sind: begleitende Klappeninsuffizienz stärker als Grad II, Thromben im linken Vorhof und und rezidivierende Thromboembolien.

Fixierte pulmonale Hypertonien, die eine Gegenindikation zum klappenchirurgischen Eingriff sind, bedeuten keine Kontraindikation gegen die PTMV; diese läßt sich nach eigenen Erfahrungen mit palliativ günstiger Prognose durch eine perkutane Atrioseptostomie zur Entlastung der rechtsventrikulär-pulmonalen Zirkulation ergänzen.

Der Klappenring der Mitralklappe ist größer als der der Taschenklappen. Deshalb müssen größere Gesamtdurchmesser der (Einzel- oder) Doppelballons Anwendung finden (29,30,31,32,35,36,37,45,47, 48,52,53). Sie sollen bei Erwachsenen einerseits bis zu 35 mm betragen, um diastolische Druckgradientensenkungen und ausreichende Klappenöffnungsflächen zu erzielen, und andererseits 40 mm keinesfalls überschreiten, weil dann die Rate und das Ausmaß resultierender Klappeninsuffizienzen steigen.

2.1.1 Antegrade transseptale Mitralvalvuloplastie

Nach transvenöser und transseptaler Katheterisierung des linken Vorhofes und der linken Herzkammer wird zunächst das lange flexible Ende des versteiften Führungsdrahtes als Schlinge im linken Ventrikel positioniert. (Diese Schlinge bewirkt die zentrale Einstellung des PTV-Katheters in der Klappenöffnung und wirkt möglichen Ventrikelperforationen unter der Ballonblähung entgegen.) Über diesen Führungsdraht werden nach Dilatation des Stichkanals im Vorhofseptum (mit PTA-Katheter) der Valvuloplastiekatheter selbst oder (heute bevorzugt) eine überdimensioniert weitlumige Katheterschleuse (14 F;47) zur Einführung des PTV-Ballonkatheters in die Mitralstenose eingebracht. Zur Vermeidung von Vorhof- und Ventrikelperforationen darf keinesfalls, wie anfänglich praktiziert, die Sondierung der Stenose mit dem relativ starren Ballonkatheter und ohne Leitschienung mit Hilfe des

Führungsdrahtes erfolgen. Die Applikation eines zweiten Ballonkatheters geschieht auf die gleiche Weise durch die Katheterschleuse. Die Doppelballontechnik ermöglicht einerseits eine leichtere und schonendere Sondierung von Gefäßen, Vorhofseptum und Mitralstenose sowie andererseits die Nutzung optimaler Ballon-Gesamtdurchmesser bis 35 mm.

Die Dilatation erfolgt sukzessive: zunächst mit einem Ballonkatheter (Mono- oder Bifoil) und bei Verwendung von zwei Ballonkathetern nachfolgend mit zwei bzw. mehr Ballons gleichzeitig (Abb. 7).

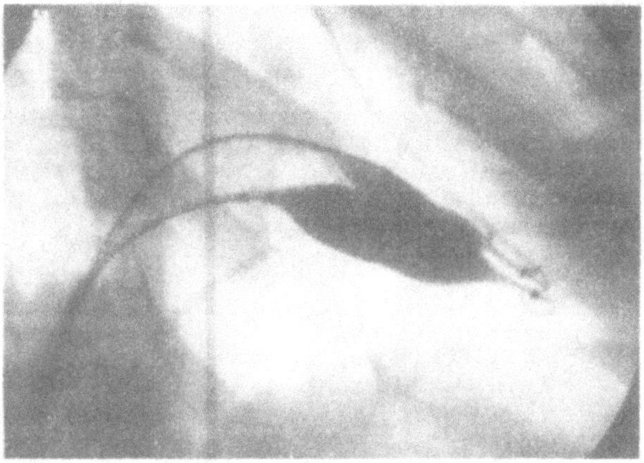

Abb. 7
Antegrade Mitralvalvuloplastie mit zwei Dilatationskathetern, die nebeneinander transseptal via linken Vorhof in die Mitralklappenöffnung eingeführt wurden.

2.1.2 Retrograde transarterielle Mitralvalvuloplastie

Die transarterielle PTMP nutzt das erstmals von Porstmann und Wierny 1967 (49) zum Verschluß des Ductus arteriosus persistens genutzte Prinzip einer kontinuierlichen, transarteriell-transvenösen Führungsdrahtschlinge für die Zwecke der Valvuloplastie (32):

Transseptale Herzkatheterisierung mit einem Koaxialkathetersystem (mit weitlumigem Außenkatheter) durch eine Femoralvene, Einführung eines Ballon-Schwemmkatheters durch den verbleibenden Außenkatheter bis in den linken Ventrikel, Einschwemmen des dünnen Ballonkatheters bis in die Aorta asc. Nachführen der weitlumigen Katheterhülse und Einführen eines überlangen (4m) Führungsdrahtes bis zur Aorta asc. sive desc.

Nachfolgend transarterielle Sondierung der Aorta mit einem weitlumigen Katheter (Fremdkörperentfernungs-Set), Fangen des transvenös eingebrachten Führungsdrahtes mit einem Lasso und weites

Herausziehen und -schieben durch die Arterie; nach Entfernung des Fanginstrumentariums transarterielle Einführung des oder (nach einer weiteren Fangprozedur von der anderen Femoralarterie) der PTV-Ballonkatheter auf der oder den Führungsdrahtschienen via Aorta, Aortenklappe und linke Herzkammer.

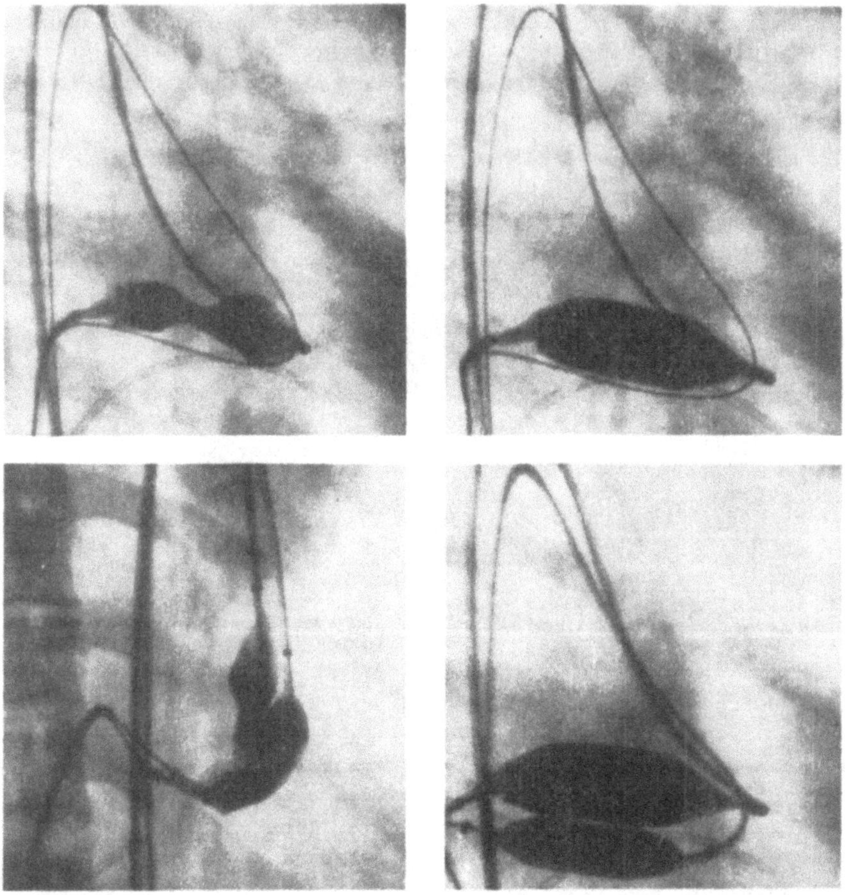

Abb. 8
Retrograde Mitralvalvuloplastie mit zunächst einem (oben) und nachfolgend zwei Dilatationskathetern (unten), die transarteriell über vorher eingebrachte Führungsdrahtschlingen via linke Herzkammer in die Mitralklappe geführt wurden.

Bei der retrograden Sondierungsmethode ragen die Spitzen der Ballonkatheter in den linken Vorhof, bei der antegraden Methode in den linken Ventrikel. Die kompliziertere retrograde Sondierung hat den Vorteil der geringeren Traumatisierung des Vorhofseptums (keine Ballonkatheterführung durch das Septum) mit der Gefahr unbeabsichtigt verbleibender Atriumseptumdefekte sowie der Vorhof- und Kammerwandperforation (Hämopericard) oder des Papillarmuskelapparats infolge der Fesselung der Ballonkatheterspitzen auf dem Führungsdraht.

2.2 Resultate

Die Resultate sind abhängig von der morphologisch-funktionellen Indikation (Mitralöffnungsfläche unter 1 cm^2) und von der angewandten (Doppelballon-) PTMV-Technik. Die mechanischen Sprengungseffekte entsprechen denen der geschlossenen chirurgischen Kommissurotomie. Sie bewirken unter Verwendung der Doppelballontechnik Vergrößerungen der Kappenöffnungsflächen von im Mittel 1,6 - 2,2 cm^2, Senkungen der mittleren diastolischen Druckgradienten auf 4-7 Torr und Steigerungen der Schlag- und Herzzeitvolumina (29,31-33,35-37,41,45,46,48,52). Die Resultate sind ungünstiger bei Verdickung, Immobilität und Kalzifizierung der Klappen, starker Fibrosierung der Sehnenfäden sowie unzureichend dimensionierten Dilatationsballons.

Bleibende Vorhofseptumdefekte resultieren bei der antegraden Technik ohne Einführungshülse in 10-20 % ; Sie sind bei der Hülsentechnik weitaus weniger häufig und bei der retrograden Methode selten.

3. Perkutane transvasale Aortenvalvuloplastie (PTAV)

Die aortale PTV wird seit 1984 - 1986 (59, 68, 69, 70, 90) bei Erwachsenen und Kindern mit erworbenen (verkalkten und nichtverkalkten) und kongenitalen valvulären und subvalvulären (membranösen) Stenosen angewandt. Wie bei der mitralen PTV existieren eine retrograde transarterielle (Abb.9 - 11) und infolge deren kathetertechnisch oft schwierigen oder unmöglichen Anwendbarkeit eine antegrade transseptale Methode (Prinzip wie Abb. 6).

3.1. Indikationen. Spezielle Methodik

Besonders hinsichtlich der aortalen PTV sind die Ansichten über die Indikationen und ihren Wert bei Erwachsenen geteilt. Neben engagierten, aber durchaus kritisch und differenziert betrachtenden Verfechtern der Methode (56, 57, 59, 60, 62-64, 67, 71-74, 76, 78, 81, 83-85, 88) stehen ablehnende Beobachter (54, 86, 87) der Kurz- und Mittelzeitresultate.

In Anbetracht der chirurgischen Operationsindikationen, -probleme und -risiken bei Neugeborenen, Säuglingen und Kindern hat die PTV der angeborenen, besonders der "kritischen" Aortenstenosen vor dem Hintergrund des nicht oder nur begrenzt möglichen prothetischen Klappenersatzes eigene Indikationen (58, 69, 80, 84, 89, 90).

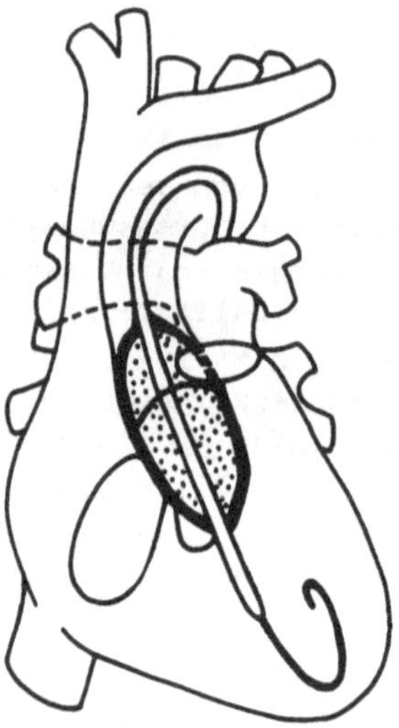

Abb. 9
Prinzip der transarteriellen Aortenvalvuloplastie nach retrograder Sondierung der Aortenklappe.

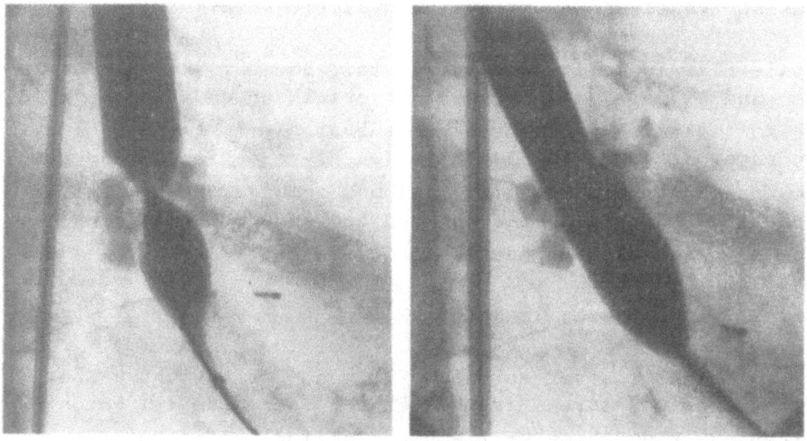

Abb. 10
Retrograde Aortenvalvuloplastie bei massiv verkalkter Aortenklappenstenose vor (links) und nach (rechts) Klappensprengung.

Die allgemeinen Indikationen leiten sich bei den meist sehr alten Erwachsenen und bei Kindern aus herzchirurgischen Kontraindikationen und Operationsablehnungen ab. Sie werden spezifisch präzisiert durch klappenmorphologische und funktionelle Kriterien: NYHA-Klassifikation II - IV, Klappenöffnungsfläche kleiner als 1,0 cm^2 bei Erwachsenen, Aorteninsuffizienz kleiner als Grad II, Ausschluß von linksventrikulären und linksatrialen Thromben sowie rezidivierender Thromboembolien.

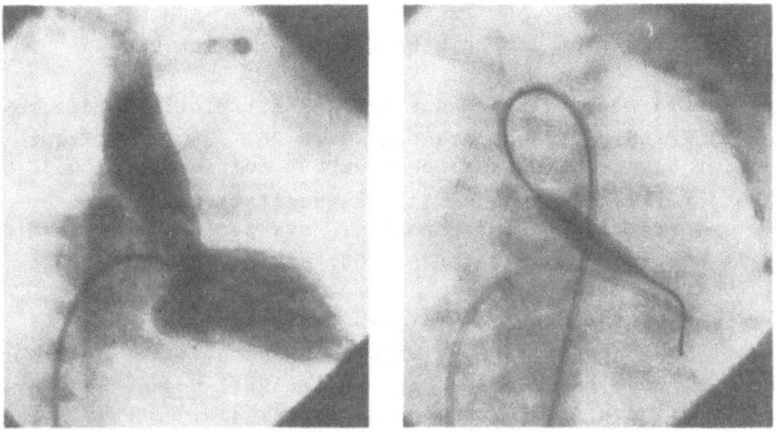

Abb. 11
"Kritische" valvuläre Aortenstenose bei einem Neugeborenen

Die angewandten Ballon-Gesamtdurchmesser sollen dem Klappenring entsprechen, ihn aber nur wenig überschreiten (60, 63, 66, 71, 72, 74, 76, 77, 79, 82, 84). Die Einführung der PTV-Katheter (1 Mono-, BI- oder Trefoilkatheter, "stepped" balloon [60, 71])?in die Aortenklappe erfolgt:

- hauptsächlich transarteriell retrograd (transfemoral oder transbrachial) nach meist schwieriger Sondierung der linken Herzkammer auf einem steifen, durch den Sondierungskatheter eingebrachten und an seinem vorderen Ende sehr flexiblen Führungsdraht (Abb. 9 - 11)
- transvenös-transseptal antegrad unter Nutzung der bei der PTMV beschriebenen (Abb. 6) transarteriell-transvenösen Führungsdrahtschleife (57,76). Diese Methode gibt auch nach eigenen Erfahrungen den unter den Herzaktionen sehr beweglichen Ballons ("ping - pong Effekt") größere Positionsstabilität in der Aortenstenose und vermindert potentielle Läsionen der Kammerwand und des mitralen Papillarapparats.

3.2. Resultate

Vor dem Hintergrund der international hohen chirurgischen Letalitätsrate bei Neugeborenen und kleinen Kindern mit kritischen

Aortenstenosen hat sich die PTAV mit mittleren Senkungen der systolischen Druckgradienten auf weniger als 30 - 35 Torr und Erweiterungen der Klappenöffnungsflächen auf etwa 0,8 cm^2/m Körperoberfläche als palliativ effektiv und risikoarm erwiesen (54, 58, 69, 77, 80, 84, 90).
Bei Erwachsenen beträgt die primäre Erfolgsrate etwa 95% bei einer Frühletalitätsrate von ca. 3,5%. Die kurz- und mittelfristigen Resultate sind jedoch sehr unterschiedlich und methodenabhängig:

- einerseits wird über relativ gute Erfolge mit mittleren diastolischen Druckgradientensenkungen auf etwa 25 - 35 Torr, Erweiterungen der Klappenöffnungsflächen um 50% auf im Mittel 0,76 - 1,2 cm^2 und verhältnismäßig geringe Regurgitationsraten in Abhängigkeit von optimalen Ballonweiten, "stepped balloons" oder Doppelballontechnik berichtet (57, 60, 62, 64, 67, 71 - 73, 76, 78, 79, 81, 83, 85, 88),
- andererseits führten sehr kurzzeitige Rezidive (40% in 6 Monaten) und hohe Stenoseraten zu einer sehr skeptischen oder ablehnenden Haltung (56, 86, 87). Auf keinen Fall können mit der "stumpfen" Ballonvalvuloplastie bessere oder gleiche Palliativresultate als bei der chirurgischen Valvulotomie (Reoperationsraten 40% in 10 Jahren) erwartet werden:

  "Even if... balloon valvuloplasty is found in long-term studies to have a 100% restenosis rate within three to five years, it should still be a therapeutic alternative to patients with high surgical risk. If restenosis occurs, a second valvuloplasty can be performed. Balloon aortic valvuloplasty can also be used as a bridge to surgery... Although aortic valvuloplasty is a useful therapeutic option, it has not completely solved the difficult clinical problem of calcified aortic stenosis in older patients " (Block 1988).

4. Mehrklappen-PTV. Bioprothesen. Conduits. PTKA

Perkutane Multiklappen-Valvuloplastien wurden bisher gleichzeitig praktiziert an

- Pulmonal- und Aortenklappe (98)
- Pulmonal- und Tricuspidalklappe (94)
- Mitral- und Aortenklappe (100, 102)
- Mitral- und Tricuspidalklappe (95, 107)
- Mitral-, Tricuspidal- und Aortenklappe (96).

Über Valvuloplastien an stenosierten Bioprothesen (93,97,104, 109-111) und Fontan-Conduits (101,105) wurde berichtet. Neben Kombinationen mit Pulmonalangioplastien und Aortenangioplastien

(Coarctation) erfolgten simultane Anwendungen von (meist Aorte--) PTV und Koronarangioplastien als Einfach-, Mehrfach- und Bypass-

5. " State of the art

Die perkutane transvasale Valvuloplastie ist eine nachweislich effektive Methode zur "geschlossenen" instrumentellen Therapie angeborener und erworbener Herzklappenstenosen bei Patienten,

- die keines prothetischen Klappenersatzes bedürfen,
- bei denen eine chirurgische, anästhesiologische, nephrologische, gynäkologische (Gravidität) o.a. Kontraindikation besteht (bedrohlicher Krankheitszustand, fixierte pulmonale Hypertonie, sehr hohes oder niedriges Lebensalter, extrem niedrige ventrikuläre Ejektionsfraktion) oder
- die einen chirurgischen Eingriff ablehnen

Unter vergleichbaren Behandlungseffektivitäten ist die perkutane Valvuloplastie infolge der Vermeidung von Thorakotomie, extrakorporaler Zirkulation, Narkose und Intensivtherapie risikoärmer sowie aufgrund erheblich kürzerer Hospitalisationszeiten und Material-und Personalaufwände kosteneffektiver. Sie kann einerseits zunächst kontraindizierte herzchirurgische Eingriffe vorbereiten und Restenosen nach chirurgischen Eingriffen (Kommissurotomie, Bioprothesen, Conduits) beseitigen und bedarf andererseits der Herzchirurgie zur Behandlung ihrer Komplikationen und Mißerfolge.

Unter differenzierter Betrachtung vergleichbarer Behandlungs- und Effektivitätskriterien bedeuten

- die pulmonale Valvuloplastie eine kurative Chirurgiealternative bei Säuglingen, Kindern und Erwachsenen,
- die mitrale Valvuloplastie eine Alternative der geschlossenen Kommissurotomie, jedoch keine Alternative zum prothetischen Kappenersatz,
- die aortale Valvuloplastie bei Erwachsenen infolge der nur begrenzt erzielbaren Vergrößerung der Klappenöffnung und der hohen kurzzeitigen Restenoserate ein umstrittenes palliatives Verfahren, das jedoch bei zunächst kontraindizierten herzchirurgischen Eingriffen als Operationsvorbereitung akzeptiert ist,
- die aortale Valvuloplastie bei Säuglingen und Kleinkindern eine chirurgiealternative palliative Methode zur Lebenserhaltung und Vorbereitung eines eventuellen späteren Klappenersatzes.

Kontraindikationen sind je nach Art der PTV: hochgradige Klappeninsuffizienzen, Vorhof- und Ventrikelthromben, rezidivierende Thrombömbolien. Klappenkalk bedeutet keine Kontraindikation. Die

Primärerfolgsraten und Langzeiteffektivitäten sind reduziert bei Klappendysplasien, Verdickung und starker Immobilität der Klap-

Schwere Komplikationen sind mit - Ausnahme von Arterienläsionen in 3 - 13 % - relativ selten und abhängig von der Art der jeweiligen PTV, von der angewandten Methode, vom Instrumentarium und vom Zustand der oft schwer erkrankten Patienten: Hämoperikard, Schock, akute schwere Klappeninsuffizienz, Ruptur der annulären oder perivalvulären Region, av-Block oder Nachblutung im vasalen Punktionsbereich.

Die schnelle Praxiseinführung und die erheblich steigende Anwendungshäufigkeit innerhalb der ersten 7 Jahre bestätigen das Interesse an der PTV trotz zahlreicher (durchaus nicht nur chirurgischer) Einwände und Vorbehalte. Die vielfach begrenzte Effektivität und Sicherheit sind nicht nur abhängig von der methodologischen Lernkurve, von der Optimierung des Instrumentariums und der bildgebenden Systeme, von der Präzisierung der Indikationen und der zurückhaltenden klinischen Akzeptanz. Eine methodologische Wandlung von der "stumpfen" Ballondilatationsmethode zu transvasal anwendbaren Schneidverfahren, die komplette Perfusionsblockaden unter der Valvuloplastie vermeiden, Gefäßläsionen minimieren und die Effektivität steigern können ist absehbar und erforderlich.

6. Literatur

Pulmonalvalvuloplastie

1. Attia,I, Weinhaus,L, Walls,JT, Lababidi,Z: Rupture of tricuspid valve papillary muscle during balloon pulmonary valvuloplasty. Am. Heart J. 114(1987) 1233-1235
2. Benson,LN, Smallhorn,JS, Freedom,RM, Trusler,GA, Rowe,RD: Pulmonary valve morphology after balloon dilatation of pulmonary valve stenosis. Cathet. Cardiovasc. Diagn.11(1985) 161-166
3. Di Sessa,TG, Alpert,BS, Chase,NA, Birnbaum,SE, Watson,DC: Balloon valvuloplasty in children with dysplastic pulmonary valves. Am. J. Cardiol. 60(1987) 405-407
4. Kan,JS, White,RI, Mitchell,SE, Anderson,JH, Gardner,TJ: Percutaneous transluminal balloon valvuloplasty for pulmonary valve stenosis. Circulation 69(1984) 554-560
5.Kan,JS, White,RI, Mitchell,SE, Gardner,TJ: Percutaneous balloon valvuloplasty: A new method for treating congenital pulmonary-valve stenosis. N. Engl. J. Med. 307(1982) 540-542

6. Khan,MA, Yousef,SA, Mullins,CE: Percutaneous transluminal balloon pulmonary valvuloplasty for the relief of pulmonary valve stenosis with special reference to double balloon technique. Am. Heart J. 112(1986) 158-166

7. Kveselis,D, Rocchini,AP, Rosenthal,A: Long-term results of balloon angioplasty of the pulmonary valve. Pediatr. Res. 18(1984) 124 A

8. Lababidi,Z, Wu,JR: Percutaneous balloon pulmonary valvuloplasty. Am. J. Cardiol. 52(1983) 560-562

9. Meier,B, Friedli,B, Oberhänsli,I, Belenger,J, Finci,L: Trefoil balloon for percutaneous valvuloplasty. Cath. Cardiovasc. Diagn. 12(1986) 277-281

10. Meier,B, Friedli,B, Segesser,L von: Valvuloplasty: technical aspects in congenital heart disease. Herz 13(1988) 1-13

11. Miller,GH: Balloon valvuloplasty and angioplasty in congenital heart disease. Br. Heart J. 54(1986) 285-289

12. Musewe,NN, Robertson,MA, Benson,LN, Smallhorn,JF, Burrows,PE, Freedom,RM, Moes,CAF, Rowe,RD: The dysplastic pulmonary valve: echocardiographic features and results of balloon dilatation. Br. Heart J. 57(1987) 364-370

13. Neuhaus,KL, Rupprath,G, Hellberg,K, Kühn,R, Tebbe,U: Valvuloplastie und periphere Angioplastie mit Koronardilatationskathetern. Dtsch. med. Wschr. 110(1985) 703-708

14. Pepine,CJ, Gessner,IH, Feldman,RL: Percutaneous balloon valvuloplasty for pulmonic valve stenosis in the adult. Am. J. Cardiol. 50(1982) 1442-1445

15. Radtke,W, Keane,JL, Fellows,KE, Lang,P, Lock,JE: Percutaneous balloon valvotomy of congenital pulmonary stenosis using oversized balloons. J. Am. Coll. Cardiol. 8(1986) 909-915

16. Rao,PS: Further observations on the effect of balloon size on the short term and intermediate term results of balloon dilatation of the pulmonary valve. Br. Heart J. 60(1988) 507-511

17. Rao,PS: How big a balloon and how many balloons for pulmonary valvuloplasty? Am. Heart J. 116(1988) 577-580

18. Rao,PS: Balloon dilatation in infants and children with dysplastic pulmonary valves: Short-term and intermediate-term results. Am. Heart J. 116(1988) 1168-1173

19. Rao,PS: Indications for balloon pulmonary valvuloplasty. Am. Heart J. 116(1988) 1661-1662

20. Rao,PS, Fawzy,ME, Solymar,L, Mardini,MK: Long term results of balloon pulmonary valvuloplasty of valvar pumonic stenosis. Am. Heart J. 115(1988) 1291-1296

21. Rey,C, Marache,P, Francart,C, Dupuis,C: Percutaneous transluminal balloon valvuloplasty of congenital pulmonary valve stenoses with a special report on infants and neonates. J. Am. Coll. Cardiol. 11(1988) 815-820

22. Rey,C, Narache,P, Matina,D, Mouly,A: Valvuloplastie transluminale perkutanée des stenoses pulmonaires. A propos de 24 cas. Arch. Mal. Coer 78(1985) 703-710

23. Ring,JC, Kulik,TJ, Burke,BA et al.: Overdilatation of the pulmonary valve annulus with angioplasty balloons in the normal lamb. Ciculation 68(1983) 111

24. Rocchini,AP, Kveselis,DA, Crowley,D, Dick,M, Rosenthal,A Percutaneous balloon vavuloplasty for treatment of congenital pulmonary valvular stenosis in children. J. Am. Coll. Cadiol. 3(1984) 1005-1012

25. Semb,BKH, Tjönneland,S, Stake,G, Aabyholm,G: "Balloon vavulotomy" of congenital pulmonary valve stenosis with tricuspid valve insufficiency. Cardiovasc. Radiol. 2(1979) 239-241

26. Shuck,JW, Mc Cormick,DJ, Cohen,IS, Oetgen,WJ, Brinker,JA: Percutaneous balloon vavuloplasty of the pulmonary valve: role of right to left shunting through a patent foramen ovale. J. Am. Coll. Cardiol. 4(1984) 123

27. Sullivan,ID, Robinson,PJ, Macartney,FJ et al.: Percutaneous balloon vavuloplasty for pulmonary stenosis in infants and children. Br. Heart J. 54(1986) 435-441

28. Tynan,M, Baker,EJ, Rohmer,J, Jones,ODH, Reidy,JF, Joseph,MC, Ottenkamp,J: Percutaneous balloon pulmonary vavuloplasty. Br. Heart J. 53(1985) 520-524

Mitralvalvuloplastie

29. Abascal,VM, Wilkins,GT, Choong,CY, Thomas,JD, Palacios,IF, Block,PC, Weyman,AE: Echocardiographic evaluation of mitral valve structure and function in patients followed for at least 6 months after percutaneous balloon mitral vavuloplasty. J. Am. Coll. Cardiol. 12(1988) 606-615

30. Al Zaibag,M, Ribeiro,PA, Al Kasab,S, Al Faigh,MR: Percutaneous double balloon mitral valvotomy for rheumatic mitral valve stenosis. Lancet 1986: 1,757-761

31. Al Zaibag,M, Ribeiro,PA, Al Kasab,S, Halim,M, Idris,MT et al: One-Year follow-up after percutaneous double balloon mitral valvotomy. Am. J. Cardiol. 63(1989) 126-127

32. Babic,UU, Pejcic,P, Djurisic,Z, Vucinic,M, Grujicic,SM: Percutaneous transarterial balloon valvuloplasty for mitral valve stenosis. Am. J. Cardiol. 57(1986) 1101-1104

33. Bassand,JP, Schiele,F, Bernard,Y, Habert,Ch, Jacoulet,P, Ducellier,D, Ba,SA, Maurat,JP: La valvuloplastie mitrale percutanèe. A propos de trente cas. Sem. Hop. Paris 64(1988) 2063-2068

34. Block,PC: Who is suitable for percutaneous balloon mitral valvulotomy? Int. J. Cardiol. 20(1988) 9-14

35. Block,PC: Early results of mitral balloon valvuloplasty (MBV) for mitral stenosis: Report from the NHLBI Registry. Circulation

36. Block,PC ,Palacios,IF, Jacobs,ML, Fallon,JT: The mechanism of successful mitral valvotomy in humans. Am. J. Cardiol. 59(1987) 178-179

37. Brandi-Pifano,S, Palacios,IF, Block,PC, Blanco,P, Pulido,JI, Casal,H, Beleracelli,V: Echophonocardiography in patients undergoing percutaneous mitral balloon valvotomy (PMV): The learning curve of PMV. Am. Heart J. 117(1989) 25-31

38. Cequier,A, Bonan,R, Crepeau,J, Dethy,M, Dydra,I, Waters,DD: Massive mitral regurgitation caused by tearing of the anterior leaflet during percutaneous mitral balloon valvuloplasty: rupture of an aberrant mitral chorda. Am. J. Med. 85(1988) 100-103

39. Chen,CR, Lo,ZX, Huang,ZD, Inoue,K, Cheng,TO: Percutaneous transseptal balloon mitral valvuloplasty: The Chinese expirience in 30 patients. Am. Heart. J. 115(1988) 937-947

40. Chen,CR, Wang,Y, Qing,D, Lin,Y, Lan,Y: Percutaneous mitral balloon dilatation by a new sequential single-and double-balloon technique. Am. Heart J. 116(1988) 1161-1167

41. Herrmann,HC, Wilkins,GT, Abascal,VM, Weymann,AE, Block,PC, Palacios,IF: Percutaneous balloon valvotomy for patients with mitral stenosis: analysis of factors influencing early results. J. Thorac. Cardiovasc. Surg. 96(1988) 33-38

42. Inoue,K, Owaki,T, Nakamura,T, Kitamura,F, Miyamoto,N: Clinical application of transvenous mitral commissurotomy by a new balloon catheter. J. Thorac. Cardiovasc. Surg. 87(1984) 394-402

43. John,S, Bashi,VV, Jairaj,PS, Muralidharan,S, Ravikumar,E, Rajarajeswari,T et al.: Closed mitral valvotomy: early results and long term follow up of 3724 connective patients. Circulation 68(1983) 891

44. Lock,JE, Khalilullah,M., Shrivastava,S, Bahl,V, Keane,JF: Percutaneous catheter commissurotomy in rheumatic mitral stenosis. N. Engl. J. Med. 313(1985) 1515-1518

45. McKay,CR, Kawanisky,DT, Rashimtoola,SH: Catheter balloon valvuloplasty of the mitral valve in adults using a double balloon technique: early hemodynamic results. J. Am. Med. Ass. 257(1987) 1753-1761

46. Mc Kay,RG, Lock,JE, Safian,RD, Come,PC, Diver,DJ, Baim,DS, Beerman,AD, Warren,SE et al.: Balloon dilatation of mitral stenosis in adult patients: post mortem and percutaneous mitral valvuloplasty studies. J. Am. Coll. Cardiol. 9(1987) 723-731

47. Mullins,CE, Nihill,MR, Vick,GW, Ludomirsky,A, O`Laughlin,MP, Bricker,JT, Judd,VE: Double balloon technique for dilatation of valvular or vessel stenosis in congenital or acquired heart disease. J. Am. Coll. Cardiol. 10(1987) 107-114

48. Palacios,IF, Block,PC, Brandi,S, Blanco,P, Casal,H, Pulido,JI, Munoz,S, D`Empaire,G, Ortega,MA, Jacobs,M, Vlahakes,G: Percutaneous balloons valvotomy for patients with severe mitral stenosis. Circulation 75(1987) 778-784

49. Porstmann,W, Wierny,L: Nonsurgical closure of patent ductus arteriosus (14 years experience) In: Abrams,H, Angiography, Vascular and Interventional radiology. 3. Edit. volume III. Little, Brown and Co. 1983

50. Rediker,DE, Block,PC, Abascal,VM, Palacios,IF: Mitral balloon valvuloplasty for mitral restenosis after surgical commissurotomy.

51. Romaniuk,P, Münster,W, Speder,J, Heublein,B, Schönfeld,G: Erste und erfolgreiche perkutane, scharfe Mitralkommissurotomie. Med. akt. 10(1984) 470-471

52. Vahanian,A, Michel,PL, Slama,M, Cormier,B, Vitoux,B, Trabelsi, S et al.: Percutaneous mitral commissurotomy. Arch.Mal.Coeur 81 (1988) 755-762

53. Yeager,SB: Balloon selection for double balloon valvotomy. J. Am. Coll. Cardiol. 9(1987) 467

Aortenvalvuloplastie

54. Althaus,U: Zur Therapie von Klappenstenosen: Chirugische Behandlung vs perkutane Ballondilatation. Schweiz. med. Wsch. 118 (1988) 1681-1687

55. Baudouy,PY, Masquet,C, Eiferman,C, Julliard,JM, Guiomard,A, Slama,M: An exceptional complcation of percutaneous aortic valvuloplasty: rupture of an aberrant mitral chorda. Arch. Mal. Coeur 81(1988) 227-230

56. Block,PC: Aortic valvuloplasty - a valid alternative? New Engl.J. Med. 319(1988) 169-171

57. Block,PC, Palacios,IF: Comparison of hemodynamic results of anterograde versus retrograde percutaneous balloon aortic valvuloplasty. Am. J. Cardiol. 60(1987) 659-662

58. Choy,M, Beckman,RH, Rocchini,AP, Crowley,DC, Snider,AR, Dick,M, Rosenthal,A: Percutaneous balloon valvuloplasty for valvar aortic stenosis in infants and children. Am. J. Cardiol. 58(1987) 1010-1013

59. Cribier,A, Saoudi,N, Berland,J, Savin,T, Rocha,P, Letac,B: Percutaneous transluminal valvuloplasty of acquired aortic stenosis in ederley patients: an alternative for valve replacement? Lancet 1986:1,63
60. Cribier,A, Savin,T. Berland,J, Rocha,P, Mechmeche,R, Saoudi,N, Behar,P, Letac,B: Percutaneous transluminal balloon valvuloplasty of adult aortic stenosis: report of 92 cases. J. Am. Coll. Cardiol. 9(1987) 381-386
61. Davidson,CJ, Kisslo,K, Burgess,R, Bashore,TM: Quantification of aortic regurgitation after balloon aortic valvuloplasty using videodensitometric analysis of digital subtraction aortography. Am. J. Cardiol. 63(1989) 585-588
62. Desnoyers,MR, Isner,JM, Pandian,NG, Wang,SS, Hougen,T, Fields,CD, Lucas,AR, Salem,DN: Clinical and noninvasive hemodynamic results after aortic ballon valvuloplasty for aortic stenosis Am. J. Cardiol. 62(1988) 1078-1084
63. Dorros,G, Lewin,RF, King,JF, Janke,LM: Percutaneous transluminal valvuloplasty in calcific aortic stenosis: The double balloon technique. Cathet. Cardiovasc. Diagn. 13(1987) 151-156
64. Ferguson,JJ, Bush,HS, Riuli,EP: Doppler echocariographic assessment of the effect of balloon aortic vavuloplasty on left ventricular systolic function. Am. Heart J. 117(1989) 18-24
65. Grollier,G, Commeau,P, Agostini,D, et al.: Anterograde percutaneous transseptal valvuloplasty in a case of severe calcific aortic stenosis. Eur. Heart J. 8(1987) 190-193
66. Helgason,H, Keane,JF, Fellows,KE, Kulik,TJ, Lock,JE: Balloon dilation of the aortic valve: Studies in normal lambs and children with aortic stenosis. J. Am. Coll. Cardiol. 9(1987) 816-822
67. Isner,JM, Salem,DN, Desnoyers,MR, Hougen,TJ, Mackey,WC, Pandian,NG, Eichhorn,EJ, Konstam,MA, Levine,HJ: Treatment of calcific aortic stenosis by balloon valvuloplasty. Am. J. Cardiol. 59 (1987) 313
68. Kan,JS, White,RI, Mitchell,SE, Anderson,JH: Transluminal balloon valvuloplasty for the treatment of pulmonary and aortic valvular stenosis. Sem. Intervent. Radiol. 1(1984) 217-223
69. Lababidi,Z, Weinhaus,L: Successful balloon valvuloplasty for neonatal critical aortic stenosis. Am Heart J. 112(1986) 913-916
70. Lababidi,Z, Wu,JR, Walls,JT: Percutaneous balloon aortic valvuloplasty: results in 23 patients. Am. J.Cardiol. 53(1984) 194-
71. Letac,B, Cribier,A, Koning,R, Bellefleur,JP: Results of percutaneous transluminal valvuloplasty in 218 adults with valvular aortic stenosis. Am. J. Cardiol. 62(1988) 598-605

72. Letac,B, Gerber,L, Koning,R: Insights on the mechanism of balloon valvuloplasty in aortic stenosis. Am. J. Cardiol. 62 (1988) 1241-1247
73. McKay, RG, Safian,RD, Locke,JE, Diver,DE, Berman,AD, Warren, SE et al: Assessment of left ventricular and aortic valve function after balloon aortic valvuloplasty in adult patients with critical aortic stenosis. Circulation 75(1987) 192-203
74. McKay,RG, Safian,RD, Locke,JE, Mandell,VS, Thurer,RL et al: Ballon dilatation of calcific aortic stenosis in elderly patients: postmortem, intraoprerative, and percutaneous vavulo-
75. O`Keefe,JH, Vlietstra,RE, Bailey,KR, Holmes,BR: Natural history of candidates for balloon aortic valvuloplasty. Mayo Clinic Proc. 62(1987) 986-991
76. Orme,EC, Wrey,RB, Barry,WH, Krueger,SK, Mason,JW: Comparison of three techniques for percutaneous balloon aortic vavuloplasty of aortic stenosis in adults. Am. Heart.J. 117(1989) 11-17
77. Phillips,RR, Gerlis,LM, Wilson,N, Walker,DR: Aortic valve damage caused by operative balloon dilatation of critical aortic valve stenosis. Br. Heart J. 57(1987) 168-170
78. Powers,ER: Early results of aortic valvuloplasty from the NHLBI Balloon Valvuloplasty Registry. Circulation 78(1988) II 594
79. Rocha,P, Baron,B, Lacombe,P, Bernier,A, Kahn,JC, Liot,F, Bourdarias,JB: Aortic percutaneous transluminal valvuloplasty in elderly patients by balloon larger than aortic anulus. Cath. Cardiovasc. Diagn. 15(1988) 81-88
80. Rupprath,G, Neuhaus,KL: Valvuloplastie der kongenitalen Aortenstenose. Herz 13(1988) 24-31
81. Safian,RD, Berman,AD, Diver,DJ et al: Balloon aortic valvuloplasty in 170 consecutive patients. New Engl. J. Med. 319(1988) 125-130
82. Safian,RD, Mandell,VS, Thurer,RE et al: Postmortem and intra operative balloon valvuloplasty of calcific aortic stenosis in elderly patients: mechanisms of successfull dilatation. J. Am. Coll. Cardiol. 9(1987) 655
83. Schneider,JF, Wilson,M, Gallant,TE: Percutaneous balloon aortic valvuloplasty for aortic stenosis in elderly patients at high risk for surgery. Ann. Int. Med. 106(1987) 696-699
84. Sholler,GF, Keane,JF, Perry,SB, Sanders,SP, Lock,JE: Balloon dilation of congenital aortic valve stenosis. Results and influence of technical and mophological features on outcome. Circulation 78(1988) 351-360
85. Slama,M, Vahanian,A, Michel,PL, Cormier,B et al: Valvuloplasties percutanèes de sténoses aortiques de l'adulte.. Resultats immédats et à moyen terme: à propos de 78 tentatives. Arch. Mal. Coeur 82(1989) 307-312

86. Smucker,ML: Aortic vavuloplasty: Baby or bathwater? Cath. Cardiovasc. Diagn. 16 (1989) 113-114
87. Spielberg,C, Kruck,I, Linderer,T, Schröder,R: Die Ballon-Valvuloplastie der kalzifizierten Aortenstenose ist keine realistische Alternative zur Operation: klinische und invasive Ergebnisse 17 Monate nach 1. oder evtl. 2. Dilatation. Z. Kariol. 78 (1989) 86-94
88. Springings,DC, Jackson,GE, Chambers,JB, Monaghan,NJ et al: Balloon dilation of the aortic valve for inoperable aortic stenosis. Br. Med. J. 297(1988) 1007-1011
89. Sullivan,ID, Wren,C, Bain,H, Hunter,S, Rees,PG et al: Balloon dilatation of the aortic valve for congenital aortic stenosis in childhood. Br. Heart J. 61 (1989) 186-189
90. Walls,JT, Lababidi,Z, Curtis,JJ, Silver,D: Assessment of percutaneous pulmonary and aortic valvuloplasty. J. Thorac. Cardiovasc. Surg. 88(1984) 352-356

Mehrklappenvalvuloplastie. Bioprothesen. Conduits. PTKA

91. Berman,AD, Weinstein,JS, Safian,RD, Diver,DJ, Grossman,W, McKay,RG: Combined aortic and mitral balloon valvuloplasty in patients with critical aortic and mitral valve stenosis: Results in six cases. J. Am. Coll. Cardiol. 11(1988) 1213-1218
92. Bishop,N, Rees,MR, Mackintosh,AF: Combined percutaneous balloon dilatation of the aortic valve and coronary angioplasty. Br.Heart J. 58(1987) 672-673
93. Calvo Orbe,L, Gamallo,C, Sobrino,N, Oliver,J et al: Percutaneous vavuloplasty with balloon in stenotic bioprosthetic valves: Initial results. Rev. Esp. Cardiol. 41(1988) 163-167
94. Chen,CR, Lo,ZX, Huang,ZD, Cheng,TO: Concurrent percutaneous balloon vavuloplasty for combined tricuspid and pulmonic stenoses. Cath. Cardiovasc. Diagn. 15(1988) 55-60
95. Chen,CR, Lo,ZX, Huang,ZD, Mei,J: Percutaneous double balloon valvuloplasty for a patient with mitral and tricuspid stenosis. Guangdong Med. J. 9(2)(1988) 23-30 (Zit. nach Cheng,TO)
96. Cheng,TO: Miltivalve percutaneous balloon valvuloplasty. Cath. Cardiovasc. Diagn. 16(1989) 109-112
97. Feit,F, Stecy,PJ ,Nachamie,MS: Percutaneous balloon valvuloplasty for stenosis of a porcine bioprosthesis in the tricuspid valve position. Am. J. Cardiol. 58(1986) 363-364
98. Fontes,VF, Esteves,CA, Dias Silva,MV, Pimentel Filho,WA, Souza,JEMR: Double valvuloplasty with aortic and pulmonary balloon catheter. A case report. Arq. Bras. Cardiol. 48(1987)

99. Hays,LJ, Tedesco,CL, Leatherman,GF, Smucker,ML: Successful combined percutaneous aortic balloon valvuloplasty and coronary angioplasty in two critically ill patients. Cathet. Cardiovasc.
100. Kritzer,GL, Block,PC, Palacios,I: Simultaneous percutaneous mitral and aortic balloon valvotomies in an elderly patient. Am. Heart J. 114(1987) 420-423
101. Lloyd,TR, Marvin,WJ, Mahoney,LT, Lauer,RM: Balloon dilatation valvuloplasty of bioprosthetic valves in extracardiac conduits. Am. Heart.J. 114(1987) 268-274
102. McKay,CR, Kawanishi,DT, Chatterjee,S, Reid,CL, Rahimtoola, SH: Stenotic aortic and mitral valves treated with catheter balloon valvuloplasty in a patient with small valve anuli. Ann.
103. McKay,RG, Safian,RD, Berman,AD, Diver,DJ, Weinstein,JS, Wyman,RM, Cunningham,MJ, McKay,LL, Baim,DS, Grossman,W: Combined percutaneous aortic valvuloplasty and transluminal coronary angioplasty in adult patients with calcific aortic stenosis and coronary artery disease. Circulation 76(1987) 1298-1306
104. McKay,CR, Walter,BF, Hong,R, Rubin,N, Reid,CL, Rahimtoola, SH: Problems encountered with catheter balloon valvuloplasty of bioprosthetic valves. Am Heart J. 115(1988) 463-465
105. Pelikan,P, French,WJ, Ruiz,C, Laks,H, Criley,JM: Percutaneous double-balloon angioplasty of a stenotic modified. Fontan aortic homograft conduit. Cathet. Cardiovasc. Diagn. 15(1988) 47-51
106.Rahimtoola,SH: Catheter balloon valvuloplasty of aortic and mitral stenosis in adults:1987. Circulation 75(1987) 895-901
107. Shrivastava,S, Radhakrishnan,S, Dev,V: Concurrent balloon dilatation of tricuspid and calcific mitral valve in an patient of rheumatic heart disease. Int.J. Cardiol. 20(1988) 133-137
108. Vandormael,M, Deligonul,U, Gabliani,G, Chaitman,B, Kern,MJ: Percutaneous balloon valvuloplasty and coronary angioplasty for the treatment of calcific aortic stenosis and obstructive coronary artery disease in an elderly patient. Cathet. Cardiovasc. Diagn. 14(1988) 49-52
109. Waldman,JD, Schoen,FJ, Kirkpatrick,SE, Mathewson,JW, George, JW, Lamberti,JJ: Balloon dilatation of porcine bioprosthetic valves in the pulmonary position. Circulation 76(1987) 109-114
110. Worms,AM, Marcon,F, Pernot,C: Valvuloplastie des heterogreffes valvulaires pulmonaires calcifièes chez l´enfant. A pro pos de trois cas. Arch. Mal. Coeur 80(1987) 1207-1208
111. Wren,C, Hunter, C: Balloon dilatation of a stenosed bioprosthesis in the tricuspid valve position. Br. Heart J. 61(1989) 65-67

DISKUSSION

<u>Müller, Berlin</u> zum Vortrag Meier, Genf:

Was wird exakt unter dem Begriff der Restenose verstanden und wie wird diese Bezeichnung bei den statistischen Erhebungen verwendet? In der Praxis gestaltet sich der Ablauf im allgemeinen so, daß der Kliniker selbstverständlich an ein Stenoserezidiv denkt, wenn der Patient wieder über pektanginöse Beschwerden klagt. Bei der erneuten Koronarographie sieht man dann aber gelegentlich, daß nicht die dilatierte Stenose als erneute Gefäßverengung imponiert, sondern ein Stenoseprozeß daneben, oder in der Nähe aufgetreten ist. Sind derartige Fälle in Ihrer Rezidivstatistik enthalten oder handelt es sich um echte Rezidive am Ort der Dilatation?

<u>Meier, Genf:</u>

Die allgemein mit etwa 30 % angegebenen Restenosen sind echte Rezidive der Stenose, angiographisch nachgewiesen an derselben Stenosestelle, welche dilatiert worden ist. Da in der Regel nur etwa 70 % der Patienten nach PTKA erneut koronarographiert werden, kann man annehmen, daß sich unter den übrigen 30 % sehr wahrscheinlich viele Patienten befinden denen es gut geht. Anderenfalls hätten sie mit hoher Wahrscheinlichkeit den Arzt aufgesucht. Deshalb ist insgesamt gesehen die effektive Restenosequote wohl etwas geringer anzunehmen 30 %
Zur klinischen Differenzierung läßt sich folgende Orientierung geben: Treten die pektanginösen Beschwerden innerhalb der ersten 4 - 5 Monate nach der PTKA wiederum auf dann kann man mit relativ hoher Sicherheit schlußfolgern, daß es sich um die gleiche Stenose, d. h. um ein echtes

Rezidiv handelt. Treten die Beschwerden hingegen erst nach einem freien Intervall von mehr als 6 Monaten auf, so können Sie davon ausgehen, daß sie nicht von der gleichen Stenose, welche dilatiert wurde, verursacht werden. Die echten Restenosen treten übrigens etwas häufiger bei jungen Patienten auf, weil offensichtlich die Elastizität der Gefäße die Restenose begünstigt.

Norden, Berlin zum Vortrag Meier:

Kann bei akutem Herzinfarkt durch sofortige vorausgehende Thrombolyse das Ergebnis der PTKA verbessert werden?

Meier, Genf:

Dieses umfassende Problemgebiet läßt sich im Rahmen der jetzigen Diskussion nicht ausreichend behandeln. Deshalb beschränke ich mich auf einige wesentliche Erfahrungen: Die Koronardilatation ohne irgendeine Lyse stellt nach wie vor aus unserer Sicht die beste Methode in der Herzinfarktbehandlung dar. Sie ist jedoch die bei weitem aufwendigste. Deshalb kann man sie nicht generell empfehlen. Des weiteren hat sich gezeigt, daß die PTKA unmittelbar nach Lyse mit modernen Mitteln, wie TPA, offensichtlich nicht geeignet ist.

Die Restenoserate, d. h. jene Rate akuter Wiederverschlüsse nach Dilatation bei akutem Myokardinfarkt, ist mit 10 - 15 % nicht zu unterschätzen Die spätere, langfristige Restenoserate liegt annähernd in der gleichen Höhe wie jene bei der selektiven Dilatation von Koronarstenosen ohne akuten Herzinfarkt, d. h. bei 20 - 30 %.

Biamino, Berlin (West) zum Vortrag Münster, Berlin:

Sie erwähnten die Dilatation der Aortenstenose ohne weiteren Kommentar. Wir haben diese Methodik wieder aufgegeben, nachdem wir sie aufgrund der ungünstigen Resultate als nicht geeignet einschätzen mußten. Unsere Erfahrungen weichen hier jedenfalls von den Mitteilungen französischer Autoren stark ab. Wie ist diesbezüglich Ihre Auffassung? Sehen Sie bei Patienten mit einem Alter über 75 Jahre eine Einsatzmöglichkeit für die Methode, um bis zu einem Klappenersatz kurze Zeiträume zu überbrücken?

Münster, Berlin:

Es besteht in der Tat die erwähnte Diskrepanz zu den Mitteilungen in der französischen Literatur, auch zu einigen anderen Berichten. Unsere eigenen Erfahrungen sind folgende: Wir setzen die aortale Valvuloplastie kaum in jenen Fällen ein, bei denen ein Klappenersatz indiziert ist. Hier sind wir außerordentlich zurückhaltend. Die Indikation sehe ich dann gegeben, wenn kein Klappenersatz vorhanden ist. Auch werte ich die Methode insgesamt nur als eine palliative Maßnahme, die unter Umständen mehrfach wiederholt werden kann. Das gilt für die degenerativen Klappenerkrankungen und die postentzündlichen im Spätstadium. Diese Einschränkung der Indikationen gilt hingegen nicht für die kritische Aortenstenose des Neugeborenen.

Romaniuk, Berlin zum Vortrag Meier:

Gibt es neue Wirkstoffe, um die Intimahyperplasie als Ursache der Restenose therapeutisch zu beeinflussen?

Meier, Genf:

Sämtliche erprobten Medikamente haben sich bisher als nicht hinreichend wirksam erwiesen. Eine gewisse Ausnahme bildet vielleicht das Fischöl. Zur Zeit werden die Forschungen vor allem auf Substanzen gerichtet, die den Wachstumsfaktor hemmen, welcher freigesetzt wird und damit die Zellproliferation fördert. Erstaunlicherweise zeigte sich dabei das Hirudin, eine Substanz im Speichel des Blutegels, als vielversprechend. Hirudin wird auch zusammen mit kurzkettigen Heparinabkömmlingen untersucht.

KARDIOVAKULÄRE INTERVENTIONSRADIOLOGIE

T e i l 2

Vorsitzende:	G. Schröder	Berlin
	L. Steinhart	Hradec Králové
	A. H. Beck	Freiburg
	J. H. A. Müller	Berlin

T e i l 3

Vorsitzende:	J. Waigand	Berlin
	F. Olbert	Wien
	E. Zeitler	Nürnberg
	G. Biamino	Berlin (West)

EXPERIMENTELLE VASKULÄRE INTERVENTIONSRADIOLOGIE IM FAKULTÄTSKRANKENHAUS IN HRADEC KRÁLOVÉ

A. Hlava, A. Krajina, L. Steinhart, J. Endrys, P. Podrabský und J. Harrer*

Mit experimenteller Tätigkeit auf kardiovaskulärem Gebiet befassen wir uns bereits seit den frühen fünfziger Jahren. So führten wir regelmäßig Experimente durch, die uns als Vorstufe des klinischen Einsatzes neuer Technik, Methoden und Instrumentarien dienten. Seit den siebziger Jahren befassen wir uns in der experimentellen Arbeit zunehmend mit Aufgaben der Interventionsradiologie. In diesem Rahmen haben wir zahlreiche Tierversuche durchgeführt und damit methodische und instrumentelle eigene Entwicklungen bewirkt.

Eine der ersten von uns gehandhabten Methoden betrifft den perkutanen transvaskulären Verschluß der Nierenarterien durch Embolisation mit Spongostanpartikeln in der Operationsvorbereitung von Patienten mit Nierentumoren. Die Nützlichkeit dieses Vorgehens bewiesen wir zunächst durch Tierexperimente. Dabei ging es um drei Fragen, nämlich darum, ob der Gefäßverschluß mit Spongostanpartikeln von Dauer oder nur vorübergehend ist, ob die Veränderungen in den Nieren einen dispersen oder diffusen Charakter tragen und welche histologischen Veränderungen resultieren. Eine Klärung dieser Fragen war insofern wichtig, als von klinischer Seite auch die Beherrschung von Blutungen der Organe im kleinen Becken sowie eine Organausschaltung der Nieren und der Milz bei gezielter Indikation wünschenswert erschienen.

Sehr bald stellten wir fest, daß die durch Spongostanpartikel erzeugten Gefäßverschlüsse meistens innerhalb von 2 bis 10 Wochen rekanalisiert wurden. Deshalb erwies sich diese Methode als durchaus optimal zur Operationsvorbereitung vor Organexstirpationen sowie zur Therapie von Blutungen im Bereich des kleinen Beckens (4, 5). Hingegen erschien die Verfahrensweise für die Dauerausschaltung eines funktionsgestörten Organs ungeeignet. Zur Operationsvorbereitung und Behandlung von Blutungen ist der Verschluß von größeren Arterienästen vorteilhaft, weil wir den ge-

---

*Radiologische und Kardiologische Klinik des Fakultätskrankenhauses KÜNZ und Medizinische Fakultät der Karls-Universität in Hradec Králové, CSSR wünschten Effekt erzielen, ohne die Gewebe unnötig zu schädigen. Die disperse, inhomogene Beteiligung der Peripherie bedeutet dabei keinen Nachteil (Abb. 1 - 3).

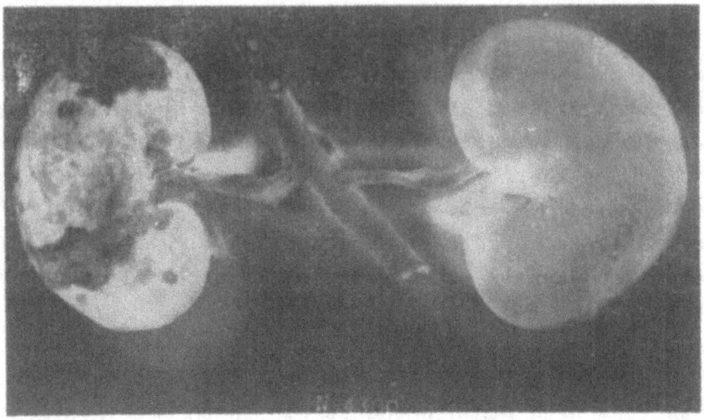

Abb. 1: Disperse Infarktläsionen 1 Woche nach der Embolisation mit Spongostanpartikeln (Hund).

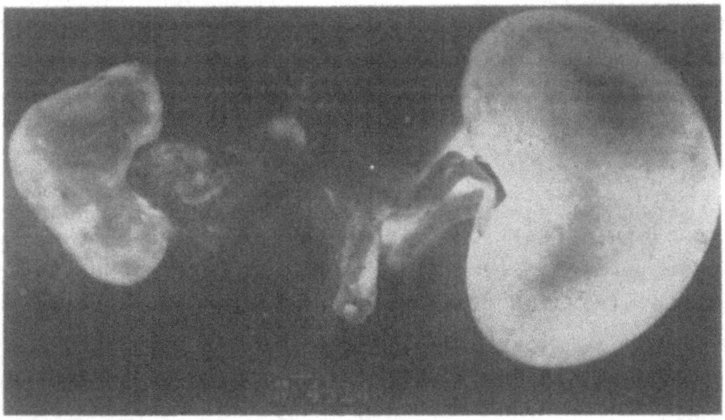

Abb. 2: Unregelmäßiges Vernarben der embolisierten Niere nach 72 Tagen Spongostanpartikel (Hund).

Dagegen ist für eine Organausschaltung eine periphere und homogene Verteilung des Obliterationsmittels erforderlich. Das gilt vor allem für die beidseitige Nierenausschaltung vor einer Nierentransplantation. In diesem Zusammenhang haben wir verschiedene Materialien, wie Spongostanschrot, Tantal-Pulver, Histoacryl, Villan und Ethanol ausprobiert.

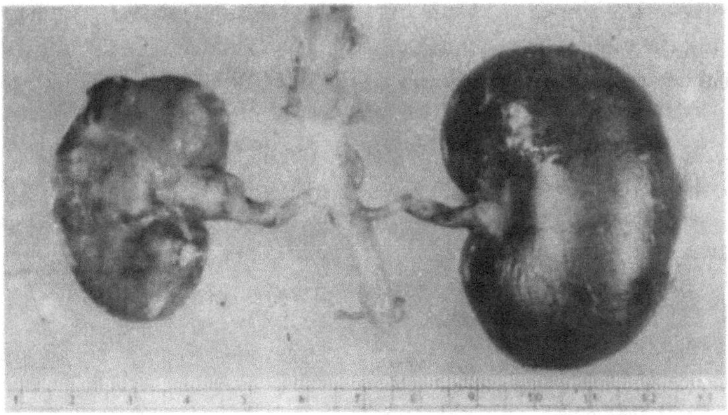

Abb. 3: Nach einer Injektion von 90 % Ethanol ist die Verschrumpfung der Niere viel regelmäßiger.

Die histologischen Befunde entsprachen der Erwartung. Diese Ergebnisse und Kenntnisse veranlaßten uns, in der klinischen Praxis folgendermaßen zu verfahren:
Zur Operationsvorbereitung führten wir 570 Nierenarterienverschlüsse mit Spongostanpartikeln durch. Diese Prozeduren blieben praktisch ohne Komplikationen. Den Schmerz während der Embolisation linderten wir weitestgehend durch einen 2 %igen Zusatz von Mesocain in die Obliterationsmixtur. Unsere Urologen halten diesen Eingriff inzwischen längst für vorteilhaft und verlangen ihn routinemäßig. Nach ihrer Meinung wird dadurch die Operation wesentlich kürzer, einfacher und sicherer.

Bei unstillbaren Blutungen der Organe im kleinen Becken führten wir bei insgesamt 65 Fällen eine beidseitige Embolisierung der A. hypogastrica durch, wiederum unter Verwendung von Spongostanpartikeln. Durch diesen Eingriff konnte die Blutung regelmäßig unmittelbar zum Stillstand gebracht werden, und der Erfolg dauerte wenigstens 14 Tage. Ein solches Ergebnis erhielten wir bei mehr als Dreiviertel der betroffenen Patienten. Die Nierenembolisation wurde wegen maligner, unkontrollierbarer Hypertension vor Nierentransplantationen durchgeführt. Hier erfolgten bei 6 Patienten 10 Embolisationen. Auch für diese Eingriffe verwendeten wir Spongostan, und zwar in Form von Schrot. Die unmittelbaren Effekte waren in diesen Fällen zwar überzeugend, d. h. der Blutdruck sowie die Laborwerte Renin, Erythropoetin, Aldosteron reagierten entsprechend. Indessen mußten wir wegen Rezidiven den Eingriff oft, und zwar bis zu dreimal, wiederholen, um einen Dauereffekt zu erzielen. Alle Rezidive wurden durch eine partielle Rekanalisation hervorgerufen. Zur Zeit überprüfen wir die anderen erwähnten Obliterationsmittel mit dem Ziel, die Organausschaltung in einer einzigen Sitzung und mit Dauererfolg zuverlässig zu erreichen.

Über Valvuloplastie oder Katheter-Valvulotomie der Pulmonalisklappe haben wir schon in den sechziger Jahren intensiv mit unseren Herz- und Gefäßchirurgen diskutiert. Die operativ tätigen Kollegen rieten uns aber immer davon ab. Dennoch versuchten wir eine Ballon-Valvuloplastik bereits im Jahre 1972 bei 2 Patienten (Abb. 4).

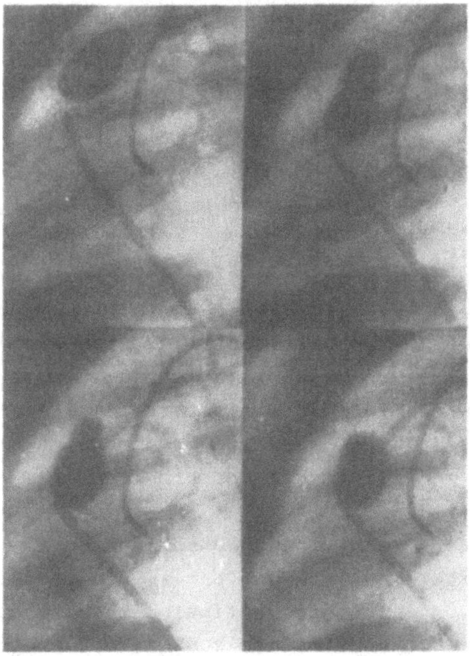

Abb. 4: Verschiedene Phasen einer Ballon-Valvuloplastik beim Kinde.

Wir verwendeten einen Latex-Ballon eigener Herstellung. Der Eingriff verlief bei beiden Kindern glatt, aber leider auch erfolglos (unveränderter Druckgradient). Der Grund unseres Mißerfolges liegt in dem seinerzeit wendeten Material. Damals standen uns nur selbsterzeugte Latex-Ballons zur Verfügung. Latex dehnt sich aber mit steigendem Innendruck immer stärker. Es versteht sich, daß wir die Dehnung nur innerhalb gefahrloser Grenzen vornehmen konnten. Erst diejenigen Materialien, welche heute für die PTA verwendet werden, haben bei derselben Indikation und Methodik den Erfolg gebracht.

Eine weitere interessante Frage ist die der Obliteration gastro-ösophagealer Kollateralen bei der portalen Hypertension. Wir haben versucht, dieses Problem auf unsere eigene Weise zu lösen (6). Dies erfolgte mit ferromagnetischem Pulver (FMP), das in die Milz oder die Milzvene injiziert und durch stark magnetisch wirkende Zylinder (Sammariumkobalt), welche sich in einer ösophagealen Sonde befinden, im Zielgebiet zurückgehalten wird. Dadurch werden etwa nach einer Stunde die gastro-ösophagealen Kollateralen thrombosiert. Dieses Modell funktionierte bei vier Hunden, bei denen es uns vorher experimentell gelungen war, einen portalen Hochdruck mit Ausbildung entsprechender Kollateralen zu erzeugen. Der Weg in die klinische Praxis muß nunmehr über toxikologische Studien des FMP führen. Wir versprechen uns einiges von diesen "fließenden Ferromagneten", die auch schon bei anderen Indikationen genannt wurden (3). Solche Materialien könnten dann möglicherweise auch in die A. lienalis oder sogar in eine Systemvene injiziert werden.

Künstlich erzeugte aortokavale Fisteln (Abb. 5) bilden ein Modell vor allem für Ballon-Obliterationen arteriovenöser Shunts mit hohem Durchfluß und für Ballon-Obliterationen des Ductus Botalli.

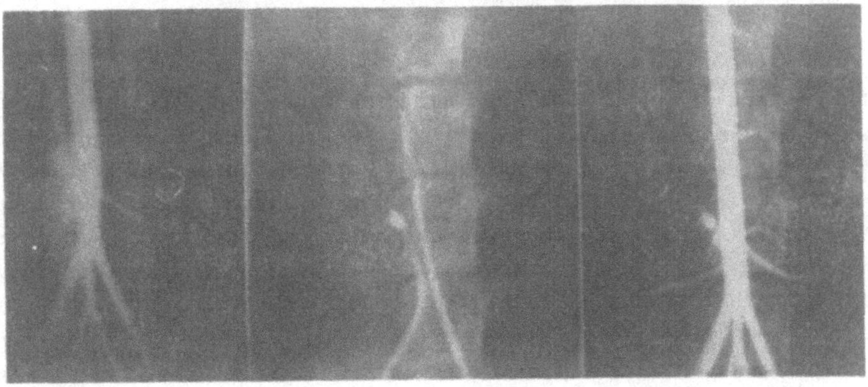

Abb. 5: Verschluß einer chirurgisch erzeugten (Dr. Harrer) aortokavalen Fistel mit einem kontrastmittelgefüllten Latexballon (Hund). Links: Aortographie vor der Obliteration zeigt die Fistel und eine rasche Füllung der unteren Hohlvene. Mitte: Der kontrastmittelgefüllte Ballon liegt in der Fistel. Rechts: Verschluß der Fistel durch Aortographie dokumentiert.

Die künstliche Fistel wird durch den Ballon gesperrt, die Fistelwand, an welcher der Latex-Ballon anliegt, bleibt dabei jedoch endothelialisiert. ENDRYS u. Mitarb. (2) begannen mit der klinischen Applikation der Ductus-Botalli-Obliteration. Sie verwendeten dabei die Drahtbrücken nach PORSTMANN (Abb. 6).

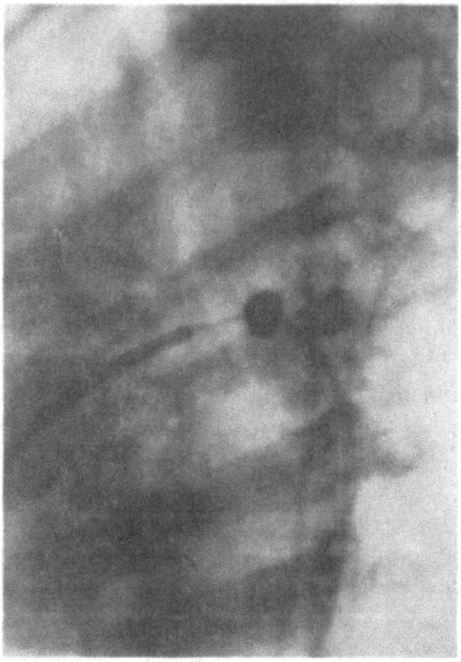

Abb. 6: Ein kontrastmittelgefüllter Ballon im offenen Ductus Botalli bei einem Kind.

Der Ballon ist über eine PORSTMANNsche Drahtbrücke hineingeführt (Dr. Endrys).

Doch bedarf diese Methode noch der Vervollkommnung: Entweder sind anstatt des verdünnten Kontrastmittels festwerdende Polymere zur Ballonfüllung zu verwenden oder die Ballons sind aus anderem Material zu erzeugen. Latex-Ballons können auch noch nach Wochen in die peripheren Pulmonalisäste abgeschwemmt werden, da sie mit der Zeit an Volumen verlieren und offensichtlich auch nicht die Ductus-Innenwand reizen, um dadurch eine Thrombose und nachfolgende Fibrose zu bewirken.

Unsere weiteren Versuche betreffen den Einsatz von Ballon-Kathetern, die durch den Blutstrom transportiert werden. Es geht darum, die Ballons gezielt zu positionieren, zu fixieren, abzulösen und einen kalibrierten Durchfluß zu gewährleisten. Solche Versuche zielen in unserem Tätigkeitsfeld vor allem auf das Gebiet der Neurochirurgie. Sie sollen der Obliteration von arteriovenösen Fisteln, Malformationen und arteriellen Aneurysmen dienen. Zu diesem Zwecke entwickelten wir, gestützt auf die Erfahrungen von DOTTER (1) und STÖSSLEIN (7, 9), ein komplettes Instrumentarium, womit wir Gefäße bis zu 2 mm Durchmesser erreichen können. In diese Gefäße lassen sich dann Obliterationsmittel injizieren und die Ballons können abgelöst werden. Die klinische Applikation ist nicht an die Mitwirkung des Neurochirurgen gebunden.

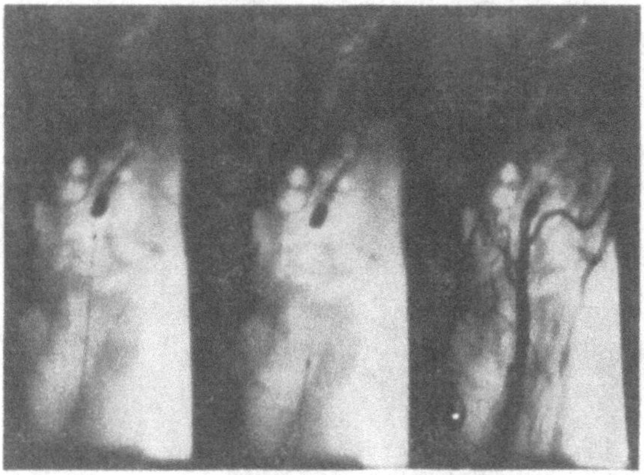

Abb. 7: Verschluß der A. carotis beim Hund durch einen mittels Blutstrom transportierten Ballon-Katheter mit kalibriertem Durchfluß. Nach der Injektion einer Histoacryl-Kontrastmittel-Mischung wurde der Ballon abgelöst.
Links: Ballon-Katheter eingeführt und Histoacryl-Kontrastmittel-Mischung in die Peripherie injiziert.
Rechts: Arteriographische Kontrolle des Verschlusses.

Im Extremitätenbereich und peripher ist eine Applikation der fließenden polymerisierenden Obliterationsmittel bei entsprechenden Indikationen prinzipiell berechtigt. Ein Beispiel dafür bildet unser letzter Fall, bei dem eine Obliteration der zuführenden Gefäße einer arteriovenösen Fistel mit Histoacryl die Problematik lösen konnte. Es handelt sich um eine arteriovenöse Malformation am Unterarm bei einem vierjährigen Kind. Die Mißbildung hat u. a. eine große Aneurysmabildung hervorgerufen, deren Ruptur drohte. Mehrere renommierte chirurgische Abteilungen unseres Landes sahen bei dieser Situation in einer Amputation des Unterarmes die einzige Lösung (Abb. 8). Der von uns durchgeführte interventionsradiologische Eingriff war nicht einfach und mußte in enger Zusammenarbeit mit den Chirurgen erfolgen. Der Effekt aber ist gut, das Aneurysma hat sich geschlossen, die Hand ist warm und funktioniert normal.

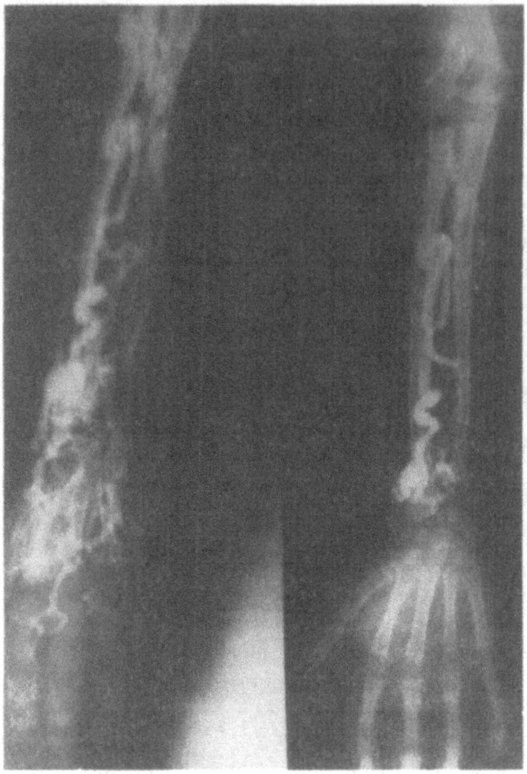

Abb. 8:
Obliteration der zuführenden Gefäße einer arteriovenösen Fistel am Unterarm eines 4jährigen Kindes.

Links: Arteriographie vor dem Eingriff.

Rechts: Die zuführenden Gefäße der Malformation sind mit 4 ml einer Histoacryl-Kontrastmittel-Mischung ausgegossen worden, keine Arteriographie.

Die Zukunft der interventionellen Radiologie sehen wir in drei Hauptrichtungen:

1. Eine schöpferische Applikation der existierenden Methoden in enger interdisziplinärer Zusammenarbeit bringt zusätzliche Indikationen, neue Ideen und eine Weiterentwicklung der Instrumente, Hilfsmittel, Chemikalien und Medikamente.

2. Die kontaktlosen physikalischen therapeutischen Methoden mit ESW und US-Wellen werden wahrscheinlich außer der Lithotrypsie auch anderen Zwecken dienen, z. B. der Tumortherapie oder Lokaleingriffen bei Arrhythmien.

3. Eine Weiterentwicklung von biomimetischen Wirkstoffen, die an bestimmte Gewebe, Zellen und subzelluläre Elemente adressiert werden können, eröffnet wahrscheinlich viele therapeutische Möglichkeiten.

Sie werden nach geeigneter Markierung mit Hilfe radiodiagnostischer Methoden kontrolliert, wie SPECT, PET und MRI. Auf jeden Fall liegen noch weite Perspektiven vor der invasiven und nichtinvasiven interventionellen Radiologie.

Literatur

1. Dotter, Ch. T., J. Rösch, P. C. Lakin, R. C. Lakin, J. E. Pegg: Injectable flow-guided coaxial catheters for selective angiography and controlled vascular occlusion. Radiology 104,8 (1972) 421-423.

2. Endrys, J., M. Šimo, J. Valiathar, A. M. Yousef, L. Steinhart, J. Harrer, L. Harrerová: New technique of percutaneous obliteration of experimental patent ductus arteriosus by detacheable ballon. Symposium Porto Cervo 1987. Joint Meeting of Europian, American and Japanese Society of Interventional Radiology (Abstracts).

3. Granov, A. M., A. E. Borisov: The endovascular surgery of the liver. Medicine (Leningrad) (1986) 191-195.

4. Hlava, A., L. Steinhart, P. Navrátil: Intraluminal obliteration of the renal arteries in kidney tumors. Radiology 121,2 (1976) 323-329.

5. Steinhart, L., A. Hlava, P. Navrátil, J. Šváb: Indications for obliteration of pelvic arteries in bleeding lesions of pelvic organs. Intervention Radiology. Proceedings of the First Symposium on Interventional Radiology, Algarve, Portugal, May 29-June 2, 1979. Editor J. A. Vega-Pires. Excerpte Medica, Amsterdam (1980) 111-117.

6. Steinhart, L., A. Hlava, F. Duška, P. Kafka, D. Hrivňáková, F. Morávek, Y. Mazurová, J. Starosta, J. Šiška: Obliteration of gastrooesophageal collaterals in portal hypertension by means of ferromagnetic powder and a magnetic oesophageal tube. Animal experiment. Interventional Radiology 2. International Congress Series Nr. 575, Exserpta Medica, Amsterdam (1981) 36-40.

7. Stösslein, F. u. M.: Neuer ablösbarer Ballon zur therapeutischen Gefäßembolisation. Experimentelle Untersuchungen. Radiol. diagn. 25 (1984) 517-523.

8. Stösslein, F. u. M.: Neuer ablösbarer Ballon zur therapeutischen Gefäßembolisation. Tierexperimente, histologische und klinische Untersuchungen. Radiol. diagn. 25 (1984) 525-532.

9. Stösslein, F., J. Endrys, H. Eger, L. Wierny, G. Schröder. L. Steinhart: Embolisationstherapie pulmonaler arteriovenöser Malformationen. Kritische Analyse. Radiol. diagn. 28 (1987) 517-521.

Percutaneous Transluminal Angioscopy versus Conventional and Digital Angiography: Comparison of Findings in Percutaneous Transluminal Angioplasty, Thrombolysis, Thrombus-extraction and Stent-application

A.Beck *, KH.Hauenstein *, R.Salm **, K.Rückauer **, N.Nanko *, St.Milic ***, X.Papacharalampous****

Summary

Since the introduction of ultrathin angioendoscopes into clinical application conventional or digital angiography have been controlled by using the same approach like in angiography.In dogs and 180 patients this new angioscopic method for arteries without surgical intervention had been developed. The approach is transfemoral. Endoscopy is combined with angiography, percutaneous transluminal angioplasty (PTA), thrombolysis,thrombus extraction and a new kind of stents and their application. An ultrathin endoscope with an outer diameter of 1,6 mm and a working channel of 0,35 mm is used. Guide wires, contrast media and drugs for local thrombolysis can be applied through this channel. The endoscope is placed into the region of interest under fluoroscopic control and view is obtained by using 0,9 % NaCl for decreasing blood flow. Endoscopy is documented by video or by a high - speed camera.It was possible to demonstrate the proceedings of dilatation, recanalization , local lysis,stent-application and thrombus - extraction.

Key words

endoscopy of vessels, percutaneous transluminal angioplasty(PTA), local lysis, ultrathin endoscopes , stents, thrombus extractor

INTRODUCTION

Endoscopy using rigid instruments has been known for the last fourty years. After the development of flexible fiber - glass optics this method has been accepted in many medical specialities. Technical improvement allowed increasingly subtle visualization in all areas of angioscopic application. Over the last three years ultrathin endoscopes have been produced. They can be introduced into the artery by transfemoral approach using angiographic sheath sets of common sizes without necessity of surgery. Several problems had to be solved: reduced blood flow in the area of planned angioscopy,light intensity and documentation. All in all angioscopy resulted out of interest to visualize angiographic,sonographic,oscillographic and Doppler - sonographic findings.
Immediate re-stenosis or re-occlusion after successful dilatation is not uncommon. For these cases a new kind of permanent vessel dilator (stent) has been developed and applied in dogs and 6 patients.
Even in times of vascular surgery and systemic or local lysis thrombotic or thromboembolic occlusion of arteries has remained

* Department of Diagnostic Radiology, University of Freiburg im Breisgau/FRG
** Department of Surgery, University of Freiburg im Breisgau/FRG
*** Consiglio Nazionale delle Ricerche, P. Aldo Moro, Rome/Italy
**** Department of Diagnostic Radiology, University of Athens/Greece

an insufficiently solved medical problem. For this reason a new device for mechanical thrombus extraction by transfemoral approach has been invented. It had been applied successfully in dogs and in 6 patients and controlled by angioendoscopy.

MATERIAL AND METHODS

1. ANGIOSCOPY

We use different endoscopes with outer - diameters from 1,6 - 2,4 mm(fig.1,2) and working channels from 0,35 - 0,40 mm (Olympus Optical Hamburg),combined with a conventional light source and documentation unit (video and high - speed camera). Before every intervention the endoscopes are gas - sterilized in a temperature of 53 degrees C. The working channel is dried and sterilized as well.

The approach for angioendoscopy is transfemoral in all cases. An F - 9 sheath set is placed into the artery in local anesthesia. After withdrawal of the dilator the endoscope is placed into the region of interest.This is the procedure for the distal femoral and popliteal arteries and the trifurcation. Visualization of central arteries i.e. renal artery and supraaortic arteries can be performed accordingly:placement of a sheath set F - 10 and insertion of a selective catheter F - 9 into the region of interest. The endoscope is placed into the vessel after removal of the catheter using Seldinger technique.

The main problem of angioendoscopy is the achievement of a short period of bloodlessness. In the iliac artery proximal blockage of the blood - stream can be achieved by a balloon wedge -catheter,which is placed in cross - over technique from the cotralateral artery. The artery to treat is punctured 4 cm distal to the blocked vessel area with the tip of the needle pointing distally. Total bloodlessness cannot be obtained because of collateralization by muscle branches.Nevertheless the above procedure is sufficient for the distal femoral and popliteal arteries because the collateral blood - stream is diluted by NaCl-solution.Vessels tolerate total blockage for a maximum of 10 minutes.

Bloodlessness of the femoral and popliteal arteries can also be obtained by puncture of the femoral artery loco typico and introduction of a sheath set.

The artery is compressed manually proximal to the site of puncture.Visualization of the artery is possible for some seconds only and does not need a second puncture. A third method is to block the vessel ipsilaterally by a wedge - catheter and to puncture distal to the blockage. This procedure is easier to perform than the cross over technique, but puncture of the superficial femoral artery can be difficult.

Visualization of the renal artery is achieved by blockage of the proximal part of the artery by a catheter with a big outer diameter.The endoscope is inserted through this catheter and placed into the aerea of interest.

After proximal blockage a maximum of 300 ml of 0,9 % NaCl - solution is infused into the working - channel of the endoscope using a pressure of 300 mm Hg.

Thus visibility is obtained for 4 - 8 seconds. Each angioscopic controll needs 10 - 15 ml of 0,9 %NaCl - solution. Therefore 2 - 3 minutes of visualization can be reached in every patient.Findings are documented by video or high - speed cameras.

2. DILATATION AND LOCAL LYSIS

All stenoses and sites of local thromboses are controlled before and after intervention. Local lysis can be followed through the endoscope and lytic agents (up to 800 000 units of Urokinase) can be administered via the working channel of the scope.

3. STENTS

The basic material of the new stent model (Beck/Nanko)is a golden plated brass wire-net.The wire-net is 0,14 mm thick .Width and length of every stent are adapted to the vessel diameter and length of stenosis of each individual patient(fig.3).It is rolled over the tip of a deflated balloon - catheter and then inserted through a F - 9 sheath set to the site of its permanent placement. There the balloon is inflated with a pressure of 8 atm. and pressed on the wall of the artery.It does not recoil.All stents are controlled immediately after the intervention and after 2 months approximately.

3. THROMBUS EXTRACTOR

A twist - drill which is fixed on a guide wire is inserted into the lumen of a F - 7 catheter. The guide wire itself is connected with an electric motor, which moves wire and twist - drill with 40 - 200 rotations per minute.Constant vacuum- suction is applied through the catheter. The drill never leaves the catheter's tip,so that wall lesions cannot occur.After angioscopic view and withdrawal of the endoscope the tip of the catheter is placed in front of the thrombosis. Thrombotic material is sucked into the catheter, mashed by the moving screw and washed out in pieces less than 0,1 mm.

RESULTS

In 57 angioscopic interventions performed ,the complication rate was not increased in comparison with the angiographic procedure. Endoscopic criteria of vessel morphology could be compared with well - known angiographic findings in different vessel pathology:

1. Angioscopy

The following table demonstrates the different findings during angioscopical control of normal vessels. Normal vessels without any pathology can be found in dogs or in young patients.

Tab. 1 Angioscopic findings in normal vessels

Angioscopic criteria
- round or oval vessel - diameter
- homogenous pale pink vessel - wall
- smooth vessel - wall without deposits
- elasticity of vessel - wall
- no adherence of blood constituents during NaCl - flush
- quick restitution of blood flow after flushing

Almost all patients above a certain age show alterations of form and intima of the artery, which can be compared with the angiographical findings. Angioscopy can reveal vessel changes at an earlier stage than angiography.

Tab. 2 Angioscopic findings in pathological vessels in comparison with angiographic findings

Findings	Angioscopy	Angiogram
- oval or slit - formed vessel - diameter	++	(+)
- excentric or concentric stenoses	++	++
- inhomogenous colour of vessel - wall	++	-
- (thrombotic) deposits on vessel wall	++	(+)
- rigitidy of vessel - wall	+	(+)
- slow loosening of blood - continents from the vessel - wall during NaCl-flush	+	(+)
- slow restitution of blood flow after flushing	++	+

++ unequivocal diagnostic criterion
+ diagnostic criterion
(+) diagnostic criterion of limited value
- no possibility of diagnosis

2. Dilatation

Arteries have been controlled angioscopically before and after conventional dilatation. The regions of interest in the vessel have been marked under fluoroscopic control and have then been angioscoped (fig.16). The following table describes changes of the vessel wall induced by dilatation.

Tab. 3 Angioscopic findings after PTA

Angioscopic criteria
- low compressibility of atheromata
- widening of vessel diameter due to crack's in atheromata (longitudinal, transverse, circular)
- decreased stability of vessels with slit - formed diameter
- growth of thrombi in cracked atheromata
- embolization of atheromatous material
- embolization of thrombotic material
- increased blood - flow after successful dilatation
- inflammatory and X - ray induced stenoses are more difficult to dilate than arteriosclerotic stenoses because of scaring

3. LOCAL LYSIS

The direct view of a thrombotic or a thromboembolic intraarterial lesion is comparable to angiography. But differentiation between thrombus and embolus and better handling of the local lysis seem to be advantages of angioscopy. The following table compares angioscopic and angiographic findings during local lysis.

Tab. 4 Angioscopic findings in local lysis in comparison with angiographic findings

	Angioscopy	Angiogram
- dosage of lytic agents via the working channel/catheter	+	+
- perforation of thrombus with a guide - wire via the working - channel	+	+
- control of progress of local lysis	+	(+)
- success of local lysis visible immediately	+	+
- diagnosis of remaining thrombosis	+	(+)
- diagnosis of cause of occlusion	+	(+)
- evaluation of run - off	-	+
- diagnosis of peripheral embolization due to local lysis	(+)	+
- savings of contrast media	+	-
- painfullness	-	+

+ clear advantage (+)possible advantage - disadvantage

4. Stents

Advantages of angioscopic control of intraarterial stent-application are evident: implantation, adherence,position, formation of neointima and restenosis of the stent can be documented remarkably well by this method (fig.3,8,9,10).
The following table demonstrates early and long - term findings of stent - implantation (stent - model by Beck/Nanko,Freiburg).

Tab. 5 Angioscopic findings in intraarterial stent - application

early control (during stent implantation)
- procedure of stent implantation
- positioning of stent
- adherence of stent in the vessel wall
- blood - flow

long - term control (3 months after stent - implantation at the earliest)
- neointima
- restenosis
- thrombosis
- control of neighbouring vessel areas
- position of stent
- blood - flow

5 . Thrombus - extraction

Thrombus - extraction by the specially developed "thrombus-extractor" can be demonstrated easily by angiography and angioscopy. The following table gives indications for future application of angioscopy in thrombus - extraction (fig. 11 - 15).

Tab. 6 Possible indications of angioscopy in mechanical thrombus - extraction ("thrombus-extractor "by Beck/Nanko,Freiburg)

- immediate control after thrombus - extraction
- documentation of combined lesions. arteriosclerosis, inflammatory vessel pathology,local thrombosis,emboli
- evaluation of indication for following local lysis
- evaluation of indication for following dilatation
- long term control

DISCUSSION

Because of manifold unsolved technical problems Percutaneous Transluminal Angioscopy has not become a very wide-spread method so far. In 1985 Ferris(13) published the first transluminal angioscopies of peripheral veins and dog arteries.Mehigan (25) was the first to apply video angioscopy in angiography of the coronary arteries. Most authors need surgical approach for their angioscopy (8,9,16,20,23,26,27,30,31,32,37). This problem could be partly solved in our study. Optimal solution is still to be found.

Several authors(2,9,13,17,20,38) support our feeling, that a great deal of angiographic experience is needed as presupposition for successful angioscopy.We feel that every angioscopist should try the method in animal trials before using it in patients. Angioscopy should be performed under angiographic control. Seldinger's technique should be used to avoid dissections and to place the endoscope into the region of interest.

The Post mortem findings of several authors(6,7,19,22,44)showed, that dilatation produces longitudinal dissections of the vessel wall could be confirmed angioscopically. In our opinion these longitudinal dissections are responsible for the early failure rate of PTA by instabilizing the wall of the artery and thereby leading to collapse and reoccclusion of the vessel.

Angioscopically early thrombotic occlusion after PTA can be explained by the growth of new thrombi in the dissected area.Even peripheral embolization after PTA, which is not uncommon, is due to this fact.

Angioscopic control of local thrombosis or embolization revealed, that mechanical irritation of the surface of the thrombus and positioning of the tip of the catheter into the thrombus itself are crucial for the success of local lysis. Otherwise the main portion of lytic agent passes through collateral vessels or remains on the hard surface of the thrombus.

Especially in long segmental high-grade stenoses or occlusions of pelvic and femoral arteries the implantation of stents is indicated.In rigid arteriosclerotic lesions our resistant stent could obtain excellent results.No alterations of the form and the material of the stent could be found in the long-term results(3 months).All our patients and dogs provided with stents

showed neo-intimal proliferation after 3 months. Our results are similar to those published by Palmaz(28,29),Dotter(11),Sigwart(35) and several other authors (12,24). The general idea to extract large thrombotic masses by transcatheter systems is not new and has been published by Snidermann (36) und Stark(38),but mechanical thrombus extraction as used in this study has not been published before.
The above facts have not been discussed in recent literature on local lysis(1,10,14,18,21,33,44).
Complication rate of percutaneous transluminal angioscopy was not increased in comparison to conventional angiographic procedure (15,34,42,43).
To summarize, percutaneous transluminal angioscopy can be introduced into interventional radiology as a valid method to clarify ambiguous angiographic findings and to support sophisticated PTA procedures.

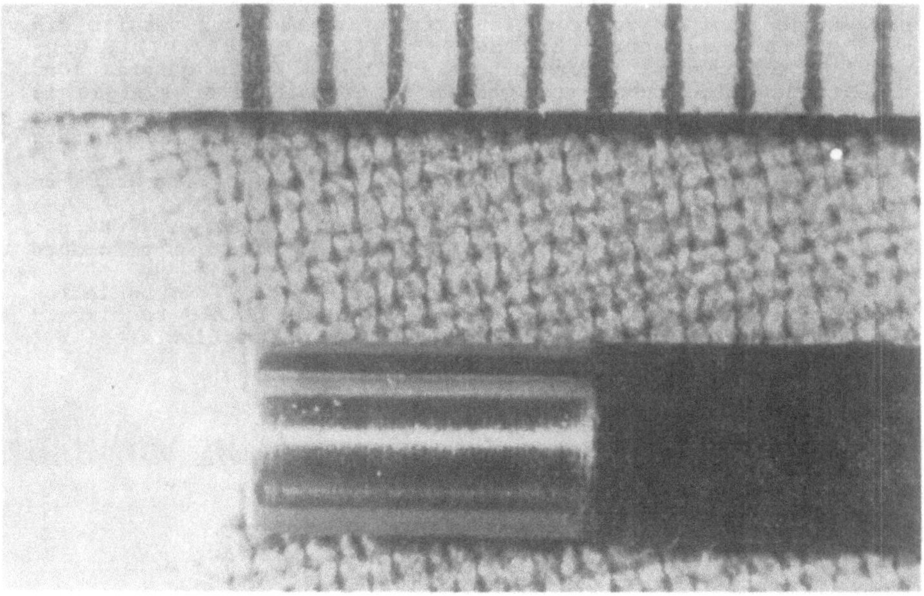

fig. 1 Tip of one of the endoscopes used in the study.The guide - wire leaves the working channel

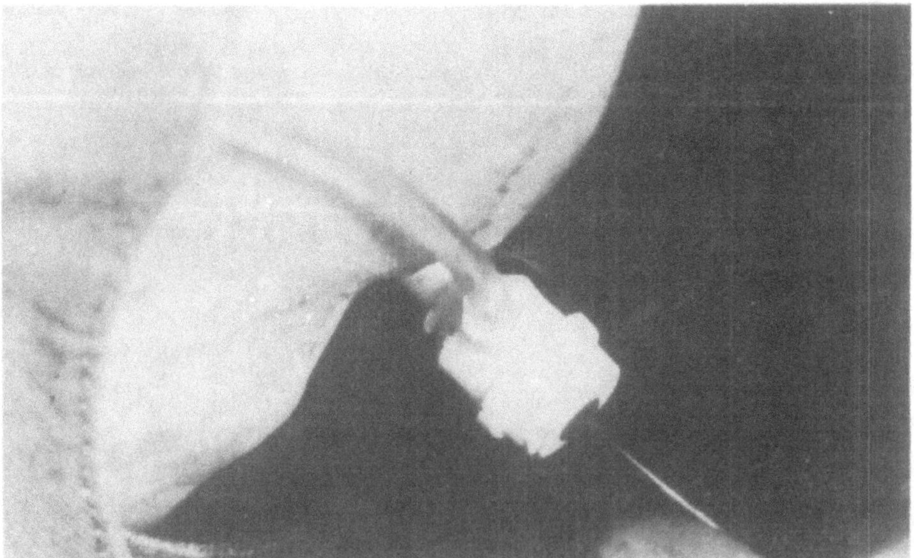

fig. 2 Insertion of the endoscope through a sheath set into the femoral artery

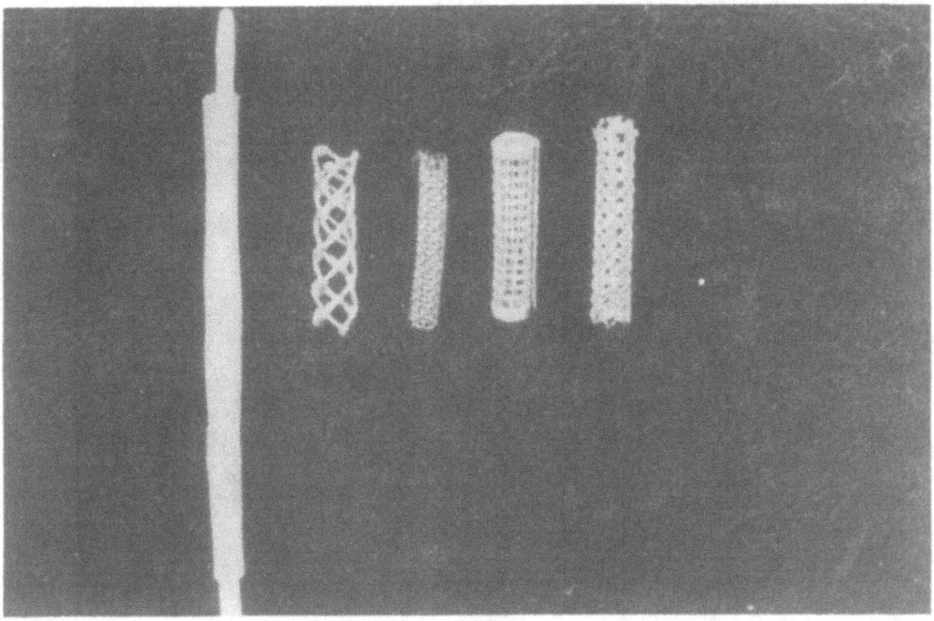

fig. 3 to the left: stent unfolded
to the right: stents for different sites of application

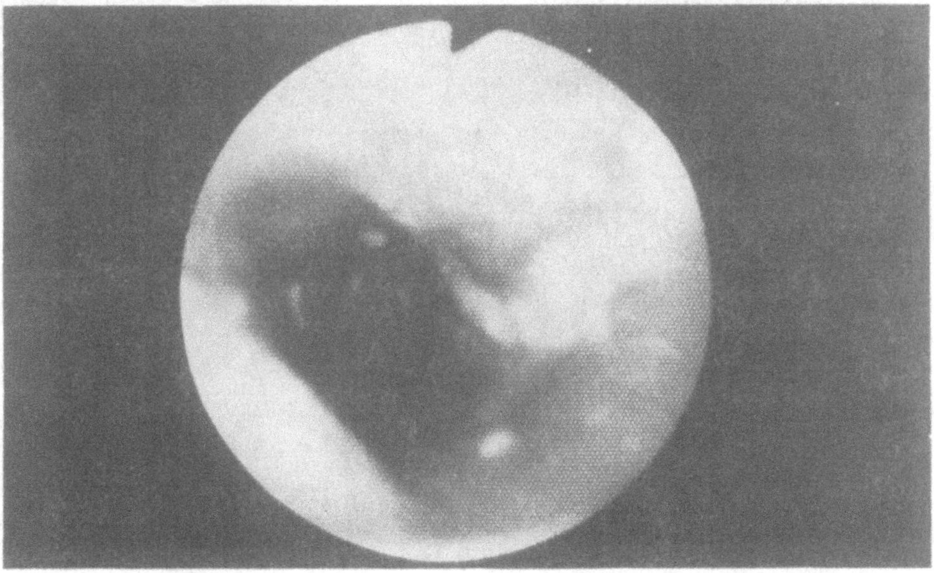

fig. 4 excentric arteriosclerotic lesion in the femoral artery

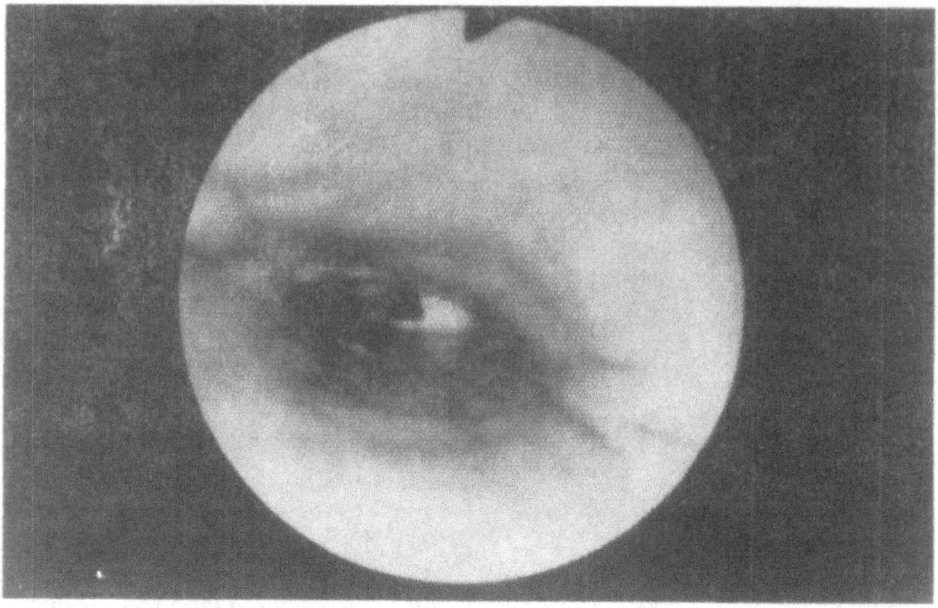

fig. 5 high grade - arteriosclerosis combined with a filiform stenosis

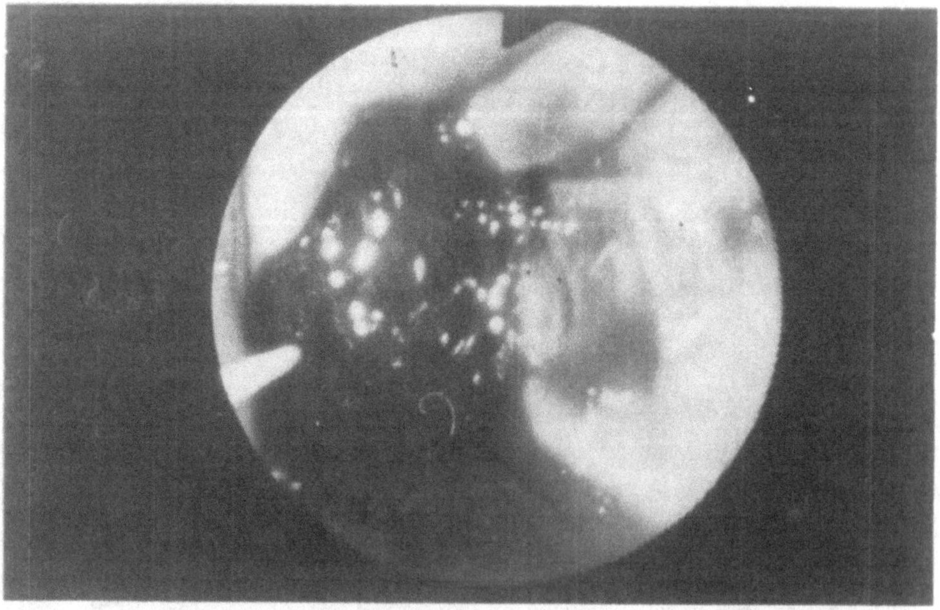

fig. 6 Embolus with a hard surface in the popliteal artery

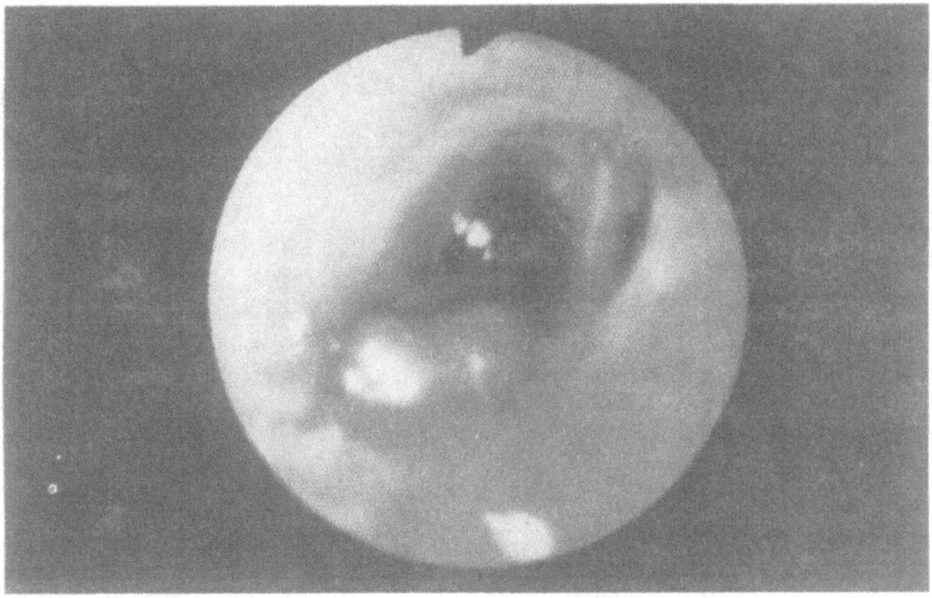

fig. 7 Local thrombosis, caused by arteriosclerosis

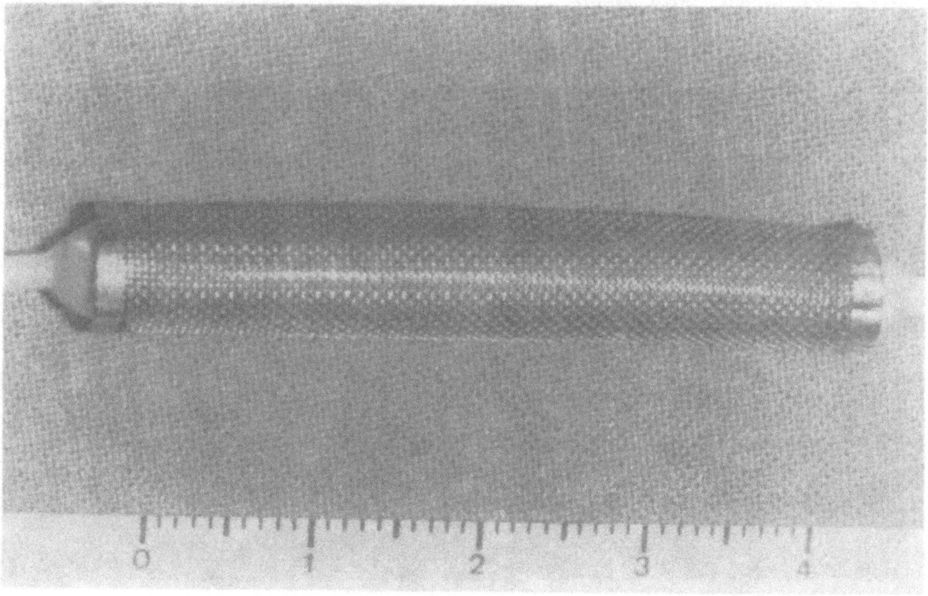

fig. 8 stent being dilated by the balloon

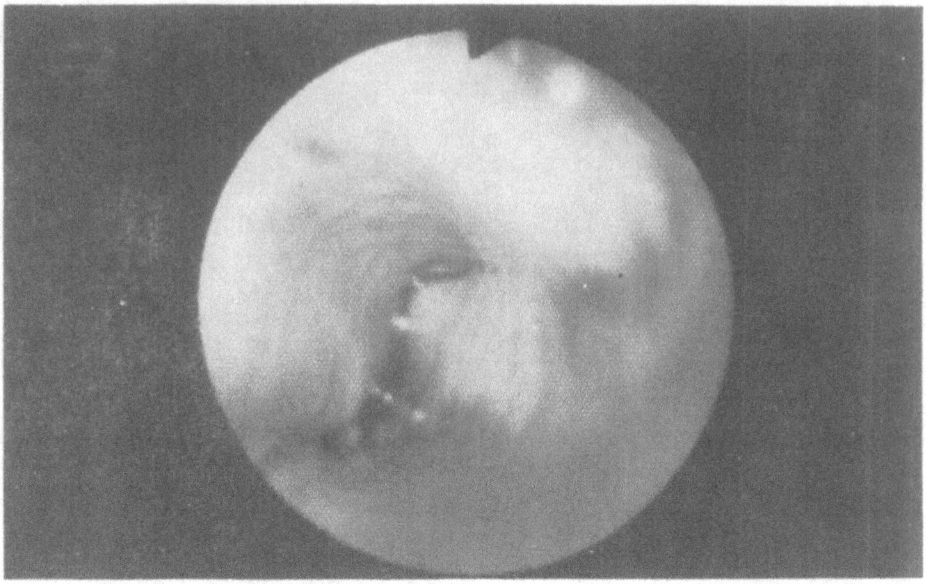

fig. 9 arteriosclerotic lesion of a fem. superf. artery

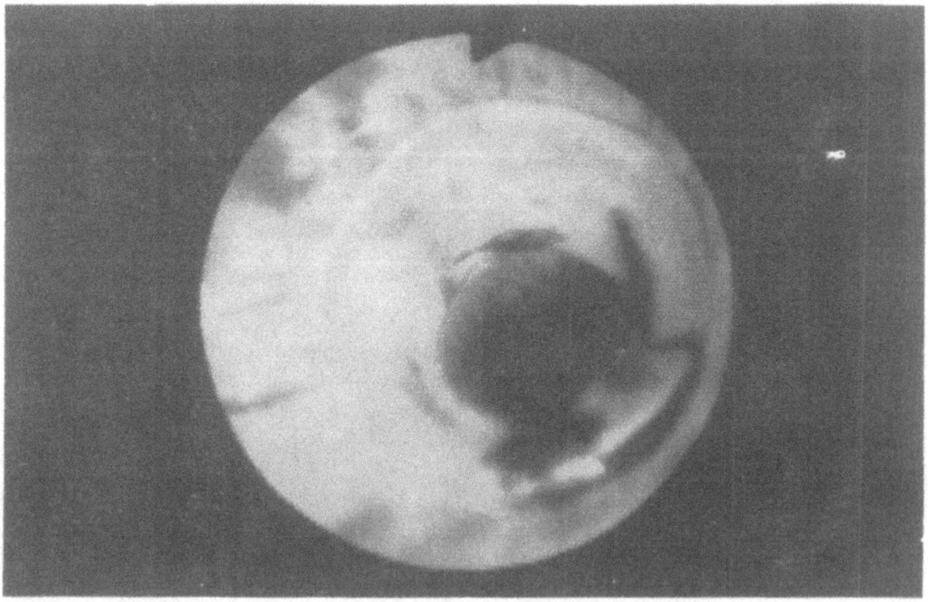

fig. 10 same artery after insertion of a stent

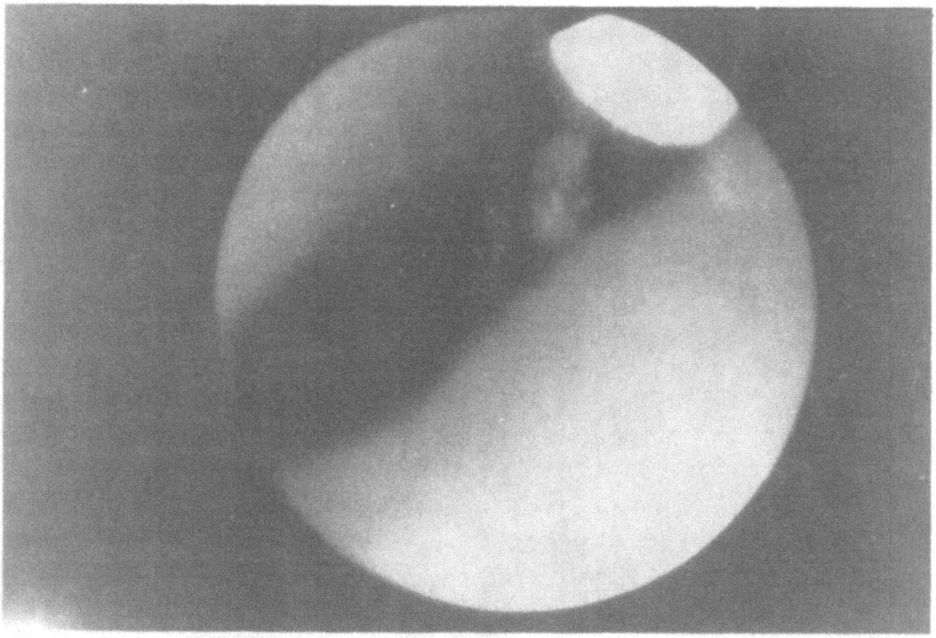

fig. 11 extraction of thromboembolic material by the thrombus - extractor. Thrombotic material is aspirated into the tip of the catheter

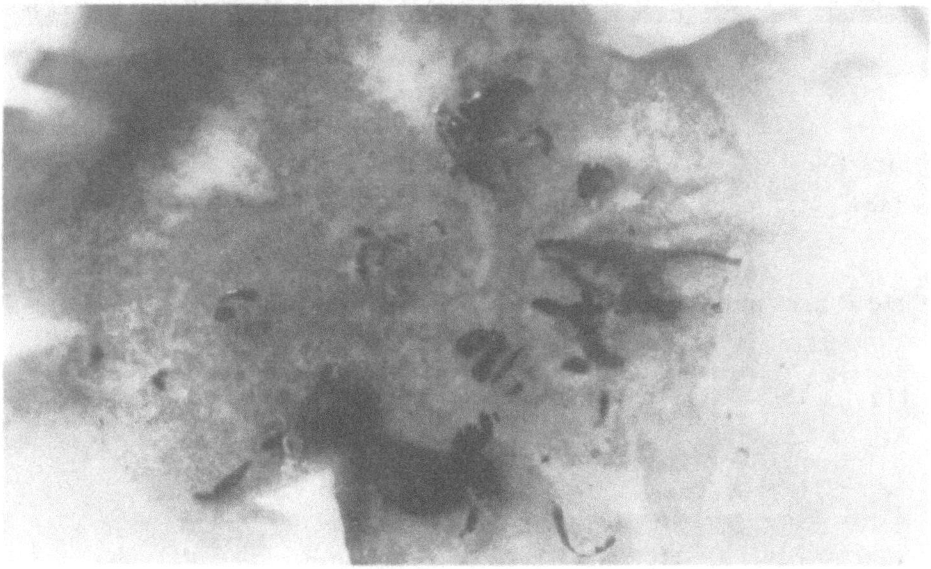

fig. 12 The greater part of the thrombotic material has been aspirated and reduced to small pieces

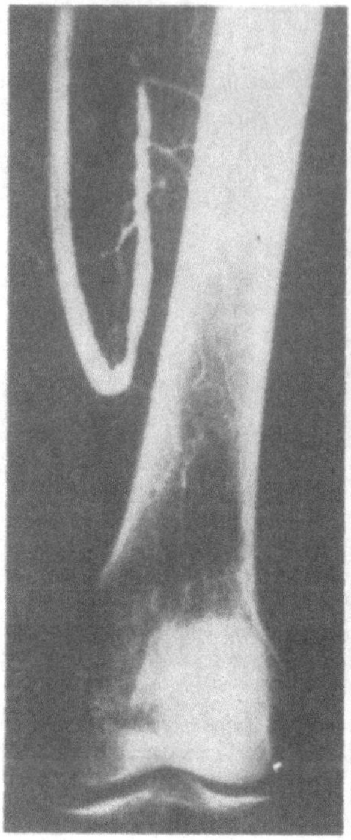

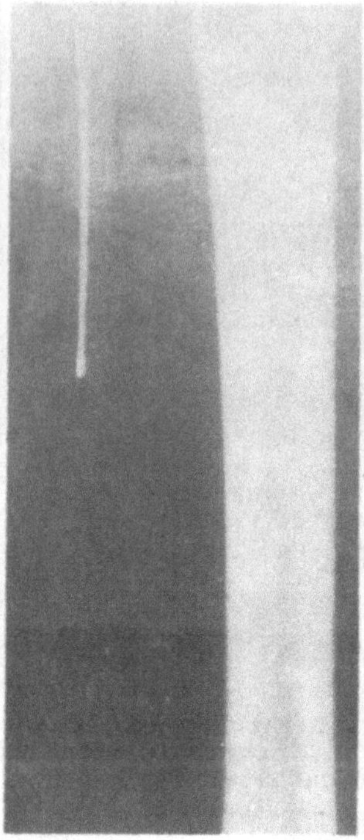

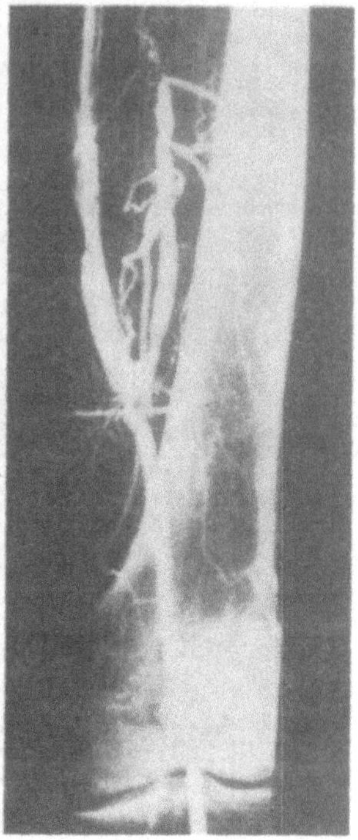

13 14 15

fig. 13 Occlusion of femoral bypass with retrograde filling of the original vessel.

fig. 14 Intravascular position of the thrombus extractor. The twist drill does not leave the catheter

fig. 15 Situation after thrombus - extraction: the bypass is recanalized

REFERENCES

1 **Auster M, Kadir S, Mitchel SE, Williams GM, Perler BA, Chang R, Whithe RI jr (1984)**
Iliac artery occlusion: management with intrathrombus streptokinase infusion and angioplasty. Radiology 153: 385 •

2 **Beck A (1987)**
Perkutane Angioskopie: Erste Erfahrungsberichte der PTA und der lokalen Lyse unter angioskopischen Bedingungen.Radiologe 27:555-559

3 **Beck A, Nanko N (1988)**
Angioskopische Kontrolle der perkutanen Gefässendoprothese Erfahrungsbericht über ein speziell entwickeltes transfemorales Gefässendoprothesenmodell und dessen angioskopische Kontrolle in situ. CORVAS 3:47 - 52

4 **Beck A,Grosser G, Hellwig A, Papacharalampous X (1987)**
Ultraschallkontrolle der Katheterdilatation Ultraschalldiagnostik 1986. Springer Berlin: 190 - 192

5 **Beck A, Grosser G, Hellwig A, Papacharalampous X (1987)**
Ultraschallgesteuerte Kontrolle der lokalen Lyse. Ultraschall-diagnostik 1986 Springer Berlin: 193 - 195

6 **Block PC, Elmer D, Fallon JT (1983)**
Release of arteriosclerotic debris after transluminal angio-plasty. Radiology 146: 276

7 **Castaneda - Zuniga WR, Amplatz K, Laerum F (1981)**
Mechanics of angioplasty: an experimental approach. RG 1: 1 - 14

8 **Chaux A, Lee ME, Blanche C, Kass RM, Sherman TC (1986)**
Intraoperative angioscopy.J Thorac Cardiovasc Surg 92:972- 976

9 **Cortis BS, Hussein H, Khandekar CS, Pricipe J, Tkaczuk RN (1984)**
Angioscopy in vivo. Cathet Cardiovas Diagn 10:493 - 500

10 **Dotter CT, Rösch J, Seaman AJ (1974)**
Selective clot lysis with low-dose streptokinase.Radiology 111:31

11 **Dotter CT, Buschmann RW, MC Kinney MK, Rösch J (1983)**
Transluminal expandable nitinol coils stent grafting: preliminary report. Radiology 147: 259 - 260

12 **Duprat G jr, Wright KC, Charnsangavej C, Wallace S, Gianturco C (1987)**
Flexible balloon-expanded stent for small vessels.Radiology 162: 276-280

13 **Ferris EJ, Ledor K, Ben-Avi DD, Baker ML, Robbins KV, McCo-wanTC, Sharma B (1985)**
Percutaneous angioscopy. Radiology 157: 319 - 322

14 Fischer M (1987)
Möglichkeiten und Grenzen der lokalen Thrombolyse peripherer arterieller Verschlüsse. Med Klin 82: 255 - 258

15 **Frädrich G, Beck A,Bonzel T, Schlosser V (1987)**
Acute surgical intervention for complications of percutaneous transluminal angioplasty . Eur J Vasc Surg Vol 1 : 197 - 203

16 **Greenstone SM, Shore JM, Heringman EC, Massel TB (1966)**
Arterial endoskopy (Arterioskopy). Arch of Surg 93: 811 - 812

17 **Grundfest WS, Litvack F, Sherman T, Carroll R, Lee M, Chaux A (1983)**
Delineation of peripheral and coronary detail by intraoperative angioscopy. Radiology 148: 161 - 166

18 **Hess H, Mietaschk A, Ingrisch H (1982)**
Kombination der perkutanen transluminalen Angioplastie mit lokaler Thrombolyse.Vasa 11: 282 - 286

19 **Hoffman MA, Fallon JT, Greenfield AJ((1981)**
Arterial pathology after percutaneous transluminal angioplasty AJR 137: 147 - 156

20 **Itoh T, Hori M (1983)**
Vascular endoscopy for major vascular reconstruction: experimental and clinical studies. Surgery 93: 391 - 396

21 **Katzen BT, Rossi P, Passariello R, Simonetti G (1981)**
Low dose streptokinase in the treatment of arterial occlusions AJR 136: 1171 - 1178

22 **Laerum F, Castaneda Zuniga WR, Rysavy JA, Moore R,Amplatz K (1982)**
The site of arterial wall rupture in transluminal angioplasty: an experimental study. Radiology 144: 769 - 770

23 **Litvack F, Grundfest WS, Lee ME, Foran R, Chaux A, Berci G, Rose HB, Matloff JM, Forrester JS (1985)**
Angioscopic visualization of blood vessel interior in animals and humans, Clin Cardiol 8: 65 - 70

24 **Mazieres M (1987)**
L'endoprothese coronarienne:serat-t-elle la solution au probleme des restenoses apres angioplstie coronaire? Panorama du Medecin,2517

25 **Mehigan JT, Olcott C (1986)**
Video angioscopy as an alternative to intraoperative arteriography. Am J Surg 152: 139 - 145

26 **Miller RA (1986)**
Endoscopic instrumentation: evolution, physical principles and clinical aspects. British Medical Bulletin 42: 223 - 226

27 **Olcott C (1987)**
Clinical applications of video angioscopy, J Vasc Surg 5: 664-666

28 **Palmaz JC, Windeler SA, Garcia F, Tio FO, Sibbitt RR, Reuter SR (1986)**
Arteriosclerotic rabbit aortas: expandable intraluminal grafting. Radiology 160: 723 - 725

29 **Palmaz JC, Sibbitt RR, Tio FO, Reuter SR, Peters JE,**

Garcia F (1986)
Expandable intraluminal vascular graft: a feasibility study.
Surgery 99: 199 - 205

30 **Raso AM, Carlin C, Falco E (1986)**
La valoracion de los troncos supraaorticos por medio de la ultrasonographia Doppler y angioscopio. Angiologia 38: 306 - 314

31 **Rizk G, Goodale R, Amplatz K (1973)**
Vascular endoscopy.Radiology 106: 33 - 36

32 **Sanborn TA (1986)**
Vascular endoscopy:current state of the art.Br Med Bull 42:270-275

33 **Schild H, Gröninger J, Schmied W, Weilemann L, Lindner P, Wagner P, Brunier A, Thelen M, Meyer J (1987)**
Lokale Fibrinolysetherapie von Gefässverschlüssen im Becken-Bein - Bereich und der oberen Extremität.ROEFO 146: 57 - 62

34 **Schrempp K, Müller G, Günther D (1980)**
Komplikationen bei Angiographien.Radiologe 20: 135 - 140

35 **Sigwart U, Puel J, Mirkovitch V, Joffre F, Kappenberger L (1987)**
Intravascular stents to prevent occlusion and restenosis after transluminal angioplasty.N Engl J Med 316: 701 - 708

36 **Sniderman KW, Bodner LJ, Saddekni S, Srur M, Sos TA (1984)**
Percutaneous embolectomy by transcatheter aspiration.
Radiology 150: 357 - 361

37 **Spears JR, Marais HJ, Serur J (1983)**
In vivo coronary angioscopy. J Am Coll Cardiol 5: 1311 - 1314

38 **Starck EE,McDermott JC, Crummy AB, Turnipseed WD, Acher CW, Burgess JH (1985)**
Percutaneous aspiration thromboembolectomy.Radiology 156:61-66

39 **Tanabe T, Yokota A, Sugie S (1980)**
Cardiovascular fiberoptic endoscopy:development and clinical application.Surgery 87: 375 - 378

40 **Towne JB, Bernhard VM (1977)**
Vascular endoscopy: useful tool or interesting toy?
Surgery 82: 415 - 419

41 **Uchida Y, Masuo M, Tomaru T, Kato A, Sugimoto T (1986)**
Fiberoptic observation of thrombosis and thrombolysis in isolated human coronary arteries. Am Heart J 4: 691 - 696

42 **Zeitler E (1972)**
Die perkutane Rekanalisation arterieller Obliterationen mit Katheter nach Dotter(Dotter-Technik).Dtsch med Wschr 97:1392-1394

43 **Zeitler E Schoop W, Zahnow W (1971)**
The tratment of occlusive arterial disease by transluminal angioplasty.Radiology 99: 19 - 26

44 **Zollikofer CL, Salomonowitz E,Sibley R,Chain J,Bruhlmann WF, Castaneda - Zuniga WR, Amplatz K (1984)**
Transluminal angioplasty eval.by microscopy.Radiology 153:369-374

DIE DSA IM RAHMEN INTERVENTIONSRADIOLOGISCHER PROZEDUREN

J. Waigand, F. Uhlich, G. Schröder, V. Boewer, K. Richter*

Im letzten Jahrzehnt wurde ein bedeutender Anteil angiographischer Untersuchungen als diagnostische Maßnahme durch neue bildgebende nichtinvasive Verfahren, wie Ultraschall, CT und MRT ersetzt, während transvasale therapeutische Eingriffe im Rahmen der Interventionsradiologie ständig an Bedeutung gewinnen. Sie nehmen heute 25 - 30 % aller Katheteruntersuchungen ein (Tab.).

Tab.: Wichtigste Methoden der vaskulären Interventionsradiologie

Rekanalisation	**Embolisation**
Ballonangioplastie	- therapeutisch (Gefäßanomalien)
Laser - Rekanalisation	- präoperativ (Nierentumoren)
Perkut. Atherektomie	- palliativ
Lokale Thrombolyse	- arterielle Blutungen
Vaskuläre Stents	Regionale Chemotherapie
	Kombinierte Embolisation + Chemotherapie

Im Vergleich zur diagnostischen Angiographie stellen interventionelle Maßnahmen am Gefäßsystem besonders hohe Anforderungen an die Qualität der röntgenologischen Bilderzeugung, an die Technologie der Kathetersysteme und vor allem die Leistungsfähigkeit des Untersuchungsteams. Hohe Untersuchungs- und Durchleuchtungszeiten sowie erhöhte Kontrastmitteldosen belasten Patienten und Untersuchungspersonal. Angioplastische Eingriffe und superselektive Embolisationen erfordern eine genaue Orientierung im Gefäßsystem, exakte Lokalisation und Beurteilung von Gefäßläsionen und stellen somit hohe Ansprüche an die Leistungsgüte des bildgebenden Systems.

Die DSA bietet durch die Digitalisierung des Bildinhaltes, Kontrastanhebung und Beseitigung von Störschatten durch Bildsubtraktion wesentliche Vorteile auch für die interventionelle Radiologie. Der Nachteil der geringeren Ortsauflösung (DSA 1 - 2 Lp/mm, Blattfilm 5 Lp/mm) wird

*Akademie der Wissenschaften der DDR, Zentralinstitut für Herz-Kreislauf-Forschung, Wissenschaftsbereich Radiologie, Wiltbergstraße 50, 1115 Berlin, DDR

durch den Vorteil des höheren Bildkontrastes bei weitem ausgeglichen, zumal für angioplastische Eingriffe in der Regel keine feinen Gefäße in Betracht kommen.

Folgende Eigenschaften der DSA sind für die Interventionsradiologie entscheidend:

1. Die sofortige Verfügbarkeit des digitalisierten Gefäßbildes ist der wesentliche Vorteil der DSA für die vaskuläre Interventionsradiologie. Bei Embolisation von Läsionen mit multikompartimentaler Gefäßversorgung wird durch vaskuläres Mapping eine zuverlässige und schnelle Orientierung ermöglicht (Abb. 1). Bei revaskulierenden Maßnahmen ist das Behandlungsergebnis sofort beurteilbar und ermöglicht die Entscheidung für das weitere Vorgehen. Das aktuelle Angiogramm steht neben dem Durchleuchtungsbild als wesentliche Orientierungshilfe auf einem zweiten Monitor zur Verfügung. Dabei können durch die Bildsubtraktion entfallene wichtige Informationen der Bildmaske als erforderliche Landmarken, wie z. B. Knochenstrukturen, durch Pixel-Shifting wieder sichtbar gemacht werden. Neuerdings gibt es auch dafür spezielle Software-Programme (Landmarking). Es entfällt damit die zeitraubende Filmentwicklung der konventionellen Angiographie bei solchen Eingriffen.

2. Durch die Bildsubtraktion informativer Gefäßdarstellungen vom Bilduntergrund (Maske) wird ein hoher Kontrast erzielt, die benötigte Kontrastmittelmenge wird dabei um 50 - 60 % reduziert. Die ausreichende Darstellung eines Infusionskatheters in der A. hepatica zur intraarteriellen Chemotherapie über ein subkutanes Portsystem ist z. B. nur mit geringsten Kontrastmittelmengen durch DSA möglich (Abb. 2). Auch unter dem Aspekt der Anwendung moderner nichtionischer Kontrastmittel und damit geringerer Belastung des Patienten ist der ökonomische Vorteil erheblich.

3. Die sogenannte Pfadfindertechnik (Road Mapping) erleichtert schwierige Gefäßsondierungen wesentlich. Sie läuft in drei Phasen ab:
   a) Digitale Speicherung des Leerbildes bei Durchleuchtung,
   b) Subtraktion des Maskenbildes vom Gefäßbild, das als Standbild auf dem Monitor zur Orientierung dient.
   c) Bei erneuter Durchleuchtung ist die aktuelle Lage des Katheters oder Führungsdrahtes im digitalisierten Gefäßbild auf dem Fern-

sehmonitor zu verfolgen.

Diese Technik ist nur an Gefäßen mit geringen Eigenpulsationen und ohne mitgeteilte Bewegungen, also im Extremitätenbereich, mit Vorteil einsetzbar (Abb. 3).

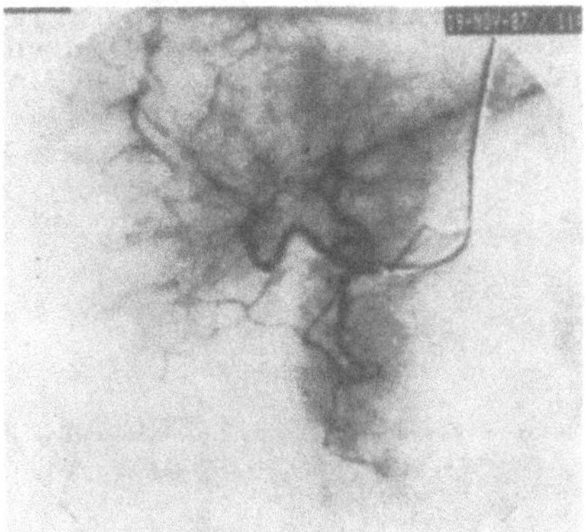

Abb. 1 (a)

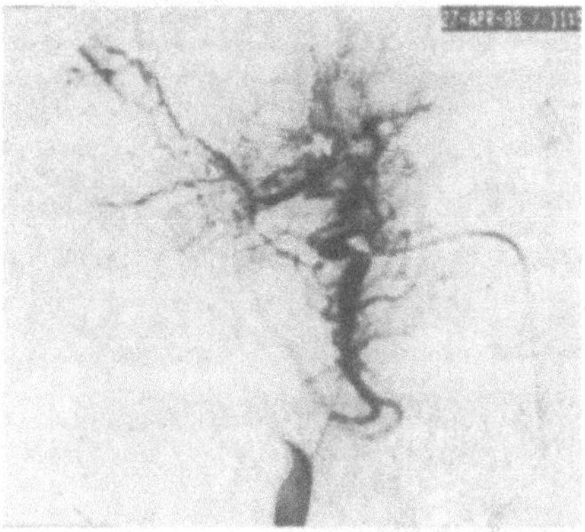

Abb. 1 (b)

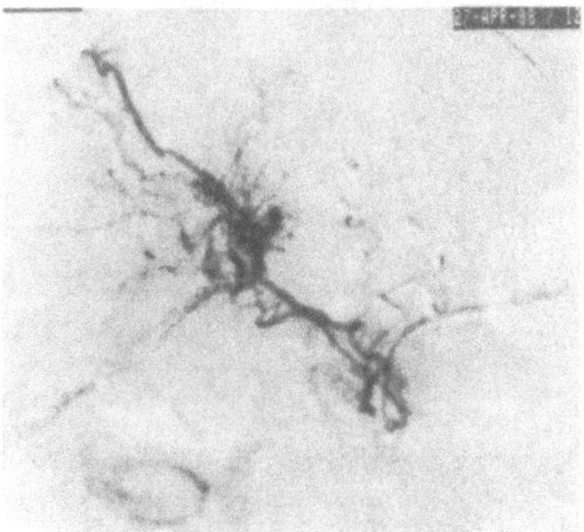

Abb. 1 (c)

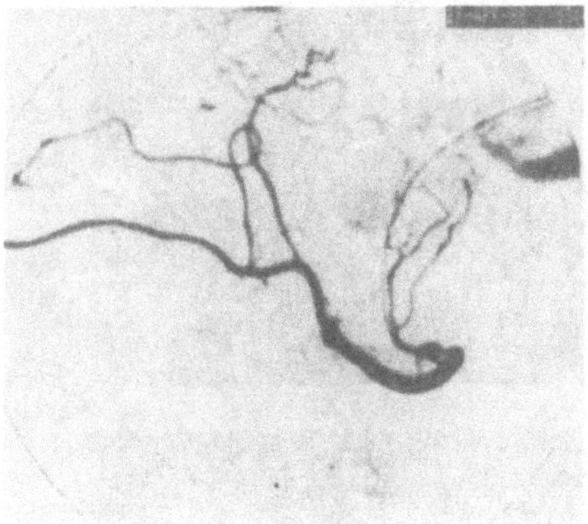

Abb. 1 (d)

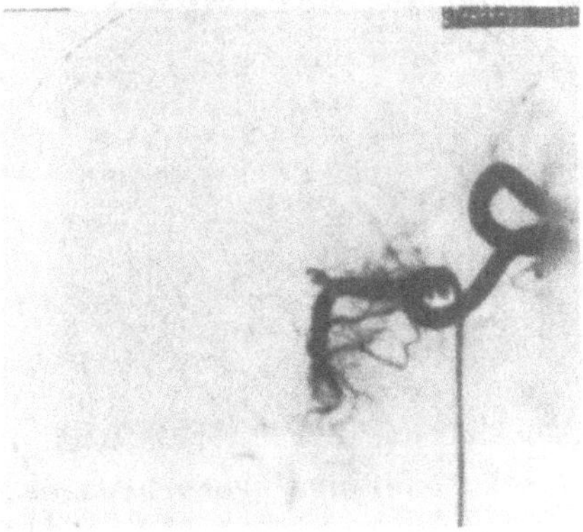

Abb. 1 (e)

Abb. 1
(a): Hepaticographie, multiple Lebermetastasen bei Kolonkarzinom.

(b): 5 Monate nach arterieller Embolisation erneuzte Tumorvaskularisation über Äste der Arteria gastroduodenalis.

(c) u. (d): Superselektive Sondierung dieser Kollateralen.

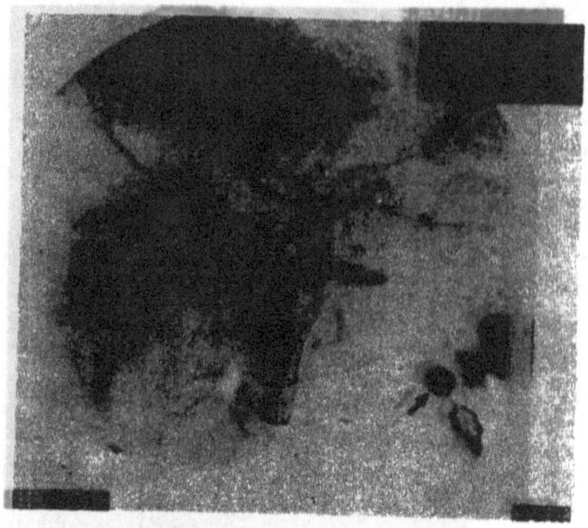

Abb. 2: Angiographische Kontrolle eines operativ implantierten Infusionskatheters (Implantofix) zur arteriellen Chemotherapie von Lebermetastasen. Injektion von 8 ml Kontrastmittel, Flow 2 ml/s, über das Portsystem (Pfeil).

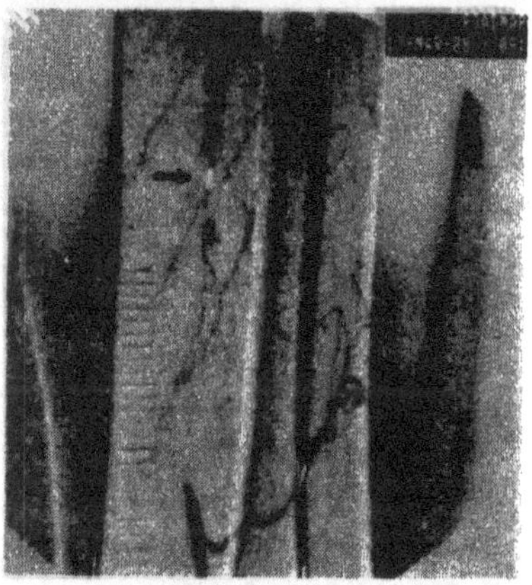

Abb. 3 (a)

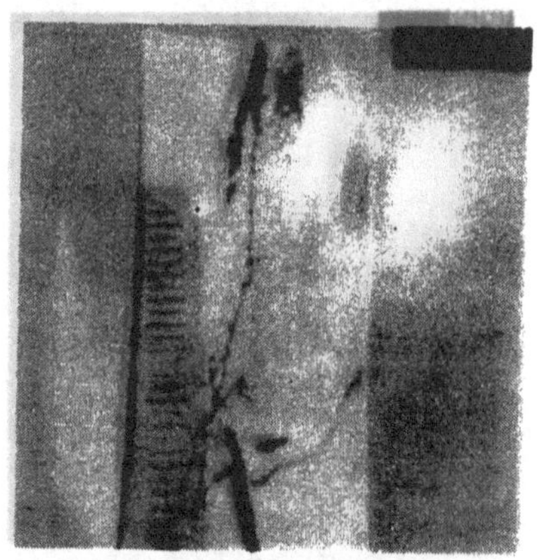

Abb. 3 (b)

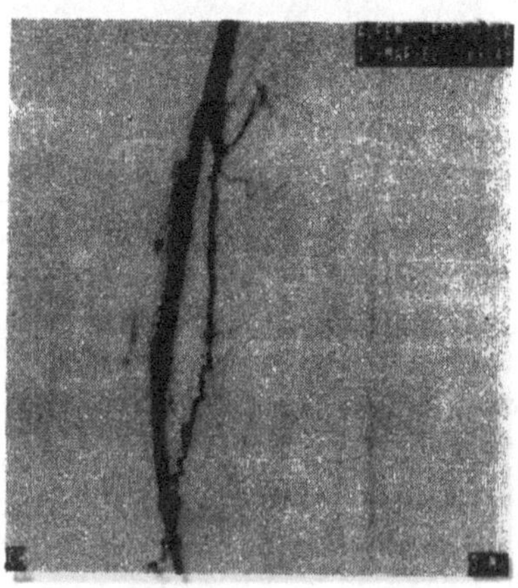

Abb. 3 (c)

Abb. 3 (d)

Abb. 3: Laserrekanalisation (PTLA) eines 12 cm langen Verschlusses der A. femoralis superficialis. Road mapping-Technik, Laserkopf (Pfeil) im proximalen Verschlußsegment (a) und nach Erreichen des distalen Anschlusses (b). Kontrolle nach PTLA (c) und nach dem Eingriff (d).

4. Durch die Bilddigitalisierung bestehen günstige Voraussetzungen für eine weitere Bildnachverarbeitung (post-processing). Sie ermöglicht z. B. eine geometrische und videodensitometrische Quantifizierung von Gefäßstenosen, die für eine exakte Einschätzung des Dilatationserfolges notwendig ist (Abb. 4).

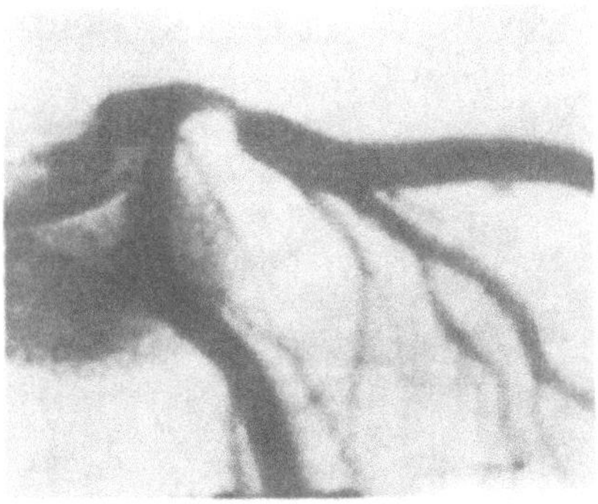

Abb. 4 (a)

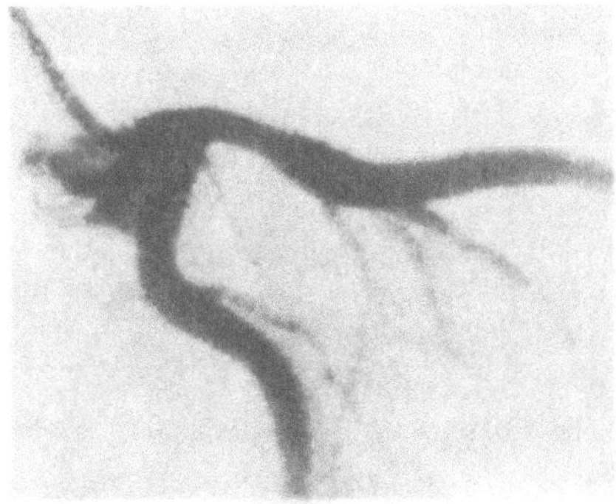

Abb. 4 (b)

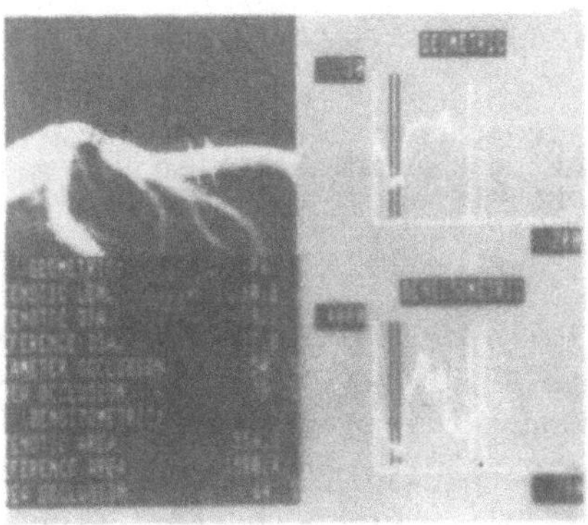

Abb. 4 (c)

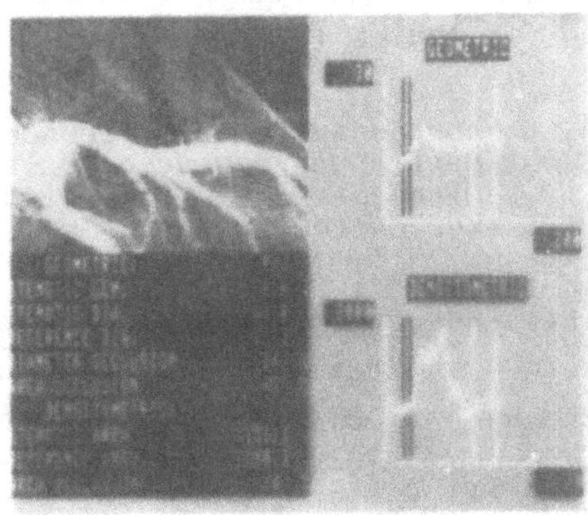

Abb. 4 (d)

Abb. 4: Zentrale Stenose des Ramus interventricularis anterior vor (a) und nach PTKA (b). Stenosequantifizierung vor (c) und nach dem Eingriff (d).

Dabei spielen jedoch bei Festlegung der Referenz- und Stenosestrecke subjektive Faktoren noch eine große Rolle. Wir halten weitere experimentelle und klinische Untersuchungen zur Verbesserung der derzeit vorhandenen soft-ware für erforderlich. Die videodensitometrische Methode ermöglicht die Erfassung des Gefäßquerschnittes in einer dritten Ebene, ein konstanter Kontrastmittelfluß im prä- und poststenotischen

Gefäßabschnitt ist jedoch zur exakten Meßwertgewinnung erforderlich.

Untersuchungen zur Messung der Organdurchblutung bzw. der Flußreserve vor und nach revaskularisierenden Eingriffen als entscheidender Maßstab des Erfolges durch Zeit-Dichtekurven (TDC) sind noch nicht abgeschlossen, versprechen jedoch einen Informationsgewinn (Abb. 5).

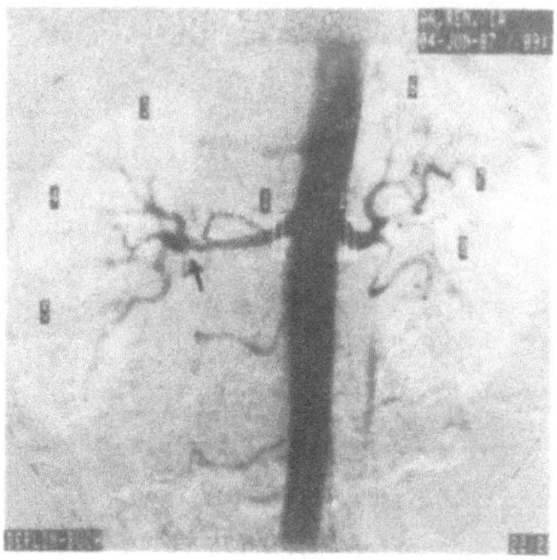

Abb. 5 (a)

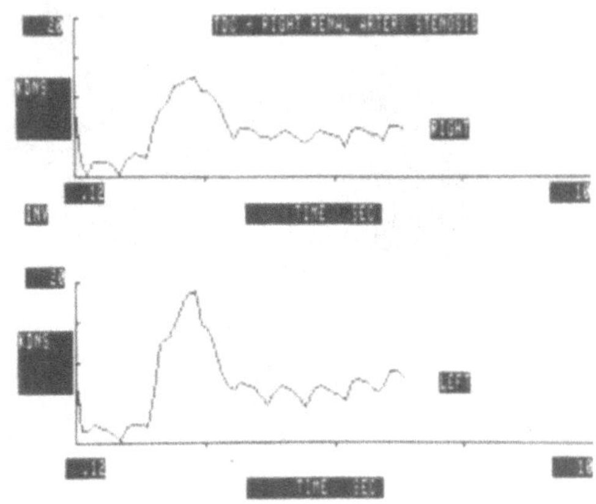

Abb. 5 (b)

Abb. 5: Aortographie bei Nierenarterienstenose rechts (Pfeil). Markierung mehrerer ROI's über den Nierenarterien und dem Nierenparenchym (a), deutliche Differenz der Zeit-Dichte-Kurven (b).

Es bestehen z. Z. noch keine gesicherten Erkenntnisse, ob der Einsatz der DSA bei interventionellen Prozeduren die Langzeitergebnisse entscheidend verbessert. Unsere Erfahrungen zeigen jedoch, daß die Untersuchung und die Intervention für den Patienten weniger belastend sowie für den Arzt sicherer werden, daß also Nutzen und geringeres Risiko Aufwand und Kosten rechtfertigen.

PERCUTANEOUS TRANSLUMINAL ANGIOPLASTY OF THE RENAL ARTERY - ITS INDICATIONS, COMPLICATIONS AND LONG-TERM RESULTS

V. Borúvka[1], J. Kovác[1], V. Martinek[2], A. Belán[1]

The proportion of hypertensives in the Czechoslovak population is about 20 %. It is estimated that the condition, in about one in 20 or 25 hypertensive patients, is of renovascular aetiology.

While, at present, renovascular hypertension can be treated by modern highly effective drugs, the main therapeutic technique is percutaneous transluminal angioplasty, today generally regarded as the method of choice. The main drawback of surgery, besides the high morbidity and mortality rates associated with it, is the considerable cost of treatment.

The breakthrough represented by the intraduction of PTA into the current therapeutic arsenal gets reflected in the experience gained with the treatment of renovascular hypertension at our Institute, with the number of PTA procedures performed there rising since 1980. The current numbers of patients undergoing surgery include aortorenal bypasses established during aortoiliac reconstrction and several patients in whom PTA has failed.

PTA for renal artery stenosis /IKEM 1979 - 1987/

year	79	80	81	82	83	84	85	86	87	/XI/88/
bypass	22	12	4	3	7	9	2	6	4	0
PTA	-	6	11	11	17	23	17	34	27	/26/

Most often, PTA is indicated in patients with hypertension and renal failure. There are virtually no known contraindications. It is a long time since we selected only typical cases of fibromuscular dysplasia or ideal isolated sclerotic stenoses. Clinicians often refer to us patients we would have regarded as relatively unsuitable for angioplasty in the past. While we certainly do not like this category of patients, we connot refuse to operate on them only because they might spoil our statistics of results.

Indications for renal artery PTA

- renovascular hypertension
- renal failure

/salvaging of an organ during critical stenosis/

/essential hypertension with angiotensinogenic component/

[1] Research Division of Radiodiagnosis

[2] Research Department of Medicine III
Institute for Clinical and Experimental Medicine, Praque, Czechoslovakia

The indications that fall into this category include especially patients receiving antihypertensive therapy while an attempt is being made at saving renal function. A case in point is an attempt at correcting hypertension and at restoring the function of a shurnk and almost non-functioning kidney with a stenosed afferent artery as a last-ditch effort before nephrectomy.

Another group of patients are those with decreased function and severe diffuse atherosclerosis who make unsuitable candidates for surgical treatment. PTA is indicated in these patients in an effort to improve renal function and avert the imminent threat of losing a kidney /especially if it is a solitary one/ should the underlying disease progress.

We have succeeded in performing recanalization, followed by dilatation, even in patients with renal artery occlusion.

In renal graft recipients, stenosis of the renal graft artery is a frequent, yet not the only cause of deteriorated function and hypertension. More than 3/4 of patients of our group with renal graft artery dilation had concomitant biopsy-proven rejection nephropathy. Even though the chances of a successful PTA in patients with rejection are somewhat poorer, the condition is by no means a contraindication for the procedure.

Needless to say, in these relatively adverse situations, one can expect a number of technical problems, increased risk of complications and less hope for long-term clinical success even in procedures that have been performed well from the technical point of view. Still, serious complications in our group of patients occurred especially after the technique had been introduced, and were no doubt due to the small body of our experience and the lack of sophisticated instrumentarium available to us.

An example illustrating that period is a case of renal artery dissection and occlusion when attempting a PTA procedure. Unfortunately, the surgical revision ended up with nephrectomy. Another patient with acute occlusion was luckier to have an emergency aortorenal bypass established. In one case we contributed to the loss of function of a renal graft. After a series of attempted PTA that all failed, the patient was administered a large amount of contrast medium. The result of our unsuccessful effort was a nephrectomy. Further complications were managed by medical therapy and there were no major consequences. A massive renal infarction had an absolutely asymptomatic course. Another patient had renal artery perforation without any sequelae whatsover. The small retroperitoneal haematoma dissappeared from the sonogram within a week and the patient has shown clinical improvement to date. There was likewise no response, in the clinical picture of another of our patients, to dissection of the renal graft artery. It was still demonstrable a year later during second dilatation that managed to stabilize fully pressure and graft function.

Thus, of a total of 3 % of major complications, there were only two cases with serious permanent sequelae.

This shows that our initial experience with PTA is excellent.

Renal artery PTA - initial results

N - 146

initial success ... 87 %

technical failure + serious complications ... 13 %

A look at our long-term results reveals that, of the seventy - nine patients followed up at more than two years since the procedure, nearly two thirds showed long-term improvement or normalization of pressure and function enabling us to decrease the doses of drugs administered.

Long-term results after renal artery PTA

N - 79

mean follow-up period 25.5 /6 - 86/ months

improvement ... 62 %

Let us examine the results of angioplasty obtained in a special group of our 18 renal graft recipients.

Renal arteries of a renal graft

19 PTA /18 patients /11 men, 7 women/

mean age 36.4 /18 - 53/ years

10 patients on long-term follow-up

mean follow-up period 19.5 /7 - 42/ months

long-term BP correction /normalization ... 60 %

long-term improvement in function ... 50 %

If we exclude cases of technical failure and patients lost to long-term follow-up ; of the ten remaining patients on long-term follow-up, six showed improvement in blood pressure, and marked improvement in function was found in five.

Considering the broad spectrum of our patients and the range of indications we encounter, we are quite satisfied with these results.

In our experience, renal angioplasty carries a low complication rate and its long-term effect is reasonably good. Indications for PTA are rather broad today but there is no reason to believe they have had an adverse impact on our initial success rates.

The long-term improvement, often seen in considerably complicated cases, is certainly encouraging and provides an impetus to our future efforts.

"ANWENDUNG DER DSA ZUR DIAGNOSTIK UND THERAPIE DER RENOVASKULÄREN HYPERTENSION"

J.H.A. Müller [1)]

Die Häufigkeit von Nierenarterienstenosen als Ursache einer Hypertonie wird im Erwachsenenalter unterschiedlich hoch mit 1 - 12% eingeschätzt (1). In einer früheren retrospektiven Studie fanden wir bei 1.509 unausgewählten Nierenangiographien im Erwachsenenalter eine Häufigkeit von 12,2% ein- oder doppelseitiger Nierenarterienstenosen (2). Deshalb muß bei einem zunächst ätiologisch ungeklärtem Hypertoniesyndrom, besonders bei deutlich erhöhten diastolischen RR-Werten über 100 mmHg, an die Möglichkeit einer renovaskulären Ursache der Hypertonie gedacht werden.

Es hatte sich aber gezeigt, daß zur Ausschlußdiagnostik einer renovaskulären Hypertonie Ausscheidungsurographie, einschließlich der Modifikation als Frühurogramm, Radioisotopenuntersuchungen und Renosonographie nur einen begrenzten Aussagewert besitzen und eine NAS bisher definitiv erst durch die arterielle Angiographie objektiviert bzw. sicher ausgeschlossen werden konnte. Alle diese noninvasiven bildgebenden Verfahren erfüllen daher wegen der nur begrenzten Sensitivität und Spezifität nur die Kriterien eines sehr groben Screeningverfahrens.

Methodik und Ergebnisse

Seit Einführung der digitalen Subtraktionsangiographie mehren sich diesbezüglich positive Berichte, so daß es sinnvoll erscheint, als Suchmethode bei unklarem Hypertoniesyndrom die intravenöse DSA einzusetzen. Aus diesem Grunde haben wir in der Zeit von Februar bis November 1988 insgesamt 42 Hypertoniepatienten mit zentralvenöser DSA-Technik untersucht, bei denen eine NAS nachgewiesen bzw. ausgeschlossen werden sollte. Es handelt sich dabei um 2 Patientengruppen.

Die eine Patientengruppe setzt sich aus 19 relativ jungen Patienten mit essentieller Hypertonie zusammen (Alter 15 bis 57 Jahre), bei denen der Hypertonus im Durchschnitt 4.2 Jahre bekannt war. Diese Patienten wurden bisher nur mit salzrestriktiver Kost und physischer Konditionierung geführt oder bekamen zusätzlich eine milde antihypertensive Monotherapie (Tab. 1).

---

1) Städt. Krankenhaus im Friedrichshain
Abt. f. kardiovaskuläre Diagnostik
Leninallee 49, Berlin, 1017

Tab. 1

Essentieller Hypertonus mit NAS-Verdacht (n = 19)

Geschlecht:	15 m., 4 w.
Alter : (15-57 J.)	38.4 ± 12.3
Hyp.dauer : (1-10 J.)	4.2
max. RR :	250 syst., 140 diast.
iv - DSA :	3 NAS

Die andere Gruppe besteht aus 23 Hypertonikern, bei denen eine seit längerer Zeit bekannte Hypertonie unter medikamentöser Therapie akzellerierte und konservativ mit Mehrfachkombinationstherapie nicht mehr befriedigend eingestellt werden konnte (Tab. 2). Diese Patientengruppe hatte bereits eine zum Teil breit gefächerte paraklinische und apparative Diagnostik erfahren, jedoch noch keine Renovasographie. Patientenalter und Hypertonusdauer unterschieden sich statistisch signifikant ($p < 0.05$).

Tab. 2

Akzellerierter Hypertonus mit NAS-Verdacht (n = 23)

Geschlecht:	14 m., 9 w.
Alter : (38-68 J.)	53.0 ± 9.3
Hyp.dauer : (4-23 J.)	12.1
max. RR :	300 syst., 160 diast.
iv - DSA :	8 NAS (1 x doppels., 1 x oblit.)

Bei unseren iv-DSA-Untersuchungen wurden die schon bekannten Tatsachen bestätigt, daß in über 92% eine beurteilbare Darstellung der zentralen Nierenarterienabschnitte resultiert. Bewegungsartefakte und störende Darmmotilität führten nur bei einem Patienten zur Überschätzung einer NAS, die im nachfolgenden Großfilmangiogramm keine hämodynamische Wirksamkeit zeigte und deshalb nicht PTRA-würdig erschien. Insgesamt wurden Nierenarterienstenosen in der Gruppe mit essentieller Hypertonie in einer Häufigkeit von 15,8% gefunden, die Gruppe mit akzelleriertem Hypertonus hatte eine fast doppelt so große Häufigkeit (Tab. 3).

Tab. 3

NAS - Häufigkeit bei Hypertonie (n = 42)

		n	%
essent.	NAS-DSA iv	3/19	15.8
Hypertonie	NAS-Angio	3/19	15.8
akzell.	NAS-DSA iv	8/23	34.8
Hypertonie	NAS-Angio	7/23	30.4

Die Kontrastmittelinjektionen erfolgten über einen zentralvenösen Katheter nach Patientenvorbereitung mit 1 ml Buscolysin (N-Butylscopolamin). Injiziert wurden 1- bis 2-mal 40 ml Visotrast 370 (maximal 3 Injektionen, wenn Schrägprojektionen notwendig waren). Durch serielle Darstellung des gesamten Kontrastmitteldurchflusses und Berücksichtigung der KM-Ausscheidung ins Hohlsystem (10 Min-Aufnahmen) gelang zusätzlich die Diagnostik eventueller parenchymatöser Prozesse und die Beurteilung von Veränderungen des Hohlsystems. Durch diese zusätzliche Möglichkeit der Anfertigung von Ausscheidungsurogrammen ergab sich außerdem die Möglichkeit der zusätzlichen Einschätzung von Sensitivität und Spezifität der Ausscheidungsurographie bei der Verdachtsdiagnostik einer renovaskulären Hypertonie (Sensitivität = 40,0%, Spezifität = 70,4%).
Die zentralvenöse DSA eignet sich nach unserer Meinung als Basisdiagnostikverfahren für die Diagnose einer Nierenarterienstenose bei sogenannter essentieller Hypertonie und könnte auch als Screeningverfahren eingesetzt werden. Weiterhin ist diese Technik auch gut geeignet zur Nachweisführung einer Nierenarterienstenosierung im Zusammenhang mit einer akzellerierten Verlaufsform einer Hypertonie.
Die negative Aussage beendet damit die weitere Diagnostik einer renovaskulären Hypertonie und initiiert eine andere richtungsweisende Diagnostikstrategie. Bei positivem Befund oder bei Verdachtsfällen wird in zweiter Sitzung eine intraarterielle Angiographie in PTRA-Bereitschaft angeschlossen (Tab. 4).

Tab. 4

Renovaskuläre Hypertonie (Verdacht)

ING ↓ Sono/Duplex
RSC AUG/Frühuro.

iv - DSA

↓

Angio/PTRA

Die weitere interventionsradiologische Strategie bei NAS erfolgte mit konfektionierten GRÜNTZIG-Kathetern in den aus dem Ausgangsangiogramm bestimmten individuellen Ballondimensionen. Wir bevorzugen zunächst die selektive Gefäßsondierung der stenosierten Nierenarterie mit einem dünnen Leitkatheter (5 - 6 Fr.) und führen dann den Austausch gegen einen Dilatationskatheter über einen intravasal liegenden sogenannten Sicherheitsführungsdraht durch. Sehr hilfreich ist bei komplizierten Gefäßsituationen die Benutzung der sogenannten Pfadfindertechnik (road mapping). Zwischenzeitliche KM-Probeinjektionen informieren über den erreichten Dilatationseffekt und verlangen gegebenenfalls gezielte Nachdilatationen, eventuell auch mit Ballonkatheterwechsel.

Alle Patienten werden nach erfolgter PTRA innerhalb der nächsten 2 - 5 Tage mittels iv-DSA nachuntersucht, um gegebenenfalls notwendige therapeutische Interventionen anzuschließen. Weitere DSA-Spätkontrollen im späteren Verlauf sind möglich, besonders bei nicht befriedigender Hypertonussanierung.
Die Tabelle 5 zeigt unsere bisherigen Gesamtergebnisse von 61 PTRA-Eingriffen an 55 Patienten. Davon wurden die letzten 9 Patienten unter DSA-Technik behandelt.

Tab. 5
PTRA - Eingriffe 1980 - 1988 (n = 61)

	mit Erfolg	ohne Erfolg
NAS li.	12	2
NAS re.	18	2
NAS bilat.		
PTA li.	4	-
PTA re.	5	-
PTA bds.	6 + 6	-
Transpl.-sten.	2	1
Bypass -sten.	2	1
	n = 55	6

Zusammenfassung

Die zentralvenöse DSA eignet sich vorzüglich als Suchmethode bei Verdacht auf Nierenarterienstenose. Bei essentiellem Hypertonus fand sich in 15,8% eine Nierenarterienstenosierung, bei Patienten mit akzelleriertem Hypertonus wurden fast doppelt so viel NAS gefunden. Bei positivem Befund oder unsicherem Ergebnis empfiehlt sich eine intraarterielle Angiographiekontrolle in PTA-Bereitschaft. Die iv-DSA eignet sich ebenfalls zur Früh- und Spätkontrolle nach Angioplastie der Nierenarterien.

Literatur

1] Deininger, H.K., D. Beil, Ch. Schmidt und G. Bolsinger: Die digitale Subtraktionsangiographie (DSA) und andere nichtinvasive Verfahren zur Beurteilung der renalen Zirkulation und Hypertonie. Fortschr. Röntgenstr. 144, 5 (1986), 510-516

2] Müller, J.H.A. und D.-H. Hölzer: Die Häufigkeit von Nierenarterienstenosen bei Hypertonikern. - VIII. Kongreß Ges. Kardiologie u. Angiologie d. DDR, 8. - 11. Juni 1976, Berlin

D I S K U S S I O N

RICHTER, Berlin zum Vortrag Beck, Freiburg:
Sehen Sie in absehbarer Zeit die Möglichkeit bzw. die Entwicklung eines Übergangs von der Angiographie zur Angioskopie, d. h. von der indirekten Abbildung der Gefäße und ihrer inneren Oberfläche mit bildgebenden Methoden zum direkten optischen Einblick in das Gefäß selbst? Ich meine damit eine evtl. Ablösung der angiographischen Methodik, etwa vergleichbar zu der heutigen Situation an den gastrointestinalen Hohlorganen, wo wir einen Übergang von der Röntgenuntersuchung zur Endoskopie weitgehend verzeichnen? Methodisch und instrumentell bestehen natürlich Unterschiede. Wie ist Ihre Auffassung zum Stand und zur künftigen Entwicklung? Ihre Demonstrationen umfaßten überwiegend Gefäßgebiete mit gestrecktem Verlauf, z. B. an den unteren Extremitäten. Bis zu welchem Gefäßdurchmesser sehen Sie die Anwendbarkeit der Angioskopie? Gibt es Einsatzmöglichkeiten an anderen Gefäßgebieten, in denen gewundene Gefäßverläufe überwiegen?

BECK, Freiburg:
Bisher sind feste Indikationsregeln nicht festlegbar. Die Methode steht dafür noch zuweit am Anfang ihrer Entwicklung. Für uns waren bisherige Domäne: Lokale Thrombolyse, Gefäßdilatation sowie Thrombusextraktion (in der A. pulm.). Außer an peripheren Gefäßen der Extremitäten führten wir die Angioskopie bisher durch an der A. subclavia, der A. renalis, einmal an der A. mesenterica. Zum Vorschieben des Endoskops verwenden wir Katheter mit relativ großer Lichtung (F 8). Zum Positionieren des Endoskopes benötigt man den Blutstrom in der Richtung des Vorschiebens. In großen Gefäßen, z. B. in der thorakalen Aorta, ist es nicht möglich, das Lumen gegen den Blutstrom freizuspülen. Was die Frage der Ablösung von Röntgenuntersuchungen anbetrifft, so ist hervorzuheben, daß die Positionierung des Endoskopes unter fluoroskopischer Sicht erfolgen muß. Ein Suchen des interessierenden Gefäßbereiches kann nicht allein durch das Verschieben des Endoskopes über viele cm erfolgen. Diese Vorgehensweise ist praktisch nicht möglich. Dabei ist auch daran zu denken, daß die Führung über einen liegenden dünnen Draht erfolgt und nicht ganz problemfrei ist. Die Spitze ist metallisch, konisch zulaufend. Die Handhabung verlangt Erfahrung und Übung. Generell sind wir sehr vorsichtig

und zurückhaltend. Die Resultate erweisen sich bislang als wertvoll für wissenschaftliche Untersuchungen und Beurteilungen, zum Erkenntnisgewinn in Spezialfragen, sowie zur Dilatation im Subclaviabereich. Möglicherweise können wir auch in der Beurteilung der Gefäßexulzerationen an hirnzuführenden Arterien erweiternde Informationen erwarten. Diese Frage ist noch nicht ausreichend geklärt.

STEINHART, Hradec Králové zum Vortrag Beck, Freiburg:
Prüfen Sie bei der Methode der Thrombusextraktion in der von Ihnen geschilderten Weise, welche Materialien Sie extrahieren, und was ist das Ergebnis?

BECK, Freiburg:
Das extrahierte Material wird grundsätzlich von unseren Pathologen aufgearbeitet. Es bestand bisher zu ca. 98 % aus Thrombusanteilen, der Rest waren Beimengungen von arteriosklerotischem Endothel.

ROMANIUK, Berlin zum Vortrag Beck, Freiburg:
1. Sie benutzen für die Endoprothesen zur Stabilisation Silber. Das ist doch ein ziemlich endothel-toxisches Metall.
2. Wie schätzen Sie die weitere Entwicklung der Lichtübertragung bei den Endoskopen ein, und zwar angesichts der neuesten japanischen Entwicklungen von Mikrokameras, die in das Gefäß eingeführt werden können?

BECK, Freiburg:
Zur ersten Frage möchte ich bemerken, daß der Einsatz nur im Tierversuch erfolgt ist. Unsere Hunde erlitten bisher keine greifbaren toxischen Erscheinungen. Die Endoprothesen wurden mit Endothel überkleidet. Bei der Herstellung erhielt das Metall einen Gold- oder Silberüberzug auf galvanischem Wege. Die Edelmetallhaut ist also hauchdünn.
Zur zweiten Frage muß ich antworten, daß wir keine Erfahrungen in der Arbeit mit solchen Mikrokameras besitzen, welche in das Gefäß hineingebracht werden. Wir verwenden Olympus-Technik. Die dazugehörige Kamera

hat die Größe einer Zigarettenschachtel und ist am Angioskop deshalb gut zu handhaben.

<u>SCHRÖDER, Berlin</u> zum Vortrag Beck, Freiburg:
Sie zeigten ein Beispiel für die Einführung einer Gefäßendoprothese bei Bronchialkarzinom. Wie ist diesbezüglich Ihre Erfahrung mit der Provokation einer Haemoptoe?

<u>BECK, Freiburg:</u>
Ich demonstrierte den Fall zum Beweis der Vielseitigkeit bei der Anwendung. Bei der Anwendung in den Atemwegen, speziell der Trachea, handelt es sich um Palliativmaßnahmen in Erstickungssituationen von Patienten. Hier waren wir in Fällen einer Radionekrose der Trachea bei Bronchialkarzinomen fünfmal erfolgreich. Zur Zeit entwickeln wir einen Thermo-Stent. Es handelt sich dabei um eine mit Kunststoff armierte Endoprothese, die sich bei einer bestimmten Verarbeitungstemperatur von etwa 6o^{o} aufdehnen läßt und anschließend bei gekühltem Vorführen eines Ballons wieder verfestigt. Diese Endoprothese bleibt im Körper und ist elastisch, behält ihre Kunststoffelastizität bei. Über ausreichende Erfahrungen damit kann ich z. Z. noch nicht berichten.

<u>ANGERSTEIN, Berlin</u> zum Vortrag Beck, Freiburg:
Wie schätzen Sie die angioskopische Technik mit einem Doppelballonverschluß ein, d. h. einem Ballonverschluß vor und einem weiteren hinter der Stenose? Was halten Sie vom Nutzen und der Gefährlichkeit dieses Prinzips?

<u>BECK, Freiburg:</u>
Das Doppelballonangioskop haben wir im Prototyp verschiedentlich angewandt. Das Prinzip funktioniert, man kann den zwischen beiden Ballons liegenden interessierenden Gefäßabschnitt freispülen und zweifellos beurteilen. Dennoch kommen mir bei der Anwendung immer wieder Bedenken, denn wir dilatieren jeweils zwei Abschnitte (vor und hinter der Stenose) die wir therapeutisch gar nicht erweitern möchten. Im Hinblick auf die Verletzungsgefahr der Gefäßwand möchte ich zur Zurückhaltung raten.

PERKUTANE IMPLANTATION GEWEBTER TANTALDRAHT-ENDOPROTHESEN (SYSTEM STRECKER) ZUR ERGÄNZUNG DER ANGIOPLASTISCHEN THERAPIE VON GEFÄSS-OBSTRUKTIONEN

P. Romaniuk[1], E.P. Strecker[2], K. Bürger[3], M. Madry[4], D. Modersohn[5]
W. Münster[1], Preß, I.[1], Speder, J.[1], F. Kutsche[6], A. Edelman[6]

I. Einleitung

Die perkutane Angioplastie arterieller Obstruktionen - von Stenosen und Verschlüssen - im femoralen, iliacalen, renalen und koronaren Bereich hat sich zu einem etablierten Behandlungsverfahren für Revaskularisation entwickelt (9).

Immer wieder treten jedoch, auch bei Einhaltung definierter Indikationskriterien, unvorhergesehen frühe Restenosen bzw. Frühverschlüsse auf. Untersuchungen gefäßchirurgisch inspizierter Arteriensegmente nach Angioplastie und angioskopischer Betrachtung nach Angioplastie haben gezeigt, daß die Einwirkung von Ballonkathetern auf die arteriosklerotischen Herde zu einer flächenhaften Gefäßwunde führt. Im Detail wurden

- Läsionen des Endothels mit Freisetzung vasoaktiver bzw. thrombogener Faktoren,
- Intimafisuren bzw. Intima-Mediadissektionen,
- Lockerungen, Teilablösungen oder Abschilferungen von Gefäßwandschichten.
- Einragen von Gewebelamellen in das Gefäßlumen sowie
- ein Zurückfedern elastischer Gefäßareale

nachgewiesen. Die Beobachtungen waren Anlaß, nach Mitteln für eine Gefäßwandstützung und laterale Kompression flottierender Gewebeteile zur Gewährleistung einer ausreichenden Strömung zu suchen.

1) Herzzentrum Charité Berlin, Institut für kardiovaskuläre Diagnostik, Humboldt-Universität zu Berlin

2) Diakonissenkrankenhaus Karlsruhe-Rüppurr, Karlsruhe

3) Chirurgische Klinik Charité Berlin, Humboldt-Universität zu Berlin

4) Zentrale Tierhaltung Charité Berlin, Humboldt-Universität zu Berlin

5) Herzzentrum Charité Berlin, Abt. Kardiologie, Universitätsklinik für Innere Medizin, Humboldt-Universität zu Berlin

6) Forschungsinstitut für Textiltechnologie, Karl-Marx-Stadt

II. Entwicklungsstand/Tendenzen

Das Verfahren der perkutanen Implantation von metallischen Gefäßendoprothesen geht auf Dotter (2) zurück. Er berichtet 1969 über eine Technologie zur Implantation von Spiraldraht-Endoprothesen, die an Femoralarterien des Hundes bis 24 Monate offengeblieben waren. Aus technischen Gründen gelang nur die Einführung von Prothesen mit einem maximalen Außendurchmesser von 3,5 mm, so daß das Verfahren nicht weiter entwickelt werden konnte.

Viele Arbeitsgruppen, zunächst wiederum Dotter (3), auch Cragg (1) und Rabkin (8) setzten dann die Metallegierung Nitinol (eine Schmelze aus Nickel und Titan) ein. Sie besitzt ein temperaturabhängiges Formverhalten. Zunächst werden Präzisionslegierungen von Nitinol bei ca. 500 ° konvertiert. Wird dieses Material gekühlt, ist es weich und verformbar. Bei Temperaturanstieg, z.B. im Körper, im fließenden Kreislauf, nehmen Nitinolkörper ihre ursprünglich aufgezwungende Form, z.B. die einer Spirale wieder an. Dotter, Cragg und Rabkin haben Nitinol-Spiralen-Endoprothesen bei Hunden und bei über 200 Patienten implantiert und berichten über beachtlich gute Früherfolge (8).

Kritiker sind wegen der endothel-toxischen Effekte des Nickels, der druckbedingten Induktionen von fibrösen Herden in der Intima, der Applikationsschwierigkeiten (gekühlte Kathetertechnik) und der ungenügenden Genauigkeit bei Plazierung dem Nitinolverfahren gegenüber skeptisch eingestellt. Kleinlumige Nitinolprothesen führen zu Intimahyperplasien und Stenosen (8).

Eine interessante Variante bildete die Doppel-Helix-Spirale von Maass (5), die mit einem relativ großlumigen, flexiblen, metallischen Einführungsbesteck implantiert werden muß. Trotz ihrer Vorteile (präzise Applikationsmöglichkeit, Durchmesser zwischen 7 und 35 mm) hat sie sich wegen des komplizierten Einführungsinstrumentes bisher nicht durchsetzen können.

Die Idee wurde durch Gianturco (4) simplifiziert; seine Doppel-Helix-Spirale kann auf Ballonkatheter aufgesetzt, transportiert und durch Ballonkatheteraufweitung abgeworfen werden.

Roubin (4) hat das Verfahren erstmals zur Behandlung von Rezidivstenosen an den Herzkranzarterien eingesetzt.

Eine weitere interessante Endoprothesenform stammt gleichfalls von Gianturco. Sie wird wegen ihrer Gestaltung Zick-Zack-Endoprothese genannt Sie wurde an gesunden und arteriosklerotischen Tieren in die Aorta, in die Vena cava und in das Trachealsystem implantiert und getestet (4). Zick-Zack-Endoprothesen werden in Teflonhülsen komprimiert und durch einfaches Ausstoßen implantiert. Nachteilig ist die Starre und die mangelnde Flexibilität. Folgen sind Intimahyperplasien und Lichtungseinengungen. Rösch hat eine modifizierte Zick-Zack-Endoprothese für seine experimentellen intrahepatischen portocavalen Shunts entwickelt und getestet.

Ein ausgereiftes, in vielen Experimenten erporbtes Endoprothesenprinzip stammt von Palmaz (6,7). Die Palmaz-Endoprothese bestand ursprünglich aus einem Metallnetz, deren Kreuzpunkte verlötet waren. Der Metallschlauch wurde auf Ballonkatheter aufgesetzt und in die gewünschten Gefäßarealen durch Ballonblähung entfaltet. Später hat Palmaz (7) den Metallschlauch durch ein Metallrohr mit Schlitzen ersetzt. Der Applikationsmechanismus ist der gleiche. Von Vorteil sind die Längsschlitze, da nach einer relativ kurzen Zeit von 4 - 6 Wochen eine rasche vollständige Endothelisierung einsetzt. Die bisher publizierten Ergebnisse sind für alle Regionen überzeugend; die Restenoseraten liegen niedrig. Inwieweit die Starre des Systems zu späteren Intimaveränderungen, insbesondere in den Übergangszonen zum regulären Gefäßwand führt, werden erst Spätuntersuchungen zeigen.
Wallsten hat eine gewebte Metall-Schlauch-Endoprothese entwickelt, die durch eigene Federkraft eine selbständige Entfaltung in Gefäßen nach Freigabe aus einem Applikator zeigt.
Das Verfahren wurde durch Duprat, Rousseau, Sigwart und Zollikoffer (10,11,13) in vielen Gefäßregionen getestet. Das betrifft die Koronararterien, Nierenarterien, Femoralgefäße, krurale Venen und die Hohlvenen.
Wenn man Prothesendurchmesser wählt, die nicht über 20 % des Gefäßlumens liegen, werden sowohl Spasmen als auch Spätfolgen wie Stenosen vermieden. Die Frühergebnisse sind überzeugend, Spätresultate und Mittelzeitergebnisse liegen noch nicht vor.

III. Indikationsrichtlinien

Bei dem derzeitigen Entwicklungsstand der Endoprothesen ergeben sich folgende allgemeine Indikationsrichtlinien:

Arterielles System:

- Glättung von Wandunregelmäßigkeiten nach PTA
- Laterale Fixation von thrombogenen Gewebefragmenten, die nach PTA in das Lumen ragen
- Stützung der Gefäßwände bei elastischen, kollabierenden Stenosen
- Stützung der Gefäßwand bei tieferen Dissektionen nach Angioplastie
- Stützung der Gefäßwände und Lumenstabilisierung bei elastischen Stenosen infolge Arteriitis
- Stützung der Gefäßwände und Lumenerhaltung nach Angioplastie fibromuskulärer Stenosen
- Lumenstabilisierung und Dilatation von Gefäßanastomosen
- Lumenstabilisierung von Knickstenosen.

Venöses System:

- Stützung der Gefäßwand und Lumenerhaltung bei tumoröser Kompression der Hohlvenen
- Stützung der Gefäßwand bei Cava-Stenosen
  Stabilisierung angioplastisch behandelter Stenosen an Dialyse-Shunts
- Schaffung intrahepatischer, portocavaler Shunts bei portaler Hypertension (Rösch-Technik).

Extravasales System:

- Therapie benigner bzw. tumorbedingter Stenosen oder Kompressionserscheinung an der Trachen, den Ureter, der Urethra, den Gallenwegen, den Eileitern.

IV. Eigene Ergebnisse

Eine sehr interessante Endoprothese hat Strecker (12) eingeführt und mit uns klinisch und experimentell untersucht. Sie besteht aus dem außergewöhnlich gewebeverträglichen Metall Tantal und stellt ein Metallgestrick dar. Tantal hat sich bei vielen Hunderttausenden Implantationen von Herzschrittmachergehäusen bewährt. Für die Metallschlauch-Endoprothese wird ein Drahtdurchmesser[1)] zwischen 0,1 - 0,5 mm gewählt.
Wir haben zunächst in Laborversuchen (Abb. 1) eine Strickhilfe angefertigt und mit Textilfäden (Abb. 1b) die Gestaltung des Gewebes in Abhängigkeit von Fadendicke und Maschengröße getestet. Später haben wir an Textilmaschinen (Abb. 1b) Streckerprothesen aus Reinst-Tantaldraht[1)] mit Durchmessern von 3 - 20 mm hergestellt.
Durch die Größe der Maschen und die Zahl der Maschen je Umfang können sie in beliebigen Durchmessern an Spezialtextilmaschinen gefertigt werden. Festere Texturen werden durch einen Doppeldraht erzielt. Tantal-Endoprothesen sind äußerst flexibel (Abb. 2). Sie sind auf Ballonkatheter aufgezogen und können durch Ballonfüllung um das 4- bis 5fache passiv aufgedehnt werden (Abb. 4). Damit läßt sich die Tantalschlauch-Endoprothese an den jeweiligen Gefäßdurchmesser ohne Überdruck und ohne Unterdruck plazieren (Abb. 4,5,6,8). Der Endothelisierung von Tantal-Endoprothesen geht die Ausbildung eines dünnschichtigen Abscheidungsthrombus voraus. Mit der Endothelisierung werden die Metallfäden versenkt. Die Seitenäste bleiben offen. Unsere bisherigen Tierexperimente von Hunden zeigten ein zeitiges Offenbleiben in Koronararterien, Nierenarterien, der Arteria coeliaca, Arteria mesenterica, der Aorta und den Brachiocephalen Arterien.
Bei insgesamt 19 Patienten haben wir bisher 20 Tantal-Endoprothesen implantiert (Abb. 3,6,7). Nur bei 1 Patienten trat nach Implantation von 2 Endoprothesen in der linken Beckenarterienachse ein Frühverschluß auf,

1) Fa. Goodfellow, Milton Road, Cambridge CB 4 4DJ, UK

weil der run-off ungenügend war (Abb. 8,9). Damit handelt es sich um eine Fehlindikation.

Bei allen übrigen Patienten (Abb. 7) sind die Prothesen langzeitig offengeblieben (12).

Falls die Endoprothesen den Hoffnungen und Erwartungen hoher Späteffektivitätsraten, geringer Restenosen bzw. seltener Rezidive entsprechen, können sie die Konzeption der Angioplastie verändern. So wäre es möglich, bei jeder angioplastischen Therapie eine leichte Überdilatation mit Fragmentierung und tieferer Wandschichten vorzunehmen und nachfolgend mit implantierten Endoprothesen die Gefäßwände zu stabilisieren und die Durchströmung zu gewährleisten.

V. Zusammenfassung

Kurzbericht über den internationalen Entwicklungsstand perkutan implantierbarer metallischer Endoprothesen zur Behandlung vasaler und extravasaler Obstruktionen in Ergänzung und Sicherung angioplastischer Interventionen. Vorstellung einer von Strecker eingeführten und gemeinsam mit Strecker experimentell und klinisch erprobten, selbstproduzierten Tantalschlauch-Endoprothese mit Information über erste klinische Primär- und Langzeitergebnisse.

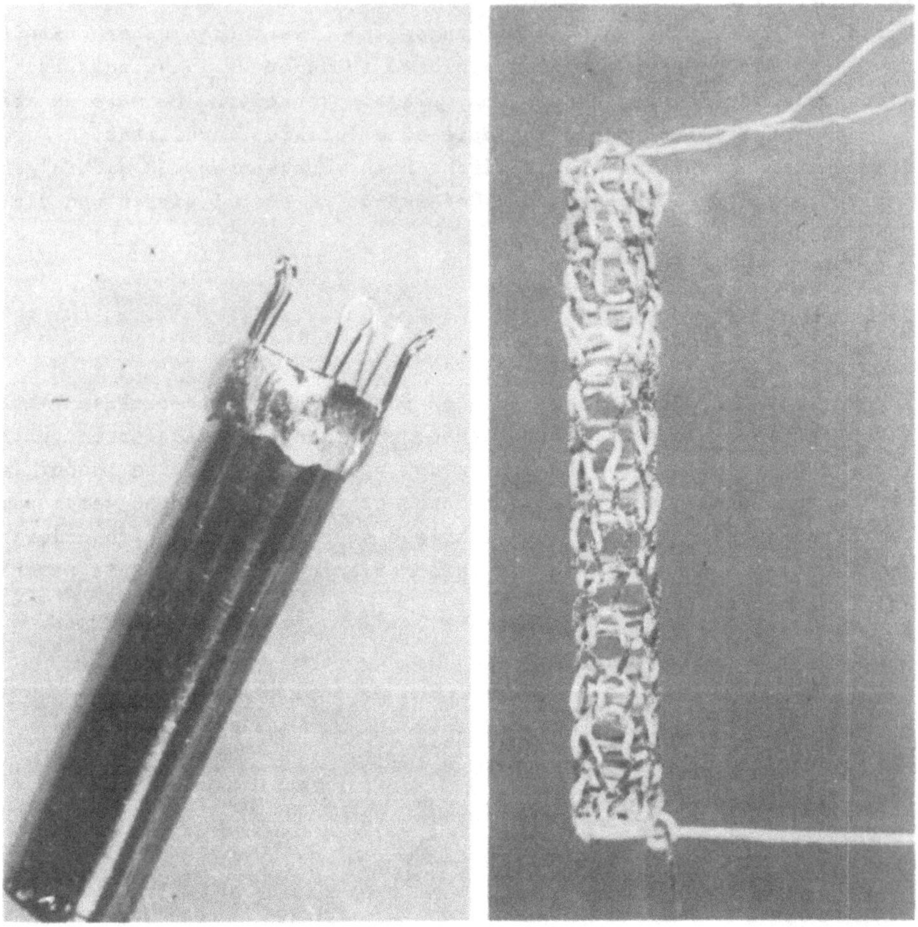

Abb. 1: Strickhilfe für Laborversuche (a), Schlauchgestrick mit 2 Textilfäden (b)

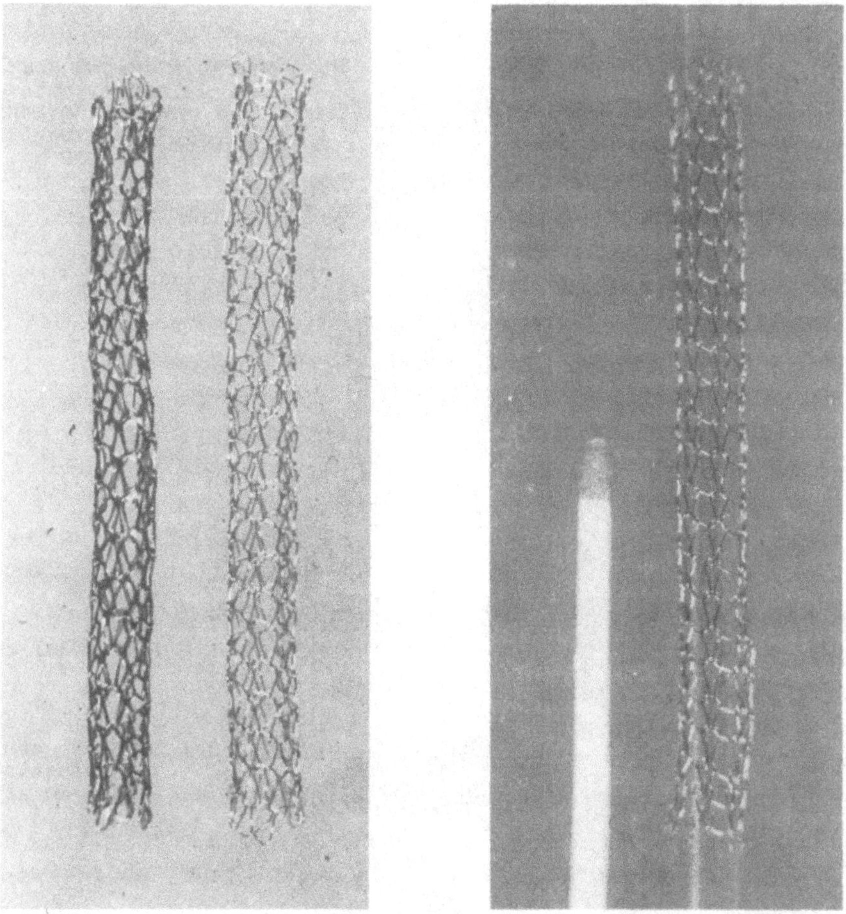

Abb. 2: Gewebte Tantalschlauch-Endoprothese. Originalimplantat von Strecker mit einfachem und doppeltem Draht (a), Charité-Implantat (b)

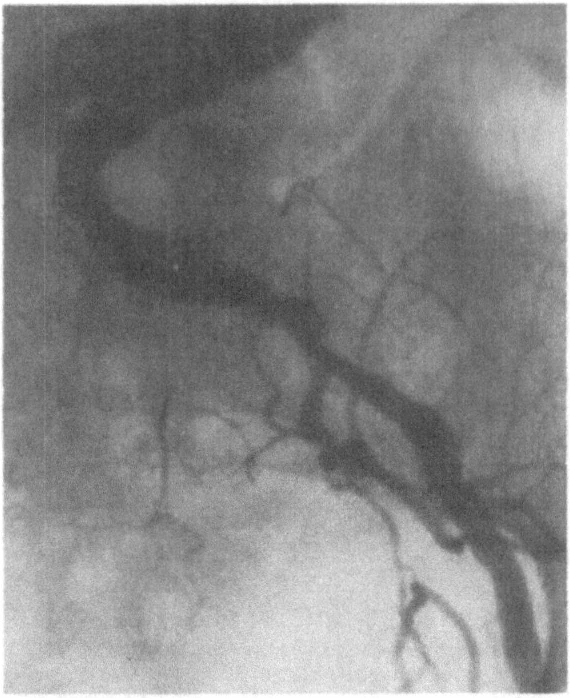

Abb. 3a: Schwere Beckenarterienstenose eines 68jährigen Patienten (CD li. 80 - 100 m).

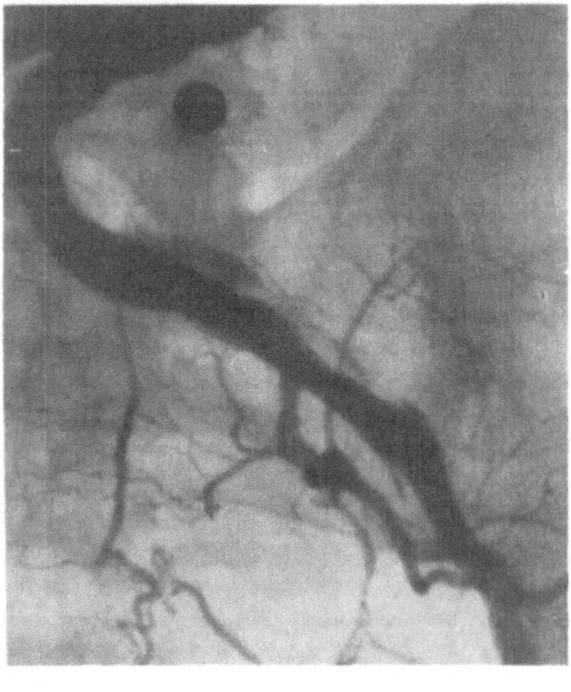

Abb. 3b: Zustand nach Angioplastie mit Teildissekaten.

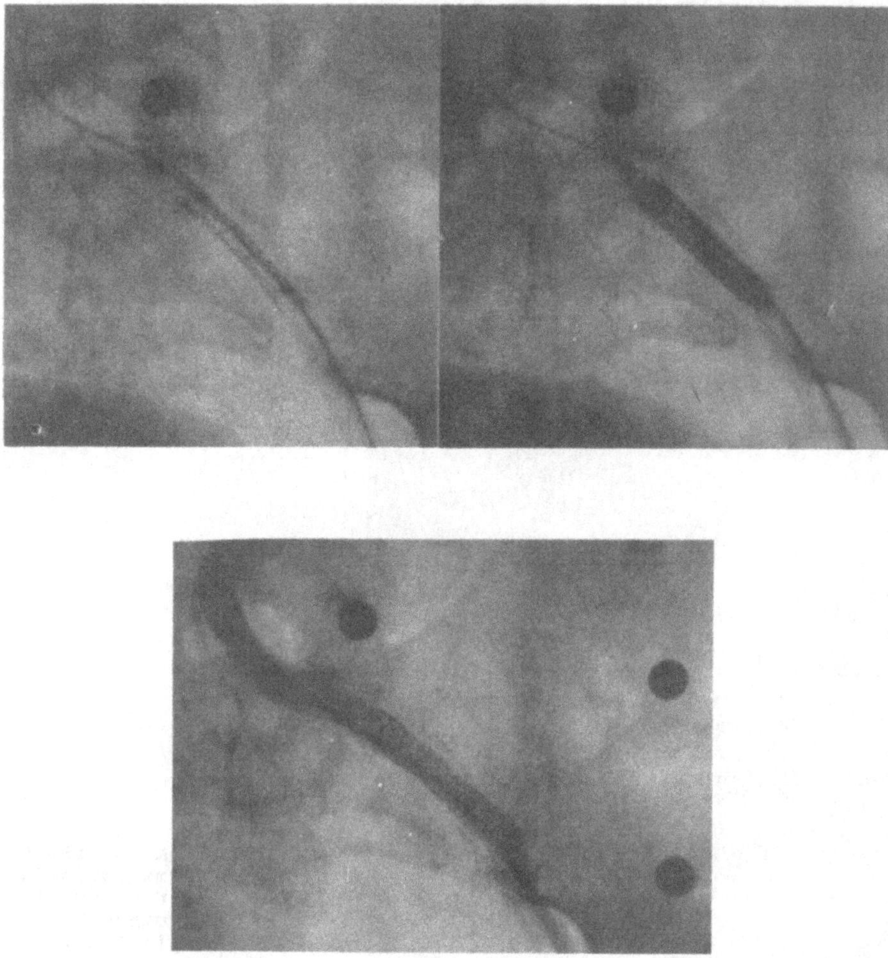

Abb. 4: Vorgang der Prothesenimplantation: Plazierung des Ballonkatheters mit aufgezogener Tantalprothese (a). Ballenfüllung mit Prothesenentfaltung (b). Glatter Kontrastmittelabstrom im abgesetzten Implantat (c) (gleicher Patient wie Abb. 3)

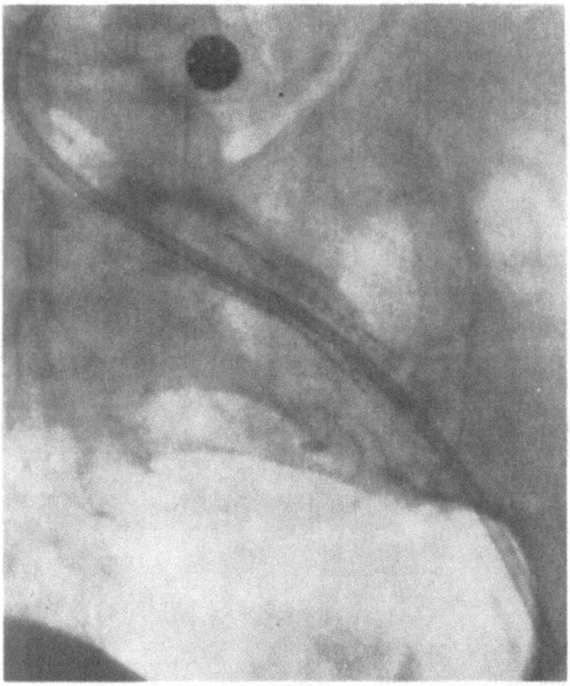

Abb. 5a: Kontrolle des Implantates. Unbehinderte Katheterpassage.

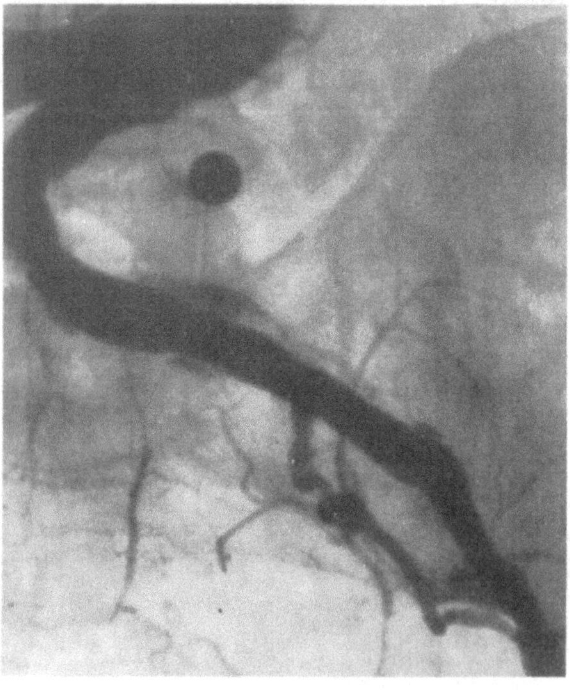

Abb. 5b: Im Kontrollangiogramm vollständig wiederhergestellte Strombahn durch Angioplastie und Endoprothese.

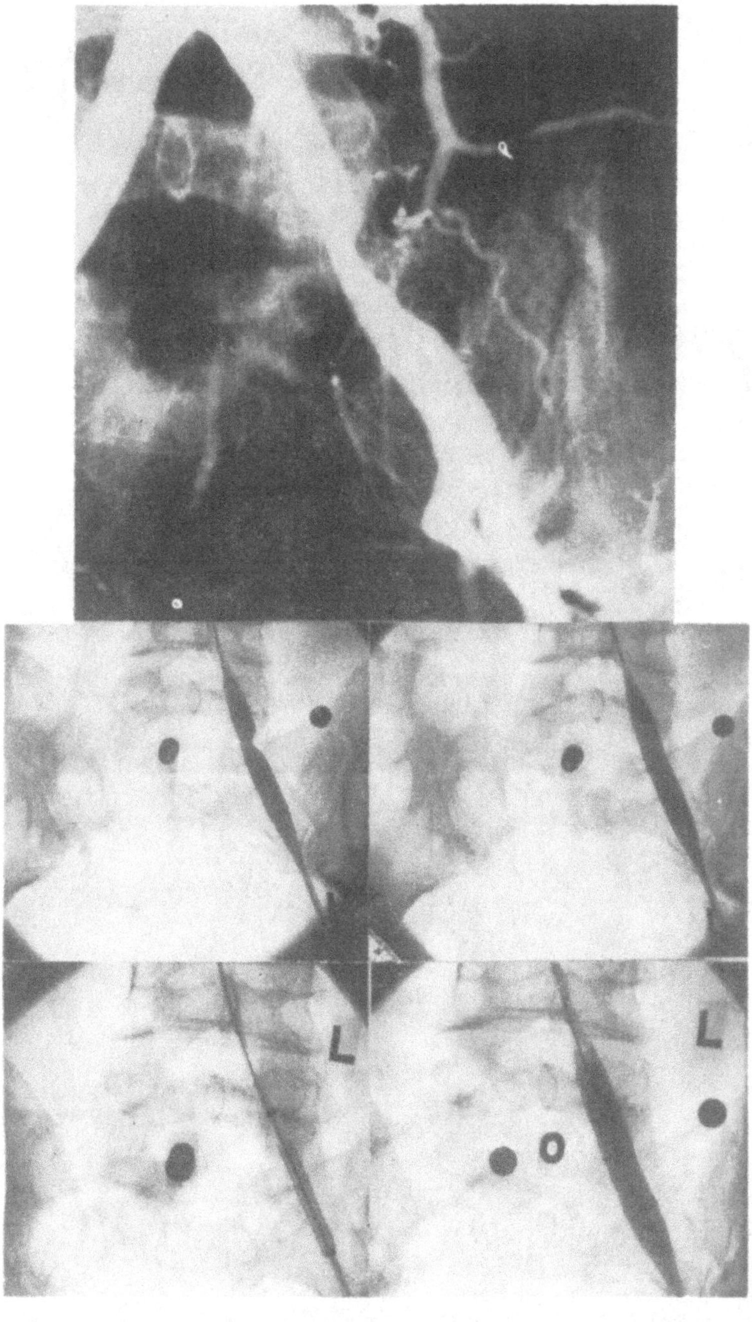

Abb. 6: Exzentrische Beckenarterienstenose li. (a) bei einem 48jährigen Patienten.Ballonangioplastie (b,c) und Prothesenimplantation (d,e)

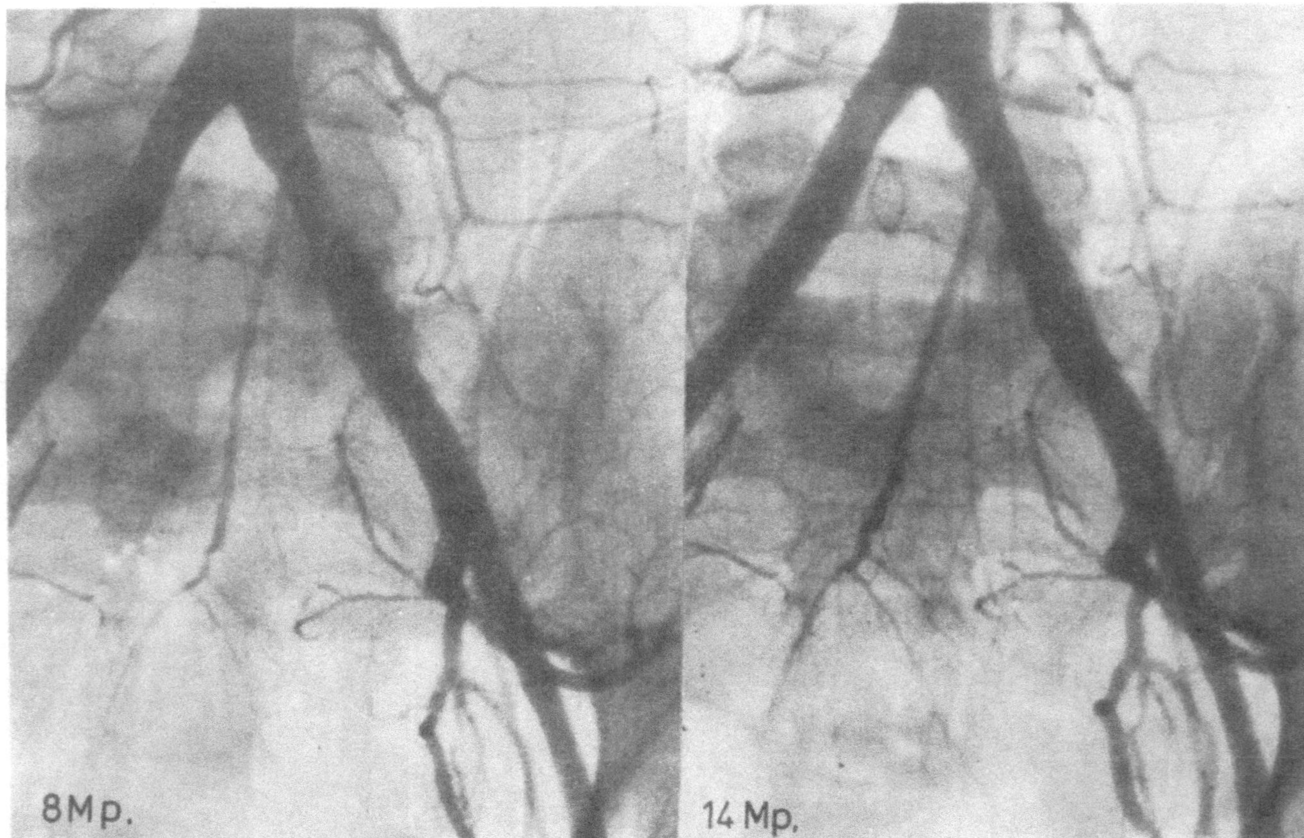

Abb. 7: Patient wie in Abb. 6. Anhaltender Implantationserfolg 8 Monate (a) und 14 Monate (b) nach dem Eingriff. Voll erhaltene Lichtung, keine Hinweise für Hyperplasie der Neointima.

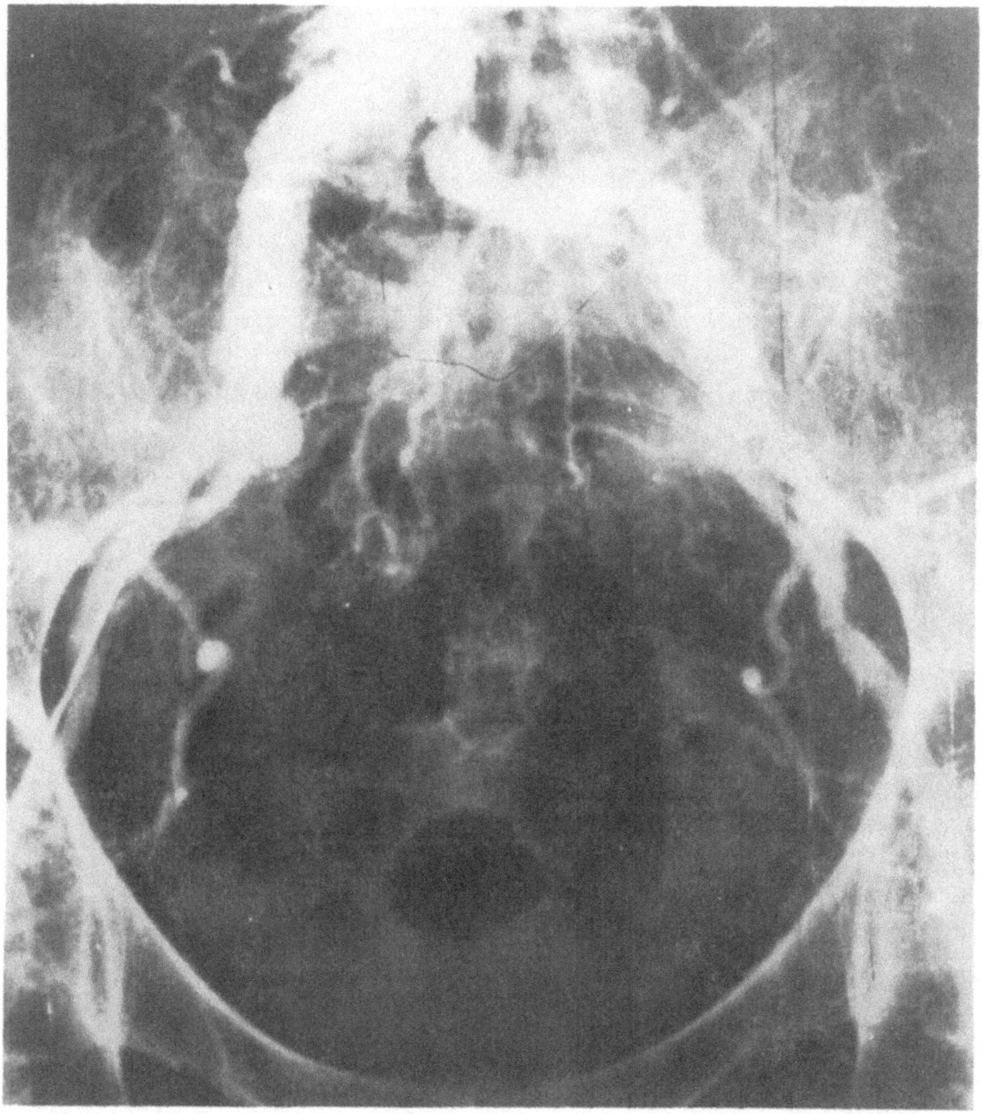

Abb. 8a: Beschreibung umseitig.

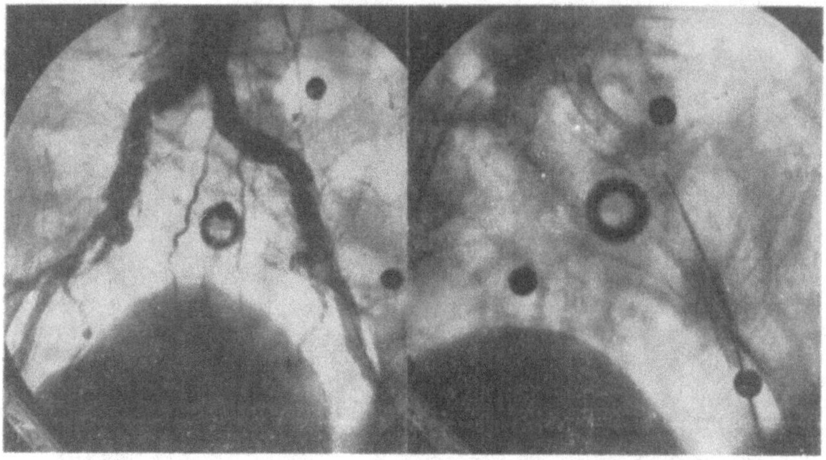

b c

Abb. 8: Mehrortig rechts- und linksseitige Beckenarterienstenose einer 78jährigen Patientin (8a siehe vorangehende Seite). Zustand nach Etagenangioplastie rechts und links (b) sowie Implantation von 2 Tantal-Endoprothesen links (c).

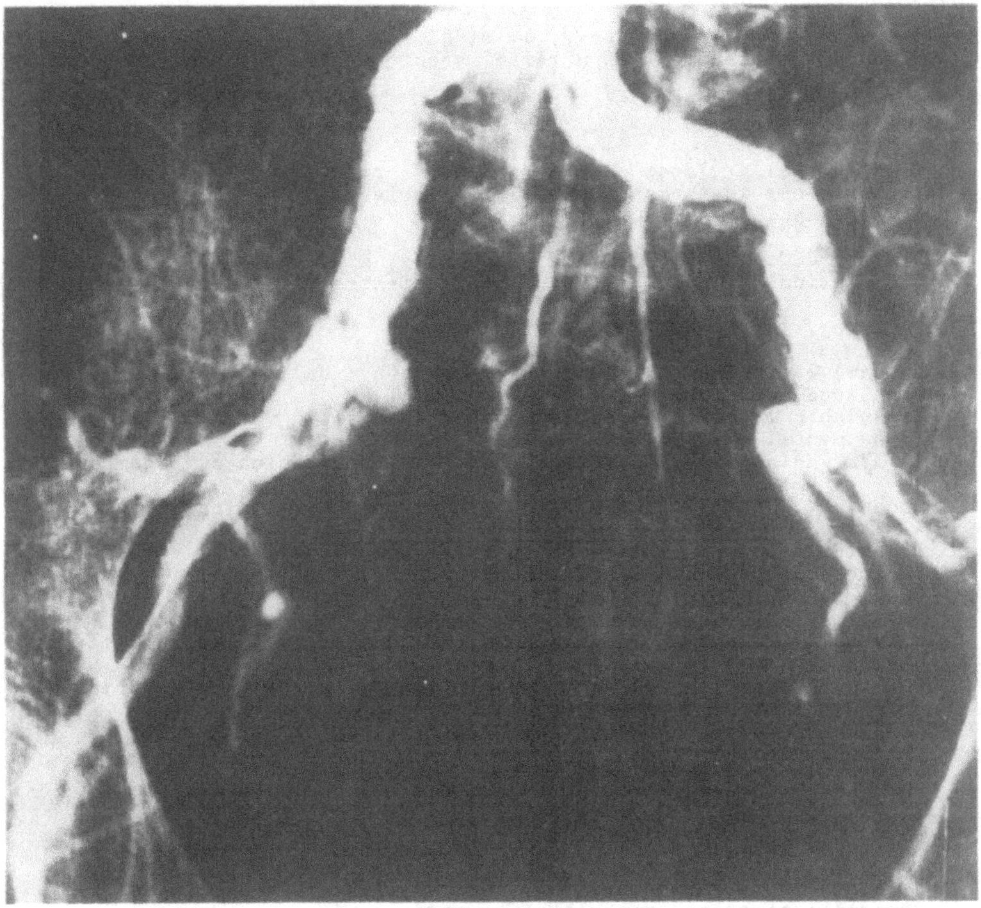

Abb. 9: Patientin wie Abb. 8. Akuter Verschluß der linken Arteria ilica externa links unterhalb der zweiten Endothese infolge peripherer Stenosen und Verschlüsse der prox. Femoralarterien (reduzierter run-off).

Literaturverzeichnis

1. Cragg, A.; Lund, G.; Rysavy, J. et al.
   Nonsurgical placement of arterial endoprostheses: a new technique using nitinol wire
   Radiology 147, 1983, 261 - 263

2. Dotter, C.T.
   Transluminally placed coil springs and arterial tube grafts: long-term patency in the canine popliteal artery
   Invest. Radiol. 4, 1969, 329 - 332

3. Dotter, C.T.; Buschmann, R.W.; McKinney, M.K. et al.
   Transluminal expandable nitinol coil stent grafting: preliminary report
   Radiology 147, 1983, 259 - 260

4. Duprat, G.; Wright, K.; Charnsangavey, Ch.; Wallace, S.; Gianturco, C.
   Expandable metallic (Gianturco) stents in small vessels: An experimental evaluation
   In: 72 Radiological Society of North America, Chicago, December 1986

5. Maass, D.; Kropf, I.; Egloff, D.; Demierre, D.; Turina, M.; Senning, A.
   Transluminal implantation of intravascular "double helix" spiral prostheses: techniques and biological considerations
   ESAO Proc. 9, 1982, 151 - 156

6. Palmaz, J.C.; Hajashi, H.; Schatz, R.; Hunter, G.; Tio, F.O.; Garcia, O.
   Balloon expandable intraluminal grafting of normal and abnormal renal arteries: Experimental study
   In: 72nd Meeting of the Radiological Society of North America, Chicago, December 1986

7. Palmaz, J.C.; Sibbitt, R.R.; Reuter, S.T.R.; Tio, F.O.; Rice, W.J.
   Expandable intraluminal graft: a preliminary study
   Radiology 156, 1985, 73 - 77

8. Rabkin, I.Ch.; Matewosow, A.L.; Gotman, L.N.
   Röntgenologisch-endovaskuläre Chirurgie
   Verlag Medizin, Moskau, 1987, 177 - 198

9. Romaniuk, P.; Wierny, L.; Münster, W.; Bürger, K.
   Langzeiteffektivität der angioplastischen Therapie peripherer Gefäßobstruktionen im Vergleich zur Gefäßoperation
   Rad. diagn. (Berlin) 28, 1987, H.4, 477 - 488

10. Rousseau, H.; Puel, J.; Joffre, F.; Dubboucher, C.; Wallsten, H.; Sigwart; Imbert, C.; Knight, C.; Kropf, L.
    Use of a new self-expanding endovascular stent prothesis: Experimental study
    In: 72nd Meeting of the Radiological Society of North America, Chicago, December 1986

11. Sigwart, H.U.; Puel, J.; Mirkovitch, V.; Joffre, F.; Kappenberger, L
    Intravscular stents to prevent occlusion and restenosis after transluminal angioplasty
    New. Engl. J. Med. 316, 1987, 701 - 706

12. Strecker, E.P.; Romaniuk, P.; Schneider, B.; Westphal, M.;
Zeitler, E.; Wolf, H.R.D.; Freudenberg, N.
Perkutan implantierbare, durch Ballon aufdehnbare Gefäßprothese
Dtsch.med. Wschr. 113, 1988, 538 - 542

13. Zollikofer, Ch.; Maass, D.; Cragg, A.
Transluminal vascular steting and grafting
In: Donner, M.W., F.H.W. Heuck, K.H. Barth:
Radiology Tody 1986,.Springer, Berlin 1987, 71 - 77

DISKUSSION

NORDEN, Berlin zu den Vorträgen von Olbert, Wien und
Biamino, Berlin (West)
über die Laserangioplastie:

Aufgrund der Tatsache, daß mit Laserlicht Kalk erst bei einer Temperatur von über 2000 °C zerstört werden kann, sollte man doch eigentlich Gefäßverkalkungen zu den Ausschlußkriterien für die Laserangioplastie rechnen. Es kommt noch hinzu, daß bei Auftreffen des Laserlichtes auf Kalk ein Abgleiten aus der coaxialen Position mit der Gefahr der Gefäßperforation resultiert. Bei den Darlegungen der multizentrischen Studie in Österreich wurde die Gefäßverkalkung nicht zu den Ausschlußkriterien gezählt. Hatten Sie bei Verkalkungen Komplikationen? Wie häufig waren diese und wie häufig waren Verkalkungen bei Ihren Patienten?

OLBERT, Wien:

Unter 259 Patienten unserer multizentrischen Studie waren 5 Patienten mit kalzifizierten Occlusionen, die wir nicht mit dem Laser rekanalisieren konnten. Diese Unmöglichkeit bei 2 % der Patienten, infolge Kalzifikation die Stenose zu öffnen, betrachten wir nicht als eine Komplikation und haben sie nicht als solche geführt. Wieviele Patienten darüber hinaus überhaupt Kalkeinlagerungen in der Gefäßwand des stenotischen Bezirkes hatten, ist mir nicht bekannt. Auf jeden Fall ließen sich die anderen Stenosen öffnen.

ZEITLER, Nürnberg:

Die günstigen Ergebnisse der österreichischen Studie interpretiere ich dahingehend, daß bei Teilverkalkungen der Weg neben den Kalzifikationen geschaffen wurde.

BIAMINO, Berlin (West):

Mit allen thermischen Lasersystemen läßt sich Kalk überhaupt nicht beseitigen. Dazu wäre die Anwendung einer Temperatur von 2100 °C erforderlich. Die verwendeten Systeme erreichen im günstigsten Falle max. eine Temperatur von 600 °C. Glücklicherweise befinden sich die Kalkeinlagerungen an den großen Arterien ganz überwiegend in der Media und nicht im Intimabereich. Die Abbildung von Kalzifikationen auf dem Röntgenbild ist keineswegs identisch mit kalzifizierten stenotischen Prozessen. Distal der A. poplitea verschließt Kalk häufiger das Gefäßlumen. Infolgedessen kommt es hier auch häufig zur Perforationen mit dem Laserstrahl. Beim Eximer-Laser ist die Situation etwas anders. Die Rekanalisation erfolgt langsamer, dauert 20 - 45 Sekunden. Bestehen Verkalkungen, so nimmt die Geschwindigkeit der Rekanalisation beim Eximer um ca. 50 % ab. Demnächst werden Impulslängen von 150 - 200 ns verfügbar sein. Damit erhöht sich die zur Gewebezerstörung freigesetzte Energie. Deshalb ist auch der Eximer-Laser der einzige Laser-Typ, der eine Chance besitzt, an Gefäßkalkplaques erfolgreich vorbeizukommen. Somit sehe ich auch die Stenosen unterhalb des Kniegelenkes, als eine künftige Indikation für den Eximer-Laser, ebenso Stenosen der Koronararterien. Die thermische Technik hingegen wird sich nach meiner Überzeugung auf den Bereich der Beckenarterien und der Oberschenkelarterien konzentrieren.

RICHTER, Berlin:

Ich möchte an die anwesenden Experten zwei Fragen richten:

1. Frage: Beim Kensey-Kathetersystem gibt es widersprüchliche bzw. voneinander abweichende Angaben über die Partikelgrößen, welche bei der mechanischen Bewegung an der Stenosestelle entstehen. Wie ist hier die Auffassung und die Erfahrung der damit vertrauten Kollegen?

2. Frage: Das Prinzip der sogenannten Multichannel Analysis erscheint mir besonders zur Öffnung partiell verkalkter Gefäßverschlüsse vielversprechend. Wie aber soll die unterschiedliche Energiemenge für die einzelnen Fasern des Lichtleiters gesteuert und verteilt werden?

ZEITLER, Nürnberg:

Die experimentellen Untersuchungen von Kensey hatten anfangs ergeben, daß die Partikel eine Größe von Thrombozyten aufweisen. Das trifft sicherlich für das ursprüngliche Experiment zu. Inzwischen weiß man, daß Partikel entstehen, die von der Thrombozytengröße bis zu 2 mm Durchmesser reichen. Die dadurch entstehenden peripheren Embolien werden in der Regel toleriert, sofern sie nicht in der Poplitea-Gabel lokalisiert sind. Dort müßten sie gegebenenfalls abgesaugt oder lysiert werden. Am Koronargefäßsystem sehe ich diese Situation schon kritischer und erst recht an den Hirngefäßen. Da noch nicht bekannt ist, auf welche Weise man dafür sorgen kann, daß ausschließlich kleine Partikel mit diesem Kathetersystem entstehen, ist entsprechende Zurückhaltung angezeigt.

BIAMINO, Berlin (West):

Zur 2. Frage möchte ich bemerken: Das Prinzip besteht darin, daß über die einzelnen Fasern verschiedene Partien des getroffenen Materials einen bestimmten Anteil an Energie reflektieren. Dieses zurückgeworfene Licht wird analysiert. Dies geschieht über 12 Fasern. Auf dieser Grundlage ist eine Steuerung vorgesehen, welche über die anteiligen Fasern eine unterschiedliche Menge an Energie hindurchsendet. Prinzipiell ist eine Computersteuerung möglich.

WAIGAND, Berlin:

Als zwischenzeitliche Bestandsaufnahme der Diskussion möchte ich folgende Gegebenheiten zusammenfassen:

1. Zum heutigen Zeitpunkt läßt sich noch nicht mit letzter Sicherheit sagen, welches der hier diskutierten Systeme zukünftig vorherrschen wird. Die Entwicklungen sind weder für die Laserangioplastie noch für die mechanischen Apparaturen abgeschlossen.
2. Aus dieser Sachlage ist zu erklären, daß die Resultate verschiedener Arbeitsgruppen Unterschiede aufweisen.
3. Die österreichische Multizenterstudie hat im internationalen Vergleich ausgesprochen günstige Ergebnisse.
4. Sicherlich erscheint es zweckmäßig, dem Ratschlag zu folgen, mit einem definitiven Urteil noch zu warten. Dies wird erst in den neunziger Jahren möglich sein.

RICHTER, Berlin:

Auf internationalen Tagungen wird am Rande in der Regel auch über die sogenannte Atherektomie mit dem Simpson-Katheter berichtet. Die Fallzahlen sind immer relativ klein. Wie ist die Einschätzung der anwesenden Experten bezüglich dieser Methodik?

ZEITLER, Nürnberg:

Einen Aspekt kann man heute schon herausheben. Bei Rezidivstenosen oder bei unklaren Stenosen mit fraglicher Genese besitzen wir mit der Simpson-Methodik die Möglichkeit, Partikel für die histologische Untersuchung zu gewinnen. Damit können unter Umständen Erkenntnisse für den Therapieansatz gewonnen werden.

MEIER, Genf:

Es ist sicherlich ein Vorteil der Methode, daß die Partikel entfernt werden und keine Schädigungen im Gefäßsystem anrichten können. Aufgrund dieser Sachverhalte sind die Akutresultate sehr gut. Die Langzeitergebnisse indessen entsprechen etwa denen bei Ballondilatation. Dabei muß man in Betracht ziehen, daß kurzstreckige Stenosen auch im Gefolge einer konservativen Ballondilatation gute Ergebnisse zeigen und daß die Quote von Stenoserezidiven geringer als bei langstreckigen Stenosen ist. Ich sehe die Indikationen nur in speziellen Situationen.

ROMANIUK, Berlin:

Nach meiner Einschätzung besitzt das Instrument von Simpson ein ziemlich großes Kaliber. Es in die Gefäße einzuführen, gestaltet sich nicht so ganz einfach. Weiterhin muß man bedenken, daß das System nicht steuerbar ist, es wird nicht über einen Draht geführt und hat ein flexibles Ende.

BIAMINO, Berlin (West):

Derzeit gibt es zusammen mit den Ballondilatationen und den thermischen Laseranwendungen sowie einschließlich der in Entwicklung und Erprobung befindlichen mechanischen Systeme insgesamt 34 unterschiedliche Methoden der perkutanen transluminären Angioplastie. Zusammengenommen ist es unter diesem Aspekt auch erstaunlich, wie niedrig letzten Endes die Komplikationsrate der Verfahren bei insgesamt guten Resultaten bleibt.

SCHLUßWORT

Karlheinz Richter, Berlin

Wir haben uns zwei Tage lang intensiv mit einem bedeutsamen Gebiet der Radiologie, der Kardiologie und Angiologie beschäftigt. Die Beiträge waren am aktuellen Stand unseres Wissens, an den erkennbaren Trends aus medizinischer und technischer Sicht orientiert. Vielseitig wurden Gedanken zur Prognose formuliert und gehört. Rückblickend bestätigt der Verlauf unserer Verhandlungen, daß sich das Konzept des Symposiums als inhaltlich richtig und tragfähig erwies. Die Information der Vorträge und Diskussionen war sicherlich anspruchsvoll, sie war indessen immer zweckmäßig aufbereitet. Jeder weiß, daß die Lösung einer solchen Aufgabe mit viel Arbeit und Mühe verbunden ist, denn immer gilt es dabei, auch didaktische Aspekte zu beachten. Mein besonderer Dank gilt deshalb allen Vortragenden, vor allem unseren internationalen Gästen, die meiner Einladung gefolgt sind und mit ihrem wertvollen Wissens- und Erfahrungsschatz als Experten zum Gelingen wirkungsvoll beigetragen haben. Vielfach ist es üblich, bei solcher Gelegenheit alle nocheinmal würdigend aufzuführen. Gestatten Sie, daß ich von dieser Gepflogenheit abweiche. Ihre Ausführungen sprechen für sich, sie werden lange nachwirken. Jede Auflistung könnte nur abschwächen. Mein herzlicher Dank gilt auch dem Auditorium für das starke Interesse und die hohe Disziplin während unserer Sitzungen.

Ein solches Unterfangen, wie das Symposium, ist immer mit organisatorischem Aufwand verbunden. Er wurde von meinen Mitarbeitern des Wissenschaftsbereiches Radiologie am Zentralinstitut für Herz-Kreislauf-Forschung der Akademie der Wissenschaften in gekonnter Weise bewältigt, wofür ich sehr dankbar bin. Ein anspruchsvoller Inhalt verlangt auch eine angemessene ansprechende Form. Dieses Haus und dieser Saal der Akademie der Künste der DDR hat diesbezüglich alles gehalten, was wir uns versprochen hatten. Ich denke, daß damit das 1913 errichtete ehemalige LANGENBECK-VIRCHOW-HAUS wieder einmal seinem einstmaligen Zweck zwei Tage lang gerecht geworden ist, nämlich, den äußeren Rahmen abzugeben für die Mitteilung neuer Resultate der medizinischen Wissenschaft. Lassen wir sie in uns nachklingen.

AUTORENVERZEICHNIS

Bach, H., Dipl. Ing.,
Siemens AG, Medizinische Technik,
Erlangen, BRD

Beck, A. H., Dr.,
Universitätsklinik Freiburg, Abt. Röntgendiagnostik,
Freiburg, BRD

Belán, A., Prof. Dr. sc.,
Institut Klinické a Experimentálni Mediciny,
Prag CSSR

Biamino, G., Prof. Dr.,
Projektleiter Laser-Medizin-Zentrum, GmbH,
Berlin (West)

Bock, D., Dipl. Ing.,
Leiter des Fachreferates Digitale Bildgebung Fa. Philips,
Hamburg, BRD

Boewer, V., Dr.,
Bereich Radiologie des Zentralinstitutes für Herz-Kreislauf-Forschung
der Akademie der Wissenschaften der DDR,
Berlin, DDR

Boruvka, V., Dr.,
Institut Klinické a Experimentálni Mediciny,
Prag, CSSR

Busch, H. P., Dr.,
Institut f. Klinische Radiologie der Universität Heidelberg,
Mannheim, BRD

Cobet, H., Dr. sc.,
Leiter der Abt. Klin. Radiologie des Zentralinstitutes für Herz-Kreislauf-Forschung der Akademie der Wissenschaften der DDR,
Berlin, DDR

Deckart, H., Prof. Dr. sc.,
Direktor der Nuklearmedizinischen Klinik, Klinikum Berlin-Buch,
Berlin, DDR

Dewulf, G., Dr.,
Siemens AG, Medizinische Technik,
Erlangen, BRD

Eichstädt, H., Prof. Dr.,
Leiter der Sektion Bildgebende Kardiologie, Universitätsklinikum Rudolf Virchow,
Berlin (West)

Endrys, Prof. Dr. sc.,
Kardiologische Klinik, Universitätskrankenhaus Hradec Kralové,
Hradec Králové, CSSR

Fischer, J. A., Dipl. Math.,
Bereich Radiologie des Zentralinstitutes für Herz-Kreislauf-Forschung
der Akademie der Wissenschaften der DDR,
Berlin, DDR

Galanski, M., Prof. Dr.,
Direktor des Zentrums Radiologie der Medizinischen Hochschule Hannover,
Hannover, BRD

Gerst, H., Dr. Ing.,
Bereich Radiologie des Zentralinstitutes für Herz-Kreislauf-Forschung
der Akademie der Wissenschaften der DDR,
Berlin, DDR

Gmelin, E., Priv. Doz. Dr.,
Institut für Radiologie der Medizinischen Universität zu Lübeck,
Lübeck, BRD

Harrer, J., Doz. Dr. sc.,
Radiologische Klinik, Universitätskrankenhaus Hradec Králové,
Hradec Králové, CSSR

Hlava, A., Dr. sc.,
Radiologische Klinik, Universitätskrankenhaus Hradec Králové,
Hradec Králové, CSSR

Kovác, J., Dr.,
Institut Klinické a Experimentálni Mediciny,
Prag, CSSR

Krajina, A., Doz. Dr. sc.,
Radiologische Klinik, Universitätskrankenhaus Hradec Králové,
Hradec Králové, CSSR

Laub, G., Dr.,
Siemens AG, Medizinische Technik,
Erlangen, BRD

Martinek, M., Dr.,
Institut Klinické a Experimentálni Mediciny,
Prag, CSSR

Meier, B., Priv. Doz Dr.,
Hôpital Cantonal Universitaire de Genéve, Centre de Cardiologie,
Genf, Schweiz

Müller, J. H. A., Prof. Dr. sc.,
Leiter der Abt. Kardiovaskuläre Diagnostik,
Städt. Krankenhaus im Friedrichshain,
Berlin, DDR

Münster, W., Prof. Dr. sc.,
Direktor des Institutes für Kardiovaskuläre Diagnostik,
Charité der Humboldt-Universität zu Berlin,
Berlin, DDR

Nadjmi, M., Prof. Dr.,
Leiter der Abt. für Neuroradiologie,
Kopfklinik der Universität zu Würzburg,
Würzburg, BRD

Olbert, F., Prof. Dr.,
Zentrales Institut für Radiodiagnostik, Universität Wien,
Wien, Österreich

Peregrin, J. H., Dr. sc.,
Institut Klinické a Experimentálni Mediciny,
Prag, CSSR

Podrabský, P., Dr.,
Radiologische Klinik, Universitätskrankenhaus Hradec Králové,
Hradec Králové, CSSR

Richter, Christine, Dr.,
Bereich Radiologie des Zentralinstitutes für Herz-Kreislauf-Forschung
der Akademie der Wissenschaften der DDR,
Berlin, DDR

Richter, K., Prof. Dr. sc.,
Leiter des Wissenschaftsbereiches Radiologie,
Zentralinstitut für Herz-Kreislauf-Forschung
der Akademie der Wissenschaften der DDR,
Berlin, DDR

Romaniuk, P., Prof. Dr. sc.,
Institut für Kardiovaskuläre Diagnostik,
Charité der Humboldt-Universität zu Berlin,
Berlin, DDR

Samko, A. N., Dr.,
Allunionsforschungszentrum für Kardiologie
der Akademie der Medizinischen Wissenschaften der UdSSR,
Moskau, UdSSR

Savchenko, A. P., Prof. Dr. sc.,
Allunionsforschungszentrum für Kardiologie
der Akademie der Medizinischen Wissenschaften der UdSSR,
Moskau, UdSSR

Schröder, G., Dr.,
Oberarzt des Bereiches Radiologie des
Zentralinstitutes für Herz-Kreislauf-Forschung
der Akademie der Wissenschaften der DDR,
Berlin, DDR

Speck, U., Prof. Dr.,
Leiter der Kontrastmittelforschung, Schering AG,
Berlin (West)

Steinbach, W. R., Dr. rer. nat.,
Oberassistent des Bereiches Radiologie des
Zentralinstitutes für Herz-Kreislauf-Forschung
der Akademie der Wissenschaften der DDR,
Berlin, DDR

Steinhart, L., Prof. Dr. sc.,
Direktor der Radiologischen Klinik,
Universitätskrankenhaus Hradec Králové,
Hradec Králové, CSSR

Strähmel, G., Ing.
Bereich Radiologie des Zentralinstitutes für Herz-Kreislauf-Forschung
der Akademie der Wissenschaften der DDR,
Berlin, DDR

Strecker, E. P., Prof. Dr.,
Leiter der Abt. Radiologie, Diakonissenkrankenhaus,
Karlsruhe, BRD

Uhlich, F., Dr. sc.,
Leiter der Abt. Invasive Radiologie des
Zentralinstitutes für Herz-Kreislauf-Forschung
der Akademie der Wissenschaften der DDR,
Berlin, DDR

Waigand, J., Dr.,
Oberarzt des Bereiches Radiologie des
Zentralinstitutes für Herz-Kreislauf-Forschung
der Akademie der Wissenschaften der DDR,
Berlin, DDR

Zeitler, E., Prof. Dr.,
Chefarzt des Radiologischen Institutes,
Zentrum für Radiologie, Klinikum Nürnberg,
Nürnberg, BRD

MIX
Papier | Fördert gute Waldnutzung
FSC® C083411

Zeitfracht Medien GmbH
Ferdinand-Jühlke-Straße 7
99095 Erfurt, Deutschland
produktsicherheit@kolibri360.de